基层环境卫生学实用手册

孙新河　于桂梅　阎西革　主编

山东大学出版社

编委会

前　言

环境保护事关人民群众的切身利益,事关全面建成小康社会的成败。当前,我国一些地区环境质量差,生态受损重,环境隐患多,这影响和损害了群众的健康,不利于经济社会的持续发展。随着城市化、工业化的不断推进,饮水卫生、公共场所卫生、土壤卫生、大气卫生、农村改厕与粪便无害化处理、突发环境污染事件应急处置等问题均需要科学合理的方法来规划、设计、管理,这对于促进现代生态文明建设,保障全民特别是基层群众享受更有利于健康的生活标准具有重要意义。

本手册的编写参照国内现行有关环境卫生学的教科书,并紧密结合我国基层环境卫生工作的实际需要,重点加强基本理论、基本知识和基本技能的训练和培养,旨在提高解决实际工作问题的能力。本手册的特点为:

(1)加强基础理论内容。重点在前四章中充实有关饮水卫生的基本理论、基本知识,第五、六、七章也有相应的理论知识。

(2)增加教材的实用性。鉴于国家饮用水监测项目工作已在全国范围内开展,因此本手册将全国饮用水水质卫生监测信息系统的操作方法(第二章)独立成章加以论述,并根据基层实际情况编撰了公共场所卫生、农村改厕、土壤卫生等有关内容。

(3)增强教材的思想性和启发性:在相应章节后面附有具有代表性的案例,以提高读者的自主学习积极性和分析问题、解决问题的能力。

(4)结合国情,重点阐述、解决基层环境卫生问题,如第九、第十章涉及非职业一氧化碳中毒、突发水污染、洪涝灾害等事件发生后的应急处置,充分利用了我国各地的研究资料、先进经验和成果。

本手册的编写者均在疾病预防控制中心一线从事环境卫生工作,这本书是

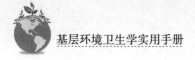

他们工作经验精华的总结。本手册主要针对基层疾控中心和卫生监督所的环境卫生工作人员,内容通俗易懂,注重实用性,可供环境卫生专业人员和关注环境卫生的民众参考,希望本书对基层环境卫生同仁们能够起到"引路人"的作用。

由于作者水平有限,书中的疏漏甚至错误之处在所难免,在此特恳请相关专业的同仁和读者提出宝贵意见。

编　者

2019 年 3 月

目 录

第一章　饮用水卫生

水是生命之源，人体内的一切生理和生化活动如体温调节、营养物质输送、代谢产物排泄等都需要在水的参与下完成。成人每日的生理需水量为 2.5～3 L，其中通过饮水摄入的水量约占一半。人体需水量随着年龄、气候、劳动强度和生活习惯等而异，在炎热条件下从事重体力劳动的成人每昼夜需水量可达 8～10 L 或更高，而婴幼儿的需水量如按每千克体重计，可超出成人数倍。

水不但为人的生理功能所需，还与人们的日常生活关系密切，在保持个人卫生、改善生活居住环境和促进人体健康等方面起着重要作用。为了使人们把日常生活维持在较高的卫生水平，城乡给水必须充分满足多项用水量需求。在发达国家，城市居民每人每天用水量达 500 L 以上，最高达 800 L。在发展中国家，城市居民每人每天用水量也达 200 L 左右。国际上已把城市人均耗水量作为衡量一个国家城市居民生活水平和经济发展水平的重要标志。

由于环境污染和饮用水资源的日益破坏，饮水资源的短缺和污染已成为世界面临的重要问题。1996 年的统计资料表明，我国 600 多个城市中，有 300 多个城市不同程度地缺水，其中严重缺水的达 108 个。我国人均水资源量仅为世界人均水资源量的 1/4。我国还是一个水资源严重受污染的国家，全国很多河流和不少城市地表水和地下水已受到不同程度的污染，饮用水安全问题比较突出。调查表明，某些城市自来水中可检出数十种微量有机污染物，包括苯酚、烷烃、烯烃、苯烯类及三氯甲烷等，其有机提取物的污染物致突变性检测（Ames）试验阳性。我国大部分农村地区环境状况较差，饮用水源常被污染，目前仍有相当多的农村饮用水的水质达不到卫生标准，致使许多地区与水相关疾病的发病率较高。我国水质性缺水和水源性缺水并存，不仅阻碍了国家的建设和发展，也严重影响了人民群众的身体健康。

鉴于饮用水与健康和生活关系密切，因此保护好我们赖以生存的水资源，实现饮用水的保质保量供给对防止疾病的发生，促进人体健康以及维持和提高人民生活卫生水平都具有重要意义。

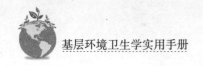

第一节　饮用水与健康

一、饮用水污染与疾病

根据世界卫生组织的调查,人类疾病中有80％与水有关,水质不良可引起多种疾病。水质被污染的机会很多且原因复杂,我国的饮水卫生现状表明,饮水的生物性污染和化学性污染是同时存在的,但总体而言,以生物性污染为主,尤其在我国农村,约有2亿多人口的饮用水水质不合格是由微生物学指标所致,我国农村饮水安全面临的一大突出问题仍是生物性污染。饮用水受病原体污染可引起介水传染病,尤其是肠道传染病的暴发流行。饮水的化学性污染虽然不占主导地位,但其对人体健康的危害较为严重,如工业性污染造成的急性中毒以及导致癌变、畸变和突变等远期危害等。随着我国社会经济的发展,水质受污染的危险性也不断增加,饮用水污染对健康的影响应引起我们的高度重视。

(一)介水传染病

介水传染病是指通过饮用或接触受病原体污染的水或食用被这种水污染的食物而传播的疾病,又称"水性传染病",其流行原因有二:

一是水源受病原体污染后,未经妥善处理和消毒即供居民饮用。

二是处理后的饮用水在输配水和贮水过程中,由于管道渗漏、出现负压等原因,重新被病原体污染。

介水传染病的病原体主要有以下三类:

(1)细菌,如伤寒与副伤寒杆菌、霍乱与副霍乱弧菌、痢疾杆菌、致病性大肠杆菌等。

(2)病毒,如甲型肝炎病毒、脊髓灰质炎病毒、柯萨奇病毒、腺病毒、轮状病毒等。

(3)原虫,如贾第鞭毛虫、隐孢子虫、溶组织阿米巴原虫等,它们主要来自人粪便、生活污水、医院以及畜牧屠宰、皮革和食品工业等废水。

介水传染病的流行特点表现为:

(1)水源遭受一次严重的污染后,可呈暴发流行,短期内突然出现大量患者,且多数患者发病日期集中在同一潜伏期内。若水源经常受污染,则发病者可终年不断,病例呈散发流行。

(2)病例分布与供水范围一致,大多数患者都有饮用或接触同一水源的历史。

（3）一旦对污染源采取治理措施，并加强对饮用水的净化和消毒后，疾病的流行就能迅速得到控制。

水传染病一旦发生，危害较大，因为饮用同一水源的人较多，发病人数往往很多，且病原体在水中有较强的生存能力，一般都能存活数日甚至数月，有的还能繁殖生长，一些肠道病毒和原虫包囊等不易被常规消毒方法所杀灭。

（二）化学性污染中毒

饮水被化学性物质污染引起的卫生问题与微生物污染问题有所不同，其对健康的不良影响主要是人体长期暴露于这些化学物质中所致。除非受到大量意外的污染引起急性中毒，否则饮水化学性污染主要引起的是慢性中毒和远期危害（致突变、致癌和致畸）。造成饮用水化学性污染中毒的物质有很多，常见的有氰化物、铬、砷、汞、镉、硝酸盐等。

二、饮用水的其他健康问题

饮用水对健康的不良影响，除了水质被污染的原因外，还有一些其他原因。在我国某些地区，由于天然水环境中某些元素含量过高或过低，会导致生物地球化学性疾病的发生，如地方性砷中毒和碘缺乏病等。我国湖泊水体富营养化现象普遍严重，水体富营养化使藻类滋生，不仅可引起饮用水感官性状的恶化，其产生的藻毒素还有明显的肝脏毒性；饮水消毒可导致消毒副产物的生成，对健康具有潜在的不良影响；纯净水因不含对人体有害的病菌、有机物和某些有毒元素而颇受许多消费者的欢迎，但纯净水在生产过程中也同时除掉了对人体健康有益的微量元素和矿物质，长期饮用并不利于健康。

（一）饮水消毒副产物与健康危害

饮用水消毒是城市供水安全的重要保障，但是饮水消毒剂，尤其是化学消毒剂不仅具有强效杀菌作用，而且能与水中的其他成分反应，形成新的对人体健康有长期潜在危害的消毒副产物，目前在饮水中发现的消毒副产物已超过600种。

1. 氯化消毒副产物

氯化消毒副产物是指在氯化消毒过程中氯与水中的有机物反应产生的卤代烃类化合物。通常将氯化消毒副产物分为两大类：

（1）挥发性卤代有机物，主要是三卤甲烷，包括二氯甲烷、一溴二氯甲烷、二溴一甲烷和溴仿。

（2）非挥发性卤代有机物，主要是卤代乙酸，如氯乙酸、二氯乙酸、三氯乙酸、溴乙酸、二溴乙酸、三溴乙酸、溴氯乙酸、二溴一氯乙酸、二氯一溴乙酸等，此外还

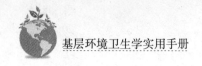

有卤代醛、卤代酚、卤代腈、卤代酮、卤代羟基呋喃酮等。挥发性三卤甲烷和非挥发性卤乙酸是氯化消毒饮水中最常见的两类氯化消毒副产物。

2.二氧化氯消毒副产物

二氧化氯作为饮水消毒剂可直接氧化水中的腐殖质等三卤甲烷的前体物，因而几乎不产生三卤甲烷等氯化消毒副产物，但可产生无机副产物，当二氧化氯和水中的天然有机物与无机物接触时，可迅速分解为亚氯酸盐、氯酸盐和氯化物。动物实验证明，亚氯酸盐能影响红细胞，导致高铁血红蛋白血症。氯酸盐对动物和人的影响尚无足够的研究。

3.臭氧消毒副产物

臭氧作为饮水消毒剂不会生成氯化消毒副产物，但能生成甲醛、溴酸盐等具有潜在毒性的消毒副产物。饮水中的甲醛主要由天然有机物（腐殖质）在臭氧化和氯化中的氧化过程形成，溴酸盐则由水源水中的溴化物被臭氧氧化后产生。吸入甲醛对人类是有致癌作用的，但很少有证据表明甲醛可经口致癌。体内和体外实验均表明，溴酸盐具有明显的遗传毒性，虽然溴酸盐对人的致癌作用还不能肯定，但对实验动物的致癌性已有充足证据，因此，国际癌症研究机构将溴酸盐列为对人可能的致癌物（2B类）。

（二）高层建筑二次供水污染与健康问题

高层建筑二次供水又称"高层建筑二次加压供水"，是指供水单位将来自集中式供水或自备水源的生活饮用水贮存于水箱或贮水池中，再通过机械加压或凭借高层建筑形成的自然压差，二次输送至水站或用户的供水系统。二次供水水质污染的原因大致有以下方面：

（1）贮水箱（池）设计不合理，如出水口高出水箱（池）底平面，使贮水箱（池）中的水不能完全循环，形成死水，致使杂质沉淀，微生物繁殖，还可孳生藻类及蚊蝇等。

（2）贮水箱（池）容积过大，水箱储水量过多，超过用户正常需水量而滞留时间过长，导致余氯耗尽，微生物繁殖，成为夏秋季传染病暴发流行的隐患。监测和实验证明，一般情况下，自来水在水箱中储存 6 h 余氯量已很低，储存 12 h 后余氯含量即为零。

（3）水箱、管道壁的腐蚀、结垢、沉积物沉积造成水质污染。

（4）管道内壁防腐涂料等不符合要求，防腐衬里渗出物的溶出，涂料材料的脱落，致使某些元素含量升高，水质恶化，有的管道内壁涂料中甚至含有水溶性的有毒成分和致癌性成分。

（5）基础设施和设计安装不合理，如上下管道配置不合理，上水管设在污水管下面,并与污水管交叉或并行;溢水管与污水管直接连接,缺乏必要的防倒灌措施,引起污水倒流,令水质受到外来物质的二次污染。

(6)卫生管理不善,水箱无定期清洗消毒制度,无盖,无排水孔等。

第二节 生活饮用水卫生标准的制订原则及依据

生活饮用水水质标准是保证饮用水安全,保护公众身体健康的一项标准,也是卫生部门开展饮水卫生工作,监测和评价饮用水水质的依据。我国于1955年首次发布了《自来水水质暂行标准(修正稿)》;1959年正式发布了《生活饮用水卫生规程》,制订了15项生活水质标准;1976年和1985年分别发布了《生活饮用水卫生标准》TJ 20—76和GB 5749—85,水质标准项目由15项增加至35项;1994年再次修订了该标准。随着社会经济的不断发展和人民生活水平的逐步提高,以及科学技术的迅猛发展,人们对生活饮用水的质量要求也越来越高,为此,国家卫生部在1985年制订《生活饮用水卫生标准》和1994年再次修订该标准的基础上,于2001年颁布了《生活饮用水卫生规范》,卫生部门依照该规范对生活饮用水以及涉及饮用水卫生安全的产品进行检验、卫生安全评价和监督监测工作。

2006年年底,由卫生部起草和颁布了新的《生活饮用水卫生标准》(GB 5749—2006),该标准属强制性国家标准,是1985年首次发布后的第一次修订,自2007年7月1日起实施。全部指标由原标准的35项增至106项,并对原标准35项指标中的8项进行了修订。各类指标中,可能对人体健康产生危害或有潜在威胁的指标占80%左右,属于影响水质感官性状和一般理化指标的约占20%。标准中的106项指标包括42项常规指标和64项非常规指标,常规指标是各地统一要求必须检定的项目。与1985年的标准相比,感官性状和一般理化指标由15项增加至21项,并修订了混浊度限值;毒理学指标中无机化合物由10项增至22项,并修订了砷、铅、镉、硝酸盐、四氯化碳等限值;有机化合物增项幅度最大,由5项增至53项;微生物学指标由2项增至6项;饮用水消毒剂指标由1项增至4项;新标准对饮用水的水质安全要求更高。

新标准适用于城乡各类集中式供水的生活饮用水,也适用于分散式供水的生活饮用水。新标准规定,生活饮用水中,有机化合物指标包括绝大多数农药、环境激素、持久性化合物,是评价饮水与健康关系的重点;同时增加了检测甲醛、苯、甲苯和二甲苯的含量。

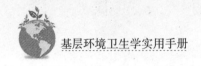
一、制定标准的原则

生活饮用水水质标准的制订主要是根据人们终生用水的安全来考虑的,原则是水的感官性状良好,水中不得含有病原微生物,所含化学物质及放射性物质不得危害人体健康,经济技术上可行。

二、我国生活饮用水水质标准及其制订依据

我国 2006 年制订的《生活饮用水卫生标准》(GB 5749—2006)的 106 项指标包括 42 项常规指标和 64 项非常规指标,下面介绍部分指标限值及其制订依据。

(一)常规指标

常规指标分为四组,即感官性状和一般化学指标、毒理学指标、放射性指标、微生物指标。其中,感官性状和一般化学指标主要是为了保证水的感官性状良好,毒理学和放射性指标是为了保证水质对人体健康不产生毒性和潜在危害,微生物指标是为了保证水质在流行病学方面的安全。

1.感官性状及一般化学指标

(1)色度。色度通常来自带色的有机物(主要是腐殖质)、金属(如铁和锰)或高色度的工业废水污染。沼泽水由于含腐殖质而呈黄色,低铁化合物可使水呈淡绿色,高铁化合物及四价锰可使水呈黄色,水中有大量藻类存在时可显亮绿色。色度大于 15°时,多数人即可察觉;大于 30°时,所有人均可察觉并感到嫌恶。因此,标准限值为 15°,并不得呈现其他异色。

(2)浑浊度。浑浊度是由于水中存在泥沙、胶体物、有机物、微生物等造成的,它与河岸的性质、水流速度、工业废水的污染有关,随气候、季节的变化而变化。浑浊度是衡量水质污染程度的重要指标。低浊度水对限制水中的有害物质、细菌和病毒有着积极的卫生学意义。浑浊度在 10°时,会使人普遍感到混浊;超过 5°会引起人们的注意。因此,我国先后将标准限值定为 5°、3°,现行标准限值为 1°,特殊情况下不超过 5°。

(3)臭和味。水臭的产生主要是有机物的存在,或生物活性增加的表现,或工业污染所致。饮用水正常味道的改变可能是原水水质的改变,或者水处理不充分,也可能是受二次污染所致。饮用水应无令人不快或令人嫌恶的臭和味,故标准规定"不得有异臭、异味"。

(4)肉眼可见物。有些活的有机体(细菌、病毒、原生动物)可能通过饮水使人发生严重的,甚至是致命的暴发性传播病;藻类和浮游生物过多可使人在饮用时产生不快之感,或根本不宜饮用;浮游生物死亡和腐烂时,可造成鱼类大量死

亡,并致人中毒,故标准规定不得含有肉眼可见物。

(5)pH值。水的pH值为6.5~9.5时并不会影响人的生活饮用和健康,天然水pH值一般为6.5~8.5。水在净化处理过程中,由于投加水处理剂、液氯等,可使pH值略有变化。pH值对净化处理有重要的意义,碱性水有倾向沉淀的作用,但会使氯化消毒杀菌的效果有所降低;酸性水有侵蚀作用,容易腐蚀管道,影响水质。根据我国各地多年来的供水实际情况,其pH值上限很少超过8.5,故标准限值为6.5~8.5。

(6)总硬度。地下水的硬度往往比较高,地面水的硬度随地理、地质情况等因素而变动。水的硬度是由溶解于水中的多种金属离子产生的,主要是钙,其次是镁。人对水的硬度有一定的适应性,饮用不同硬度的水(特别是高硬度的水)可引起胃肠功能的暂时性紊乱,但在短期内却能适应。据国内报道,饮用总硬度为707~935 mg/L的水,第二天人们会出现不同程度的腹胀、腹泻和腹痛等肠道症状,持续1周开始好转,20天后恢复正常。我国各地饮用水的硬度大都未超过450 mg/L,而且人们对该硬度水的反应不大,因此,标准限值为450 mg/L(以碳酸钙计)。

(7)铝。天然水中的铝含量很低,饮用水中的铝多数来自含铝的水处理剂。有资料表明,铝与阿尔茨海默病有关,铝积蓄于人体脑组织神经细胞内,可导致神经纤维髓鞘的病变。此外,铝可抑制胃液和胃酸的分泌,使胃蛋白酶活性下降。当有铁存在时,铝的存在能增加水的脱色。鉴于铝对人体的影响,此次将其作为新增项目,标准限值为0.2 mg/L。

(8)铁。铁在自然界分布很广,在天然水中普遍存在,饮用水含铁量增高可能来自铁管道以及含铁的各种水处理剂。铁是人体必需的微量营养元素,是许多酶的重要组成成分。铁对人体的生理作用主要是参与机体内部氧的输送和组织呼吸过程。人体代谢每天需要1~2 mg铁,但由于肌体对铁的吸收率低,每天需从食物中摄取60~110 mg的铁才能满足需要。缺少铁会引起缺铁性贫血。含铁量高的水在管道内易生长铁细菌,增加水的浑浊度,使水产生特殊的色、嗅、味。含铁量达0.3 mg/L时,色度约为20°;0.5 mg/L时,色度可大于30°;1.0 mg/L时可感到明显的金属味,使人不愿饮用,不宜煮饭、泡茶,而且易污染衣物、器皿,影响某些工业产品的质量。由于含铁的水处理剂广泛用于水处理,作为折中方案,将标准限值定为0.3 mg/L。

(9)锰。水中的锰来自自然环境或工业废水污染。锰是人体需要的微量元素,人每天从膳食中摄入10 mg的锰。锰存在于人体各个器官中,起着新陈代谢作用,促进维生素B的蓄积,合成维生素C,促进人体发育与骨的钙化,促进和加速细胞的氧化。锰在水中较难氧化，在净水处理过程中较铁更难去除，水中有微量锰时呈现黄褐色。锰的氧化物能在水管内壁上逐步沉积，在水压波动时可造成"黑水"现象。锰和铁对感官性状的影响类似，二者经常共存于天然水中。当浓度超过 0.15 mg/L 时，能使衣物和固定设备染色，在较高浓度时使水产生不良味道。为满足感官性状的要求，水中锰的标准限值为 0.1 mg/L。

(10)铜。水中的铜多数来自工业废水污染，或用以控制水中藻类繁殖的铜。铜是人体必需的微量元素，成年人每日需铜 2 mg，学龄前儿童约需 1 mg。人体内铜的作用是多方面的，在组织呼吸和造血过程中，铜是许多酶的不可代替的组成成分，还在新陈代谢中参与细胞的生长、增殖和某些酶的活化过程。铜参与色素沉着过程，对治疗贫血也有很大的意义。铜和锌一样，能够加强性腺功能，可提高性激素的生理活性。在糖尿病患者的食物里增加少量的硫酸铜，可以改善病情。铜的毒性小，但过量的铜是有害的，如口服 100 mg/L 可引起恶心、腹痛，长期摄入可引起肝硬化和神经系统失常症状。资料表明，水中含铜量达 5 mg/L 时，水显色并带有苦味；达 1.5 mg/L 时，有明显的金属味；超过 1 mg/L 时，可使衣物皿具染成绿色。为满足感官性状的要求，水中铜标准限值为 1.0 mg/L。

(11)锌。天然水中含锌量很低，饮用水中含锌量增高可能缘于镀锌管道和工业废水。锌是人体必需的微量元素，是酶的组成部分，参与新陈代谢，具有重要的生理功能。学龄前儿童每天需要锌约 0.3 mg，成年人每天摄取量为 4～10 mg，人最需要锌的时期是青春发育期。锌是碳酸酐酶和酶蛋白的主要成分，是生物学活性的最重要元素之一，它还是参与碳水化合物和蛋白质代谢的酶的活化剂，具有催化作用。锌具有造血功能和活化胆碱的功能，与人体内的维生素 B 含量成正比关系。锌有抑癌作用，具有增强机体免疫功能和性功能的作用。锌的毒性很低，但摄入过多可刺激胃肠道和引起恶心，口服 1 g 硫酸锌便可引起严重中毒。国外调查表明，饮水中含锌 23.8～40.8 mg/L 和泉水含锌 50 mg/L 均未见明显有害作用。但也有报道称，饮水中含锌 30 mg/L 时，可引起恶心和晕厥。水中含锌 10 mg/L 时，呈现浑浊；5 mg/L 时，有金属涩味和乳白光泽，在沸水表面形成油脂膜。为满足感官要求，水中锌的标准限值为 1.0 mg/L。

2.毒理学指标

(1)硒。除地质因素外，水中的硒主要来源于工业废水污染。硒是人体的必需元素，对人体中辅酶 Q 的生物合成很重要，而辅酶 Q 存在于心肌内，可防止血压上升。大量观察证明，硒可以有效地预防地方性心脏病（克山病）。有人发现，给人小剂量注射硒或服用含硒食品，能提高视力，促进身高、体重的增长。硒能刺激免疫球蛋白及抗体的产生，增加机体免疫力。美国、芬兰高硒地区人群的冠心病及高血压发病率比低硒地区明显降低,硒还具有预防癌症的作用。硒的化合物对人和动物均有毒,有明显的蓄积作用,可引起急性和慢性中毒。硒的毒理作用主要是破坏一系列生物酶系统,对肝、肾、骨骼和中枢神经系统有破坏作用。地方性硒中毒多半由于土壤中含硒较高,致使农作物和禽体内积蓄硒过多所致。根据硒的生理作用及毒性,并考虑到食物中可能的摄入量,标准限值为0.01 mg/L。

(2)汞。汞在自然界的分布极为分散,空气、水中仅有少量的汞。由于"三废"的污染,城市人口可从空气、食品中摄入汞,经呼吸道进入体内。汞及其化合物为原浆毒,脂溶性,主要作用于神经系统、心脏、肝脏和胃肠道。汞可在体内蓄积,长期摄入可引起慢性中毒。汞的化合物有很强的毒性。无机汞中以氯化汞和硝酸汞的毒性最高,小鼠口服氯化汞的最小致死量为0.81～0.88 mg,人的中毒剂量为0.1～0.2 g,致死量为0.3 g;有机汞的毒性比无机汞大,小鼠口服氯化乙基汞的最小致死量为0.6～0.65 mg。地面的无机汞在一定条件下可转化为有机汞,并可通过食物链在水生生物(如鱼、贝类等)体内富集,人食用这些鱼、贝类后可引起慢性中毒,损害神经和肾脏,如日本的"水俣病"。基于其毒性和蓄积作用,水中汞的标准限值为0.001 mg/L。

(3)铅。天然水中含铅量低微,但很多种工业废水、粉尘、废渣中都含有铅及其化合物。铅可与体内的一系列蛋白质、酶和氨基酸内的官能团络合,干扰机体许多方面的生化和生理活动。世界粮农组织和世界卫生组织专家委员会于1972年确定,每人每周摄入铅的总耐受量为3 mg。儿童、婴儿、胎儿和妊娠妇女对环境中的铅较成人和一般人群更敏感。研究证实,饮用水中铅含量为0.1 mg/L时,可能引起血铅浓度超过30 μg/100 mL,这对儿童来讲是过高的。如果成人每日从食物中摄入铅量超过230 μg,摄入的铅量就会超过总耐受量。我国先后将标准限值定为0.1 mg/L、0.05 mg/L,此次修改为0.01 mg/L。

(4)氟化物。氟是人体所需微量元素,可以通过水、食物等多种途径进入人体。成年人每天摄入氟0.3～0.5 mg,婴儿每天需摄入氟化物0.5 mg,儿童则需1 mg,以保证牙齿钙化期所必需的氟离子。饮水含氟量低于0.5 mg/L时易产生龋齿,高于1.0 mg/L时却又容易发生氟斑牙。据国外报道:氟摄入量达10 mg/kg左右可发生急性中毒;每日摄入量15～25 mg,持续11～12年可导致氟骨症;每日摄入20 mg,持续20年以上可致残疾。饮水中含氟量达3～6 g/L时,长期饮用可出现氟骨症;超过10 mg/L时可引起骨骼损伤,产生瘫痪。综合考虑饮水中氟含量为1.0 mg/L时对牙齿的轻度影响和氟的防龋作用,以及对我国广大高氟区饮水进行除氟或更换水源所付出的经济代价,将标准限值定为

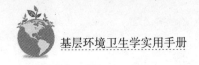

1.0 mg/L。

（5）氰化物。氢氰酸的毒性最大，杏、李、桃、枇杷的核仁中都含有氰甙，水解后生成氢氰酸，使水呈杏仁味，其嗅觉阈浓度为 0.1 mg/L，木薯、白果中也都含有。口服氰化氢 0.06 g 可致死，氰化钠的致死量为 0.15～0.2 g；口服杏仁 40～60 粒可引起中毒甚至死亡，长期饮用含微量氰化物的水将引起甲状腺肿大。氰化物进入人体后可快速从黏膜吸收，在血液中结合血红蛋白而引起中毒症状，如细胞内窒息、组织缺氧，导致脑组织首先受损，而呼吸中枢麻痹常为氰化物中毒的致死原因。动物实验表明，氰化物剂量为 0.025 mg/kg 时，大鼠的过氧化氢酶增高，条件反射活动有变化；剂量为 0.05 mg/kg 时无异常变化，此剂量相当于 0.1 mg/L。考虑到氰化物毒性很强，故将标准限值定为 0.05 mg/L。

3. 放射性指标

水的放射性主要来自岩石、土壤及空气中的放射性物质。水中的放射性核素有几百种，浓度一般都很低。人类某些实践活动可能使环境中的天然辐射水平增高，特别是随着核能的发展和同位素新技术的应用，可能产生放射性物质污染环境的问题。放射性的有害作用为增加肿瘤发生率、死亡率以及发育中的变态。基于上述资料，参考世界卫生组织推荐值，标准限值为总 α 放射性不超过 0.1 Bq/L，总 β 放射性不超过 1 Bq/L 这是基于假设每人每天摄入 2 L 水时所摄入的放射性物质，按成年人的生物代谢参数估算出一年内产生的剂量来确定的。

4. 细菌学指标

（1）菌落总数。菌落总数可作为评价水质清洁程度和净化、消毒效果的指标。菌落总数增多说明水被污染，但不能说明污染来源，必须结合总大肠菌群来判断水质污染的来源和安全程度。据调查，国内水厂的出厂菌落总数均在每毫升 100 个以下，有相当一部分在 10 个以下。标准限值为菌落总数不得超过 100 CFU/mL（CFU 为菌落形成单位）。

（2）总大肠菌群。当饮用水受到粪便等污染时，就有可能带有沙门菌、志贺菌、弧菌、肠道病毒等，且它们均可以水为媒介引起肠道传染病。总大肠菌群含量可表明水体被污染的程度，并且间接地表明肠道致病菌存在的可能，以及对人体健康具有的潜在危险性。根据我国多年的供水实践，同时确保流行病学上的安全，标准限值定为每 100 mL 水样中不得检出（原标准限值为每升水中不得超过 3 个）。

（3）耐热大肠菌群。由于总大肠菌群既包括粪便污染，同时也包括非粪便污染的大肠菌群总数，因此有必要在饮用水标准中增加粪大肠菌群这个指标，以便直接反映出水体是否受到粪便污染的信息，进一步确保流行病学上的安全。为此,作为新增水质标准,将限值定为每 100 mL 水样中不得检出。

(4)大肠埃希菌存在于人和动物的肠道中,在自然界中生命力很强,在土壤、水中可存活数月,是判断饮用水是否受粪便污染的重要微生物指标,标准限值为每 100 mL 水样中不得检出。

5.饮用水消毒剂常规指标

我国《生活饮用水卫生标准》(GB 5749—2006)除规定了上述四组常规指标外,还新增加了饮用水消毒剂常规指标,包括氯气及游离氯制剂、一氯胺、臭氧和二氧化氯。

加氯消毒是我国城市供水的主要消毒方式,余氯是指用氯消毒时,当加氯接触一定时间后水中剩余的氯量。游离余氯的嗅觉和味觉阈浓度为 0.2～0.5 mg/L。实验证明,接触作用 30 min,游离余氯在 0.3 mg/L 以上时,对肠道致病菌如伤寒杆菌、痢疾杆菌等,以及钩端螺旋体、布氏杆菌等均有杀灭作用。如果用氯胺消毒,化合余氯含量一般为游离余氯的 2 倍以上,且接触时间不应小于 2 h。肠道病毒(肝炎病毒、脊髓灰质炎病毒等)对氯消毒剂的耐受力较肠道致病菌强。据报道,如能保证游离余氯为 0.5 mg/L,接触时间为 30～50 min,亦可杀灭肠道病毒。因此,在怀疑水源可能受到肠道病毒污染时,可增加氯消毒剂量及接触时间,以保证饮用水的安全。集中式给水管网末梢水的游离余氯,还可作为预示有无再次污染的信号,因此,水质标准对管网末梢水的游离余氯含量也作了相应规定。标准规定:"在与水接触 30 min 后应不低于 0.3 mg/L,管网末梢水不应低于 0.05 mg/L(适用于加氯消毒)。"除游离氯外,饮用水中消毒剂的其余指标均为新增指标,体现了 2006 年的新标准在水处理工艺上对不同消毒方式对供水安全的影响的考虑。

(二)非常规指标

除常规指标外,《饮用水卫生标准》(GB 5749—2006)还规定了 64 项非常规指标及限值。非常规指标分为 3 组:微生物指标、毒理指标和感官性状及一般化学指标,其中,微生物指标有 2 项,感官性状及一般化学指标有 3 项,毒理学指标有 39 项。微生物指标增加了对贾第鞭毛虫、隐孢子虫等易引起腹痛等肠道疾病、一般消毒方法很难全部杀死的微生物的检测;毒理学指标主要包括农药、除草剂、苯化合物、微囊藻毒素-LR、氯化消毒副产物等。非常规指标主要参照了世界卫生组织、欧盟、美国等规定的饮用水标准,并结合了我国的实际情况。限于一些非常规指标国内当时的检测手段还不能完全跟上,所以有些指标将分段实施,至 2012 年 7 月 1 日后才统一执行新标准。此外,与以往标准仅适用于城市生活饮用集中式供水所不同的是,新标准适用于城乡各类集中式供水的生活

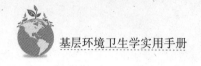

饮用水,也适用于分散式供水的生活饮用水。

第三节 改水技术指导

集中式给水是指由水源集中取水,经统一净化处理和消毒后,通过输水管和配水管网送到用户的供水方式。集中式给水有两种供水方式:一种是城建部门建设的各级自来水厂,另一种是由各单位自建的集中式供水。这种方式的优点为有利于水源的选择和防护;易于采取改善水质的措施,保证水质良好;用水方便;便于卫生监督和管理。缺点为水质一旦被污染,其危害面亦广。

一、水源选择的原则

(一)水量充足

选择水源时,水源的水量应能满足城镇或居民点的总用水量需求,并考虑到近期和远期的发展。天然水源的水量可通过水文学和水文地质学的调查勘察获得;选用地表水时,一般要求95%保证率的枯水期流量大于总用水量。

(二)水质良好

水源水质应符合下列要求:

(1)选用地表水作为供水水源时,应符合地表水环境标准的要求;选用地下水作为供水水源时,应符合 2017 年发布的《中国地下水质量标准》(GB/T 14848—2017)的要求。

(2)水源水的放射性指标应符合的要求是:总 α 放射性限值为 0.5 Bq/L,总 β 放射性限值为 1.0 Bq/L。

(3)水源水的毒理学指标和放射性指标必须符合生活饮用水水质标准的要求。

(4)当水源水中含有害化学物质时,其浓度不应超过所规定的最高容许浓度。

(5)水源水中耗氧量不应超过 4 mg/L;5 日内生化需氧量不应超过 3 mg/L。

(6)饮水型氟中毒流行区应选用含氟化物量适宜的水源。当无合适的水源而不得不采用高氟化物的水源时,应采取除氟措施,降低饮用水中氟化物的含量。

(7)当水源水碘化物含量低于 10 μg/L 时,应根据具体情况采取补碘措施。

(8)只经过加氯消毒即供作生活饮用的水源水,每 100 mL 水样中总大肠菌群数不应超过 200；经过净化处理及加氯消毒后供生活饮用的水源水，每 100 mL 水样中总大肠菌群数不应超过 2000。

(三)便于防护

采用地表水作水源时，应结合城市发展规划，将取水点设在城镇和工矿企业的上游。

(四)技术经济合理

选择水源时，应结合水源水质、水量和取水、净化、输水等具体条件，考虑基本建设投资费用最低的方案。

二、水源卫生防护

为了保护水源，取水点周围应设置保护区。生活饮用水水源保护区由环保、卫生、城建、水利、公安、地矿等部门共同划定，报当地人民政府批准公布。供水单位应在防护地带设置固定的告示牌，落实相应的水源保护工作。

(一)地表水水源卫生防护

地表水水源卫生防护必须遵守下列规定：

(1)在取水点周围半径不小于 100 m 的水域内，不准停靠船只和从事其他可能污染水源的活动。

(2)取水点上游 1000 m 至下游 100 m 的水域内，不准排入污水和废水；在沿岸防护带内不准堆放废渣、有害化学品，不准设装卸垃圾、粪便及有毒物品的码头；沿岸农田不得使用有持久性或剧毒的农药，不得从事放牧等有可能污染该水域水质的活动。

(3)以河流为给水水源的集中式供水，由供水单位及其主管部门会同卫生、环保、水利等部门，根据实际需要，可把取水点上游 1000 m 以外的一定范围河段划为水源保护区，严格控制上游污染物的排放量。

(4)作为生活饮用水水源的水库和湖泊，应根据不同情况，将取水点周围部分水域或整个水域及其沿岸划为水源保护区，并按(1)(2)项的规定执行。

(5)生活饮用水水源的输水明渠、暗渠应重点保护，严防污染。

(6)如河流受到潮汐影响，其生活饮用水取水点上游及其沿岸的水源保护区范围应相应扩大，其范围由供水单位及其主管部门会同卫生、环保、水利等部门研究确定。

(二)地下水水源卫生防护

地下水水源卫生防护必须遵守下列规定：

(1)根据生活饮用水水源地所处的地理位置、供水的数量、开采方式、水文地

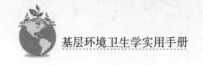

质条件和污染的分布,由供水单位及其主管部门会同卫生、环保、水文地质、规划设计部门研究确定水源保护区、构筑物的防护范围及影响半径的范围。

(2)工业废水和生活污水严禁排入渗坑或渗井。

(3)在单井或井群的影响半径范围内,禁止修建渗水厕所、渗水坑,禁止堆放废渣或铺设污水渠道,并不得从事破坏深层土层的活动;禁止施用难降解或剧毒的农药;禁止使用工业废水或生活污水灌溉。

(4)人工回灌的水质应符合生活饮用水的水质要求。

三、取水点和取水设备

(一)地表水的取水点和取水设备

地表水的取水点应位于城镇和工业企业的上游,取水点的最低水深应有2.5~3 m,以避免排放生活污水和工业废水引起的污染。取水设备可以分为河床式、岸边式、缆车式三种类型。河床式适用于河岸较平坦、河内水质较差的地点;岸边式适用于基础坚实和河岸较陡的河流;缆车式适用于水位涨落幅度大,河岸有适宜坡度,河床较稳定的地点。

(二)地下水的取水点和取水设备

取水点的位置应综合考虑水量、水质和技术上方便可行等条件。地下水埋藏愈深,含水层上面覆盖的不透水层愈厚,给养区愈远,在卫生上愈宜作为取水点。当以浅层地下水为水源时,取水点应设在污染源上游。取水设备有管井(机井或钻孔井)和大口井两种类型。管井适用于各层地下水,而大口井主要适用于地下水埋藏较浅、含水层较薄和不宜打管井的地点。

四、水的净化和消毒

(一)饮用水常规处理技术

水处理的方法是根据水源水质和用水对象对水质的要求而确定的。在逐渐认识到饮用水存在水质污染和危害的同时,人们也开始了长期不懈的对饮用水净化技术的研究和应用。到20世纪初,饮用水净化技术基本形成了现在被人们普遍称为"常规处理工艺"或"传统处理工艺"的处理方法,即混凝、沉淀或澄清、过滤和消毒。这种常规的处理工艺至今仍被世界大多数国家所采用。

1. 混凝

天然水体中含有大量细小的黏土颗粒,粒径很小,属于胶体物质,不能自然沉淀。水中含有的许多细小的悬浮物质,如藻类、细菌、细小的颗粒物等,因其沉速很小,也难于沉淀。混凝处理是向水中投加混凝剂,使水中的胶体颗粒和细小的悬浮物相互凝聚,形成沉淀性能良好的絮状颗粒("矾花"),使之在后续的沉淀工艺中能够有效地从水中因重力而沉淀下来。此法适用于含有胶体物与悬浮物的地表水的处理,对水中的某些无机和有机污染物等也有一定的去除效果。

用于饮用水处理的混凝剂应该混凝效果好,对人体健康无害,使用方便,价格低廉。饮用水常用的混凝剂是铝盐、铁盐及其聚合物,主要有:

(1)硫酸铝。硫酸铝产生的絮体较松散,不如铁盐产生的絮体密实,其适宜的 pH 值为 5.5~8,最佳为 6.5~7.5。因硫酸铝在低温条件下水解速度慢,故其对低温低浊水的处理效果较差。

(2)聚合氯化铝。聚合氯化铝产生的矾花颗粒大,密实,沉淀好,药剂的用量少,适应范围广,可适应低温低浊水的处理,适宜 pH 值为 5~9,混凝效果优于硫酸铝。

(3)三氯化铁。铁盐的混凝效果比硫酸铝好,生成的矾花颗粒大而密实,沉淀好,在低温低浊条件下效果仍较好,pH 值的适应范围宽(5~11)。缺点是溶液的腐蚀性很强,出水色度比铝盐高。

(4)硫酸亚铁。硫酸亚铁中的二价铁只有在氧化成三价铁后才能起到混凝剂的作用,氧化方法有氯化法和空气氧化法等。在水的 pH 值高于 8 时,也可通过曝气用水中的溶解氧进行氧化。硫酸亚铁因氧化后难于产生高价聚合物,故混凝效果低于三氯化铁。

(5)聚合铁。聚合硫酸铁、聚合氯化铁等类似于聚合氯化铝的铁盐混凝剂能够产生高价聚合离子,混凝效果好。

在水处理中,往往投加某种辅助药剂来提高混凝效果。常用的助凝剂有如下几种:

(1)活化硅酸。活化硅酸属无机高分子物质,是由硅酸钠加酸活化制备而成的。活化硅酸对低温低浊水的助凝效果显著,但因活化后必须及时使用(通常在数小时内,最长 1 天),故需要现场配制,当即使用。

(2)聚丙烯酰胺。聚丙烯酰胺是高分子絮凝剂,一般在使用前对聚丙烯酰胺溶液加碱进行碱化,使高分子结构得以充分展开,更好地发挥吸附"架桥"的絮凝作用。使用时,加碱量一般为聚丙烯酰胺量的 20% 左右,可以使 20%~30% 的酰氨基转化为羟基。聚丙烯酰胺用作饮用水处理的助凝剂,可以减少混凝剂用量,提高矾花的粒径和沉速,其常用投加量小于 1 mg/L。在高浊度水的预沉淀处理中,还可以不加铝盐、铁盐,单独使用聚丙烯酰胺作为絮凝剂,预沉效果很好,使用广泛。但是,合成聚丙烯酰胺的单体丙烯酰胺对人体有毒害作用,我国新的生活饮用水卫生标准规定,饮用水中丙烯酰胺的最高容许浓度是 0.0005 mg/L,因此

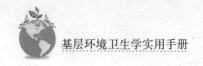
对用于饮用水处理的聚丙烯酰胺,必须严格控制产品中游离单体的含量。

(3)石灰。因铝盐、铁盐的水解反应会使水的碱度下降,因此在原水碱度不足的地方,混凝处理中还需要投加石灰,以补充水的碱度。故从广义上讲,能够提高或改善混凝效果的石灰也可以算是一种助凝剂。

2.沉淀

沉淀法是在重力的作用下使水中比水重的悬浮物、混凝生成的矾花等从水中分离的方法。对于水中的胶体颗粒,必须先经过混凝处理后才能有效地沉淀去除。

沉淀池的池型有平流式沉淀池、斜板(管)沉淀池、竖沉式沉淀池、辐流式沉淀池等。给水处理中常用的池型是平流式沉淀池和斜板(管)沉淀池,辐流式沉淀池可用于高浊度水的预沉淀。

3.过滤

过滤是以具有孔隙的粒状滤料层(如石英砂等)截留水中的杂质,从而使水澄清的工艺过程。滤池通常设在沉淀池或澄清池之后。过滤的功效有三:一是使滤后水的浊度达到生活饮用水水质标准的要求;二是去除水中的大部分病原体,如致病菌、病毒以及寄生原虫和蠕虫等,特别是阿米巴包囊和隐孢子虫卵囊,它们对消毒剂的抵抗力强,主要靠过滤去除;三是水经过滤后,残留的微生物失去了悬浮物的保护作用,为滤后消毒创造了条件。因此,在以地表水为水源的饮用水净化中,有时可省去沉淀或澄清步骤,但过滤是不可缺少的。

(1)滤池的类型和工作周期。滤池的型式很多,常用的滤池有慢滤池、普通快滤双层和三层滤料滤池、接触双层滤料滤池、虹吸滤池、无阀滤池、移动冲洗罩滤池和压力滤池等。滤池的工作可分三期:

1)成熟期:此时滤料很清洁,过滤效果较差,需降低滤速或实行初滤排水。

2)过滤期:此时滤料表面已吸附了一层絮凝体或已形成生物膜,净水效果良好。

3)清洗期:在过滤过程中,滤层孔隙不断减小,水流阻力越来越大,终因产水量大减或出水水质欠佳,而需停止过滤并进行清洗。

(2)影响过滤效果的因素。主要影响因素有:

1)滤层厚度和粒径。滤层过薄,水中悬浮物会穿透滤料层而影响出水水质;滤层过厚,会延长过滤时间。滤料粒径大,则筛滤、沉淀杂质的作用小。

2)滤速。滤速是指水流通过滤层整个面积的速度(单位为 m/h)。滤速过快会影响滤后水质;滤速过慢虽过滤效果好,但会影响出水量。

3)进水水质。进水的浑浊度、色度、有机物、藻类等对过滤效果影响很大,其中影响最大的是进水的浊度,要求浊度低于 10°。

4)滤池类型。慢滤池因滤料粒径小,过滤效果好,去除微生物的效果一般在99%以上;而快滤池一般在 99%以下,有时甚至远低于 90%。

3. 消毒

消毒是指杀灭外环境中的病原微生物。饮用水消毒的目的是考虑到供水过程的各个环节都存在致病菌的污染,通过消毒切断饮用水水质中病原微生物的传播途径,预防传染病的发生和流行。目前我国用于饮用水消毒的方法主要有氯化消毒、二氧化氯消毒、紫外线消毒和臭氧消毒等。

(1)氯化消毒。氯化消毒是指用氯或氯制剂进行饮水消毒的一种方法,供饮用水消毒的氯制剂主要有液氯、漂白粉、漂白粉精、有机氯制剂等。含氯化合物中具有杀菌功能的有效成分称为"有效氯",含氯化合物分子团中氯的价数大于-1 者均为有效氯。漂白粉含有效氯 28%~33%,漂白粉精含有效氯60%~70%。

(1)氯化消毒的基本原理。氯溶于水后发生以下反应:

$$Cl_2 + H_2O \longrightarrow HOCl + H^+ + Cl^-$$

$$HOCl \rightleftharpoons H^+ + OCl^-$$

漂白粉和漂白粉精在水中均能水解成次氯酸:

$$2Ca(OCl)Cl + 2H_2O \longrightarrow Ca(OH)_2 + 2HOCl + CaCl_2$$

$$Ca(OCl)_2 + 2H_2O \longrightarrow Ca(OH)_2 + 2HOCl$$

氯的杀菌作用机制是由于次氯酸体积小,电荷中性,易于穿过细胞壁;同时,它又是一种强氧化剂,能损害细胞膜,使蛋白质、RNA 和 DNA 等物质释出,并影响多种酶系统,从而使细菌死亡。氯对病毒的作用在于对核酸的致死性损害。病毒缺乏一系列代谢酶,对氯的抵抗力较细菌强,氯较易破坏—SH 键,而较难使蛋白质变性。

(2)二氧化氯消毒。二氧化氯(ClO_2)是极为有效的饮水消毒剂,对细菌、病毒及真菌孢子的杀灭能力很强。二氧化氯在常温下为橙黄色气体,带有刺激性的辛辣味,易溶于水,但不和水起化学反应。在水中极易挥发,其水溶液呈黄绿色,敞开存放时能被光解成 Cl_2、O_2、Cl_2O_7 的混合物,因此不宜存放,故需在临用时就地配制。当空气中 ClO_2 浓度大于 10%或水中浓度大于 30%时,都具有爆炸性。因此,在生产时常用空气来冲淡二氧化氯气体,使其浓度低于 8%~10%。将此气体溶于水时,水中二氧化氯浓度为 6~8 mg/L。

ClO_2 在水中的消毒有其独特的优点:杀菌效果好、用量少,消毒作用时间长,可以保持剩余消毒剂量;可减少水中三卤甲烷等氯化副产物的形成;当水中

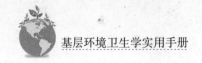

含氨时不与氨反应,其氧化和消毒作用不受影响;氧化性强,能分解细胞结构并能杀死芽孢;消毒作用不受水质酸碱度的影响;消毒后水中余氯稳定持久,防止再污染的能力强;可除去水中的色和味,不与酚形成氯酚臭;对铁、锰的除去效果较氯强;ClO_2 的水溶液可以安全生产和使用。

(3)臭氧消毒。臭氧是极强的氧化剂,在水中的溶解度比 O_2 大 13 倍。O_3 极不稳定,需在临用时制备,并立即通入水中。O_3 消毒的优点是:消毒效果较 ClO_2 和 Cl_2 好;用量少;接触时间短;pH 在 6~8.5 内均有效;对隐孢子虫和贾第鞭毛虫有较好的灭活效果;不影响水的感官性状,同时还有除臭、色、铁、锰、酚等多种作用;不产生三卤甲烷;用于前处理时还能促进絮凝和澄清,降低混凝剂用量。

(4)紫外线消毒。波长 200~295 nm 的紫外线具有杀菌作用,其中以波长 254 nm 的紫外线杀菌作用最强。紫外线消毒的优点是接触时间短,杀菌效率高,对致病微生物有广谱消毒效果;对隐孢子虫有特殊消毒效果;不产生有毒有害物质;能降低臭、味和降解微量有机污染物;消毒效果受水温和 pH 值影响小。

(二)饮用水的深度净化

饮用水的深度处理通常是指在常规处理工艺之后,采用适当的处理方法,将常规处理工艺不能有效去除的污染物或消毒副产物的前体物加以去除,以提高和保证饮用水水质。深度处理在国外应用较为普遍,我国尚处于起步阶段,大部分老水厂均未采用深度处理,只有部分新水厂采用了活性炭吸附处理。常见深度处理技术还有化学氧化、空气搅拌法、生物法、膜技术及新型合成吸附剂法等。目前常用的深度处理方法有:

1.活性炭吸附法

以活性炭为代表的多孔介质吸附工艺可有效去除色度、浊度和有机污染物。在美国,1/3 的活性炭用于给水净化,活性炭在我国给水处理工艺中的应用也较广。当有机物的尺寸特性与活性炭的孔径分布协调一致时,活性炭才具有较高的吸附性能及有机物去除率。活性炭纤维(ACF)只有单一的微孔,孔径 5~14 μm,水中大部分有机物很难进入 ACF 的有效吸附面积中,其对有机物的去除率仅在 20%左右;由细炭粉压缩而成的压缩活性炭比粉末活性炭好,对有机物的去除率为 30%~57%,还具有对进水进行亚微滤和去除原生动物的作用。集中式深度处理的工艺流程为:

原水──→澄清──→过滤──→活性炭吸附──→消毒──→出厂水

2.膜过滤法

膜过滤法是在压差推动下的物理分离过程,采用膜过滤技术是去除致癌原生动物的有效方法。研究表明,只要膜设备运行正常,即使进水水质发生变化,出水中的细菌数量一般也都在检出限以下。常用的膜过滤技术有超滤、微滤、纳滤和反渗透膜等。超滤、微滤对胶体和细菌的去除效果较好,但对有机物和盐类的去除效果一般。超滤膜在去除有机物和病原菌的同时,也去除了 80% 的离子,长期饮用这样的水不利于健康。纳滤能有效去除水中的致突变物质和色度,对总有机碳(TOC)的去除率为 90%,对可生物同化有机碳(AOC)的去除率为 80%。纳滤对细菌有很好的去除效果,可以作为物理消毒方法取代常规化学消毒。反渗透膜的孔径在 2 mm 以下,主要分离对象是 1 mm 以下的无机离子以及小分子。

3.臭氧氧化

臭氧溶解在水中会自行分解成羟自由基,间接地氧化有机物、微生物和氨,反应速率快且没有选择性。在任何 pH 值条件下,臭氧均能将水中的多种有机物氧化为无机物,如造成水体色、臭和味的腐殖质。还能氧化氨氮、铁、锰和硫等还原物质。此外,臭氧具有很高的氧化电位,容易通过微生物细胞膜扩散,并能氧化微生物细胞的有机体或破坏有机体链状结构而导致细胞死亡,因此能够杀死藻类和细菌,对一些生命力顽强的微生物如病毒、芽孢等有强大的杀伤力。臭氧代替氯作为消毒剂效果更佳,其剂量小、作用快,不产生三卤甲烷等有害物质,也可使水的口感和观感大为改观。

集中式供水中,经深度净化处理后的出厂水必须由优质管道输送或桶装供应用户。优质管材管件是指那些物理性能好,密度小,强度高,内壁光滑,化学性质稳定,可耐酸、碱、盐的腐蚀,寿命长的管材管件,如铝塑复合压力管材管件、聚丁烯管材管件和交联聚乙烯管材管件等。

五、配水管网的卫生要求

配水管是指给水管网中,配水到用户的干管和支管。配水管分布在城镇给水区域,纵横交错,形成网状,称为"配水管网"。配水管网的布置可分成环状管网和树枝状管网两类。环状管网是将管线连成环状,相互衔接,管网内的水经常流动,水压较均匀,水质较好;任何一处管道检修时,都可由另一管道供水,无须停水,但投资较贵。树枝状管网投资较少,但由于末梢水的停滞,管内有沉淀物积聚的可能,消毒不够彻底时,水中细菌可再繁殖,造成水质恶化;同时,管网中某一部分必须检修时,该处以下的供水地区都将停水。

配水管的材料种类很多,正确地选择管材非常重要,目前的管材有铸铁管、钢管、钢筋混凝土管和塑料管。选材时,应从经济的合理性和技术的可靠性两方

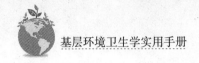

面考虑:管材应有足够的强度,能够承受设计所需的内外压力和机械作用力而不会出现爆裂现象;管材应有稳定的化学性能和较强的耐腐蚀性能,保证供水水质不被污染和维持一定的管道使用年限;管材还应运输、安装方便,价格合理,塑料管材应通过卫生部门的产品安全性鉴定。

管道的埋设应避免穿过垃圾和有毒物质污染区,否则应加强防护措施。如给水管与污水管平行铺设时,垂直间距应有 0.5 m,水平间距应有 1.5～3 m。如给水管道与污水管道交叉,污水管道应埋设在给水管道的下面,垂直净距至少 0.4 m;如污水管道必须在给水管道上面通过时,给水管应加套管,其长度距交叉点每侧 3～5 m。给水管埋设深度应在当地冻结线以下以防冻结。企事业单位自备的供水系统不得与城镇生活饮用水管网直接连接。凡是有积垢和"死水"的管段,都必须定期冲洗;管线过长时,应中途加氯;管道在检修后也应冲洗消毒;应按最高日、最高时用水量所需要的水压设计配水管网内的水压;为保证用户给水龙头的取水,管网内任一点的设计水压必须保证最小服务水龙头能正常使用。

六、供、管水人员的卫生要求

供、管水人员是指供水单位直接从事供、管水的人员,包括从事净水、取样、检验、二次供水卫生管理及水池、水箱清洗消毒的人员。为防止饮用水受到污染引起介水传染病的发生和流行,保障居民的身体健康,对这些人员应进行预防性健康检查和提出相应的卫生要求,包括:①直接从事供、管水的人员必须每年进行一次健康检查,取得预防性健康体检合格证后方可上岗工作;②凡患有痢疾(细菌性痢疾和阿米巴痢疾)、活动性肺结核、病毒性肝炎、伤寒、化脓性或渗出性皮肤病及其他有碍生活饮用水卫生的疾病或病原体携带者,不得直接从事供、管水工作;③直接从事供、管水的人员上岗前和上岗后应定期进行卫生知识培训,未经卫生知识培训或培训不合格者不得上岗工作;④集中式供水单位从业人员应保持良好的个人卫生行为,不得在生产场所吸烟,不得进行有碍生活饮用水卫生的活动;⑤经健康检查确诊的传染病患者及病原携带者由卫生监督机构向患者所在单位发出"职业禁忌人员调离通知书",供水单位应将患者立即调离直接供、管水工作岗位,并于接到"职业禁忌人员调离通知书"之日起 10 日内,将患者原"健康合格证"及"职业禁忌人员调离通知书"回执送交卫生监督机构。

第四节　水样采集、运输、保存和质量控制

一、采样计划

采样前,应根据水质检验目的和任务制订采样计划,内容包括采样目的、检验指标、采样时间、采样地点、采样方法、采样频率、采样数量、采样容器与清洗、采样体积、样品保存方法、样品标签、现场测定项目、采样质量控制、运输工具和条件等。

二、采样容器

(1)应根据待测组分的特性选择合适的采样容器。

(2)容器的材质应化学稳定性强,且不应与水样中的组分发生反应,容器壁不应吸收或吸附待测组分。

(3)采样容器应能够适应环境温度的变化,抗震性能强。

(4)采样容器的大小、形状和质量应适宜,能严密封口,并容易打开,且易清洗。

(5)应尽量选用细口容器,容器的盖和塞的材料应与容器材料一致。在特殊情况下需用软木塞或橡胶塞时,应用稳定的金属箔或聚乙烯薄膜包裹,最好有蜡封。有机物和某些微生物检测用的样品容器不能用橡胶塞,碱性的液体样品不能用玻璃塞。

(6)对无机物、金属和放射性元素测定水样应使用有机材质的采样容器,如聚乙烯塑料容器等。

(7)对有机物和微生物学指标测定水样应使用玻璃材质的采样容器。

(8)特殊项目测定的水样可选用其他化学惰性材料材质的容器,如热敏物质应选用热吸收玻璃容器;温度高、压力大的样品或含痕量有机物的样品应选用不锈钢容器;生物(含藻类)样品应选用不透明的非活性玻璃容器,并存放于阴暗处;光敏性物质应选用棕色或深色的容器。

三、采样容器的洗涤

(一)测定一般理化指标采样容器的洗涤

将容器用水和洗涤剂清洗,除去灰尘、油垢后用自来水冲洗干净,然后用质

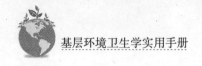

量分数为10％的硝酸(或盐酸)浸泡8 h,取出沥干后用自来水冲洗3次,并用蒸馏水充分淋洗干净。

(二)测定有机物指标采样容器的洗涤

用重铬酸钾洗液浸泡24 h,然后用自来水冲洗干净,用蒸馏水淋洗后置于烘箱内180 ℃烘4 h,冷却后再用纯化过的己烷和石油醚冲洗数次。

(三)测定微生物学指标采样容器的洗涤和灭菌

(1)容器洗涤:将容器用自来水和洗涤剂洗涤,并用自来水彻底冲洗后,用质量分数为10％的盐酸溶液浸泡过夜,然后依次用自来水和蒸馏水洗净。

(2)容器灭菌:热力灭菌是目前最可靠且普遍应用的方法。热力灭菌分干热和高压蒸气灭菌两种,干热灭菌要求160 ℃下维持2 h;高压蒸气灭菌要求121 ℃下维持15 min。高压蒸汽灭菌后的容器如不立即使用,应于60 ℃下将瓶内冷凝水烘干。灭菌后的容器应在2周内使用。

四、采样器

采样前应选择适宜的采样器,塑料或玻璃材质的采样器及用于采样的橡胶管和乳胶管可按照采样容器的洗涤方法洗净备用。金属材质的采样器,应先用洗涤剂清除油垢,再用自来水冲洗干净后晾干备用。特殊采样器的清洗方法可参照仪器说明书。

五、水样采集

(一)一般要求

1.理化指标

采样前,应先用水样荡洗采样器、容器和塞子2～3次(油类除外)。

2.微生物学指标

同一水源、同一时间采集几类检测指标的水样时,应先采集检测微生物学指标的水样。采样时,应直接采集,不得用水样涮洗已灭菌的采样瓶,并避免手指和其他物品对瓶口的沾污。

3.注意事项

(1)采样时不可搅动水底的沉积物。

(2)采集测定油类的水样时,应在水面至水面下300 mm采集柱状水样,全部用于测定。不能用采集的水样冲洗采样器(瓶)。

(3)采集测定溶解氧、生化需氧量和有机污染物的水样时应注满容器,上部不留空间,并采用水封。

（4）含有可沉降性固体（如泥沙等）的水样，应分离除去沉积物。分离方法为：将所采水样摇匀后倒入筒形玻璃容器（如量筒），静置 30 min，将已不含沉降性固体但含有悬浮性固体的水样移入采样容器，并加入保存剂。测定总悬浮物和油类的水样除外。需要分别测定悬浮物和水中所含的组分时，应在现场将水样经 0.45 μm 膜过滤后，分别加入固定剂保存。

（5）测定油类、五日生化需氧量（BOD_5）、硫化物、微生物学、放射性等项目要单独采样。

（6）完成现场测定的水样，不能带回实验室供其他指标测定使用。

（二）水源水的采集

水源水是指集中式供水水源地的原水，水源水采样点通常应选在汲水处。

1. 表层水

在河流、湖泊等可以直接汲水的场合，可用适当的容器（如水桶）采样。从桥上等地方采样时，可将系着绳子的桶或带有坠子的采样瓶投入水中汲水。注意不能混入漂浮在水面上的物质。

2. 一定深度的水

在湖泊、水库等地采集具有一定深度的水时，可用直立式采水器。这类装置的工作原理是在下沉过程中水从采样器中流过，当达到预定深度时容器能自动闭合而汲取水样。在河水流动缓慢的情况下，使用上述方法时最好在采样器下系上适宜质量的坠子，当水深流急时要系上相应质量的铅鱼，并配备绞车。

3. 泉水和井水

对于自喷的泉水，可在涌口处直接采样。采集不自喷泉水时，应将停滞在抽水管中的水汲出，待新水更替后再进行采样。从井水采集水样时，应在充分抽汲后进行，以保证水样的代表性。

（三）出厂水的采集

出厂水是指集中式供水单位用水处理工艺过程完成处理的水，出厂水的采样点应设在出厂进入输送管道之前处。

（四）末梢水的采集

末梢水是指出厂水经输水管网输送至终端（用户水龙头）处的水。末梢水的采集应注意采样时间。夜间可能析出可沉积于管道上的附着物，取样时应打开龙头放水数分钟，排出沉积物。采集用于微生物学指标检验的样品前，应对水龙头进行消毒。

（五）二次供水的采集

二次供水是指集中式供水在入户之前经再度储存、加压、消毒或深度处理，

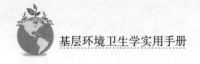

通过管道或容器输送给用户的供水方式。二次供水的采集应包括水箱(或蓄水池)进水、出水以及末梢水。

(六)分散式供水的采集

分散式供水是指用户直接从水源取水,未经任何设施或仅有简易设施的供水方式。分散式供水的采集应根据实际使用情况确定。

六、采样体积

根据测定指标、测试方法、平行样检测所需样品量等情况计算并确定采样体积。测试指标不同,则测试方法不同,保存方法也不同。样品采集时,应分类采集,表 1-1 提供的生活饮用水中常规检验指标的取样体积可供参考。非常规指标和有特殊要求指标的采样体积应根据检测方法的具体要求确定。

表 1-1 生活饮用水中常规检验指标的取样体积

指标分类	容器材质	保存方法	取样体积/L	备 注
一般理化	聚乙烯	冷藏	3~5	
挥发性酚与氰化物	玻璃	加氢氧化钠(NaOH)至 pH≥12,如有游离余氯则加亚砷酸钠去除	0.5~1	
金属	聚乙烯	加硝酸(HNO$_3$)至 pH≤2	0.5~1	
汞	聚乙烯	加硝酸(HNO$_3$,含重铬酸钾 50 g/L)至 pH≤2	0.2	用于冷原子吸收法测定
耗氧量	玻璃	每升水样加入 0.8 mL 浓硫酸(H$_2$SO$_4$),冷藏	0.2	
有机物	玻璃	冷藏	0.2	水样应充满容器至溢流并密封保存
微生物	玻璃(灭菌)	每 125 mL 水样加入 0.1 mg 硫代硫酸钠,以除去残留余氯	0.5	
放射性	聚乙烯	冷藏	3~5	

七、水样保存

(一)保存措施

应根据测定指标选择适宜的保存方法,主要有冷藏、加入保存剂等。水样在 4 ℃冷藏保存,贮存于暗处。

(二)保存剂

保存剂不能干扰待测物的测定,不能影响待测物的浓度。如果是液体,应校正体积的变化。保存剂的纯度和等级应达到分析的要求。保存剂可预先加入采样容器中,也可在采样后立即加入。易变质的保存剂不能预先添加。

(三)保存条件

水样的保存期限主要取决于待测物的浓度、化学组成和物理化学性质。

水样保存没有通用的原则,表1-2提供了常用的保存方法。由于水样的组分、浓度和性质不同,同样的保存条件不能保证适用于所有类型的样品,在采样前应根据样品的性质、组成和环境条件来选择适宜的保存方法和保存剂。

注:水样采集后应尽快测定。水温、pH、游离余氯等指标应在现场测定;其余项目的测定也应在规定时间内完成。

表 1-2　　　　　　　　　采样容器和水样的保存方法

项　目	采样容器	保存方法	保存时间
浊度[a]	G,P	冷藏	12 h
色度[a]	G,P	冷藏	12 h
pH[a]	G.P	冷藏	12 h
电导[a]	G,P	冷藏	12 h
碱度[b]	G,P		12 h
酸度[b]	G,P		30 d
COD	G	每升水样加入 0.8 mL 浓硫酸,冷藏	24 h
DO[a]	溶解氧瓶	加入硫酸锰、碱性碘化钾、叠氮化钠溶液,现场固定	24 h
BOD$_5$[b]	溶解氧瓶		12 h
TOC	G	加硫酸至 pH≤2	7 d
F[b]	p		14 d
Cl[b]	G,P		28 d
Br[b]	G,P		14 h
I$^-$[b]	G	加氢氧化钠至 pH=12	14 h
SO$_4^{-}$[b]	G,P		28 d
PO$_4^-$	G,P	加氢氧化钠、硫酸至 pH=7,加 0.5% 的三氯甲烷	7 d
氨氮[b]	G,P	每升水样加入 0.8 mL 浓硫酸	24 h
NO$_2$－N[b]	G,P	冷藏	尽快测定

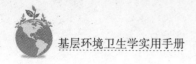
续表

项 目	采样容器	保存方法	保存时间
$NO_3 - N^b$	G,P	每升水样加入 0.8 mL 浓硫酸	24 h
硫化物	G	每 100 mL 水样加入 4 滴乙酸锌溶液(220 g/L)和 1 mL 氢氧化钠溶液(40 g/L),暗处放置	7 d
氰化物、挥发酚类[b]	G	加氢氧化钠至 pH ≥12,如有游离余氯,加亚砷酸钠除去	24 h
B	p		14 d
一般金属	p	加硝酸至 pH ≤2	14 d
Cr	G,P(内壁无磨损)	加氢氧化钠至 pH 值为 7~9	尽快测定
As	G,P	加硫酸至 pH ≤2	7 d
Ag	G,P(棕色)	加硝酸至 pH ≤2	14 d
Hg	G,P	加硝酸(1+9,含重铬酸钾 50 g/L)至 pH ≤12	30 d
卤代烃类[b]	G	现场处理后冷藏	4 h
苯并芘[b]	G		尽快测定
油类	G(广口瓶)	加盐酸至 pH ≤2	7 d
农药类[b]	G(衬聚四氯乙烯盖)	加入抗坏血酸 0.01~0.02 g 以除去残留余氯	24 h
除草剂类[b]	G	加入抗坏血酸 0.01~0.02 g 以除去残留余氯	24 h
邻苯二甲酸酯类[b]	G	加入抗坏血酸 0.01~0.02 g 以除去残留余氯	24 h
挥发性有机物[b]	G	用盐酸调至 pH <2,加入抗坏血酸 0.01~0.02 g 以除去残留余氯	12 h
甲醛,乙醛,丙烯醛[b]	G	每升水样加入 1 mL 浓硫酸	24 h
放射性物质	p		
微生物[b]	G(灭菌)	每 125 mL 水样加入 0.1 mg 硫代硫酸钠以除去残留余氯	4 h
生物[b]	G.P	当不能现场测定时用甲醛固定	12 h

注:a 表示应现场测定;b 表示应低温(0~4 ℃)避光保存;G 为硬质玻璃瓶;P 为聚乙烯瓶(桶)。

八、样品管理和运输

(一)样品管理

除用于现场测定的样品外,大部分水样都需要运回实验室进行分析。在水样运输和实验室管理过程中,应保证其性质稳定、完整、不受沾污,不被损坏和丢失。

现场测试样品应严格记录现场检测结果并妥善保管。实验室测试样品应认真填写采样记录或标签,并粘贴在采样容器上,注明水样编号、采样者、日期。

在采样时,还应记录所有野外调查及采样情况,包括采样目的、采样地点、样品种类、编号、数量、样品保存方法及采样时的气候条件等。

(二)样品运输

水样采集后,应立即送回实验室,根据采样点的地理位置和各项目的最长可保存时间选用适当的运输方式,在现场采样工作开始前就应安排好运输工作,以防延误。

样品装运前,应逐一与样品登记表、样品标签和采样记录进行核对,核对无误后分类装箱。塑料容器要塞进内塞,拧紧外盖,贴好密封带,玻璃瓶要塞紧磨口塞,并用细绳将瓶塞与瓶颈拴紧,或用封口胶、石蜡封口。待测油类的水样不能用石蜡封口。需要冷藏的样品应配备专门的隔热容器,并放入制冷剂。冬季应采取保温措施,以防样品瓶冻裂。

为防止样品在运输过程中因震动、碰撞而导致损失或沾污,最好将样品装箱运输。装运用的箱和盖都需要用泡沫塑料或瓦楞纸板作衬里或隔板,并使箱盖适度压住样品瓶。样品箱应有"切勿倒置"和"易碎物品"的明显标志。

九、水样采集的质量控制

(一)质量控制的目的

对水样采集进行质量控制的目的是检验采样过程的质量,是防止在样品采集过程中水样受到污染或发生变质的措施。

(二)现场空白

现场空白是指在采样现场,以纯水作为样品,按照测定项目的采样方法和要求,在与样品相同的条件下装瓶、保存、运输,直至送交实验室分析。通过将现场空白与实验室内空白测定结果相对照,掌握采样过程中操作步骤和环境条件对样品质量影响的状况。现场空白所用的纯水要用洁净的专用容器,由采样人员带到采样现场,运输过程中应注意防止沾污。

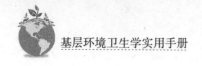

（三）运输空白

运输空白是以纯水作为样品，从实验室到采样现场又返回实验室。运输空白可用来测定样品运输、现场处理和贮存期间或由容器带来的可能的沾污。每批样品至少要有一个运输空白。

（四）现场平行样

现场平行样是指在同等采样条件下，采集平行双样送实验室进行分析，测定结果可反映采样与实验室测定的精密度。当实验室精密度受控时，则主要反映采样过程的精密度变化状况。

现场平行样要注意控制采样操作和条件的一致。对水质中非均相物质或分布不均匀的污染物，在样品灌装时要摇动采样器，使样品保持均匀。现场平行样应占样品总量的 10％以上，一般每批样品至少采集两组平行样。

（五）现场加标样或质控样

现场加标样是指取一组现场平行样，将实验室配置的一定浓度的被测物质的标准溶液等量加入其中一份已知体积的水样中，另一份不加标样，然后按样品要求进行处理，送实验室分析。将测定结果与实验室加标样对比，掌握测定对象在采样、运输过程中的准确度变化情况。现场加标时，除加标在采样现场进行外，其他要求应与实验室加标样相一致。现场使用的标准溶液与实验室使用的为同一标准溶液。

现场质控样是指将标准样与样品基体组分接近的标准控制样带到采样现场，按样品要求处理后与样品一起送实验室分析。现场加标样或质控样的数量一般控制在样品总量的 10％左右，每批样品不少于 2 个。

第五节　饮用水卫生的调查、监测和监督

为保证生活饮用水的卫生安全，保障人体健康，1996 年，我国建设部和卫生部联合发布了《生活饮用水卫生监督管理办法》。该文件明确规定："供水单位和涉及饮用水卫生安全的产品，国家实行卫生许可制度，建设行政部门主管卫生管理工作，卫生行政部门主管饮用水及其卫生安全产品的卫生监督工作。"为此，卫生部门应积极参加新建、改建、扩建的供水工程建设项目的规划选址、设计审查和竣工验收工作，做好预防性卫生监督，同时对已建水厂的饮用水进行经常性卫生调查、监测和监督。

一、集中式给水的卫生调查、监测和监督

(一)水源卫生调查

在选择水源时,卫生部门应组织有关部门,对可能选择的各个水源进行较长时间的卫生调查和水质监测,并研究确定水源卫生防护方案。对已投入使用的水源,则主要调查取水点及水源卫生防护的执行情况,必要时应检测水源水质。如水源水质恶化,应查明原因。如发现污染源时,应监督有关单位限期消除。

(二)水厂调查

对水厂调查的内容包括:

(1)水厂使用的涉及饮用水卫生安全的产品是否符合卫生安全和产品质量标准的有关规定。

(2)水处理剂和消毒剂的投加和贮存间是否通风良好,有无防腐、防潮、安全防范和事故应急处理设施以及防止二次污染的措施。

(3)取水、输水、蓄水、净化消毒和配水过程中是否建立了各项管理制度,是否有专人负责,执行情况如何。

(4)水厂是否具备水质净化消毒设施和必要的水质检验仪器、设备和人员,能否对水质进行日常性检验,并向当地卫生部门和建设部门报送检测资料;直接从事供、管水的人员是否取得了健康体检合格证和上岗证,发现带菌者和传染病患者是否及时调离工作。

(三)水质监测

根据我国《生活饮用水卫生标准》的有关规定,集中式供水单位必须建立水质检验室,配备与供水规模和水质检验要求相适应的检验人员和仪器设备,并负责检验水源水、净化构筑物出水、出厂水和管网末梢水的水质。自建集中式供水及二次供水的水质也应定期检验。卫生行政部门应对水源水、出厂水和居民经常用水点进行定期监测,并作出水质评价。

水质监测采样点的设置应有代表性,应分别设在水源取水口、出厂水口和居民经常用水点处。管网水的采样点数一般按供水人口每两万人设一个点计算。在全部采样点中,应有一定的点数选在水质易受污染的地点和管网系统陈旧部分等处。对每一处采样点,每月采样检验应不少于两次,细菌学指标、浑浊度和肉眼可见物为必检项目,其他指标可根据当地水质情况和需要而定。对水源水、出厂水和部分有代表性的管网末梢水,至少每半年进行一次常规检验项目的全分析。对于非常规检验项目,可根据当地水质情况和存在的问题,在必要时具体确定检验项目和频率。

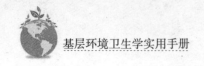

当检测结果超过水质指标限值时,应立即重复测定,并增加监测频率。连续超标时,应查明原因,采取有效措施,防止对人体健康造成危害。

在选择水源或水源情况有变化时,应检测全部常规检验项目及该水源可能受到某种成分污染的有关项目。

二、农村给水的卫生调查、监测和监督

为了保证农村居民生活饮用水的安全卫生,促进农村饮水事业的发展,加强农村给水的卫生调查、监测和监督势在必行。

(一)水源调查

卫生部门要积极参与水源的选择,对水源进行卫生调查,并提出相应的水源防护措施。对新选水源的水质必须进行全面分析。对已采取防护措施的水源应检查执行情况,正确应用关于一级、二级、三级水质的有关规定。对水质不良(如易引起地方病或污染后难以消除的水源)的,应看是否采取了净化措施,净化效果如何等。

(二)水质监测

根据卫生部1990年《农村30个监测点(县)饮用水水质及水性疾病监测方案》的规定,每个县的采样点数一般不少于10个,但可酌情增减。采样点的选择应考虑水源类型、水性疾病的人口分布、环境污染和采样的交通情况等。采样在丰水期和枯水期各一次,水性传染病流行季节增加至两次。

监测项目:

(1)必测项目:水温、色度、浑浊度、臭和味、pH值、总硬度、铁、锰、氟化物、氯化物、硫酸盐、氨氮、亚硝酸盐氮、硝酸盐氮、耗氧量、总大肠菌群和细菌总数。

(2)选测项目:根据当地情况选择如砷、碘、铅、镉、汞、溶解性固体和有机氯农药等。

介水传染病流行时,应监测水温、pH值、色度、浑浊度、总大肠菌群和余氯,其中浑浊度和余氯必须每天测定。

(三)水性疾病的监测

水性传染病的监测主要是收集和汇总本年度疫情资料,调查核实由饮水引起的暴发性传染病的次数、时间、患病人数及造成的损失等。水性地方病的监测是收集、汇总当地地方病资料中记录的地方病(如地方性氟病、碘缺乏病或砷中毒)的病史、病情、饮用水水质以及改水后的病情变化等。

第二章 全国饮用水水质卫生监测信息系统操作方法

第一节 概述

在国家正式网部署全国饮用水水质卫生监测信息系统，不同级别的用户具有不同的操作权限，用户可根据自己的权限对全国饮用水信息进行添加、查询、查看、修改、删除、审核、导出、打印等操作。

全国饮用水水质卫生监测信息系统对用户计算机硬件要求较高，包括以下几点：CPU 为 PⅢ600 以上，内存达 256 M 以上，硬盘达 20 G 以上，分辨率为 1024×768 或以上，上网设备有拨号、ISDN、ADSL、宽带局域网或专线。

系统登录步骤如下：

(1)首先登录 VPN，打开浏览器(使用 IE8.0 和 IE9.0)，在地址栏输入系统地址(https://123.232.96.35)，打开公共卫生疾控应用门户单点登录页面。

(2)插入 USB－key，在单点登录页面输入密码，单击"登录"按钮，进入应用门户页面。

(3)选择全国饮用水水质卫生监测信息系统，单击鼠标，即可进入系统。

第二节 生活饮用水基本情况调查表

一、功能概述

生活饮用水基本情况调查表管理模块有用户生活饮用水基本信息的查询、添加、查看、修改、删除、导出、打印、审核、审批意见管理等功能。

二、进入方式

单击左侧"生活饮用水基本情况调查表"菜单，进入该模块，如下图所示：

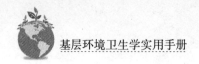

- 📖 全国饮用水水质卫生监测信息系统
  - 📄 生活饮用水基本情况调查表
  - 📄 生活饮用水水源类型及供水方式调查表
  - 📄 饮用水水质监测能力报告卡
  - 📄 饮用水放射性监测报告卡
  - 📖 供水单位基本信息及水质监测结果报告表

三、界面说明

生活饮用水基本情况调查表的主界面如下图所示：

生活饮用水基本情况调查表-查询										
监测地区：东城区 上级 下级 监测单位 北京市东城区疾病预防控制中心										
报告卡编号：						年度：2014				
审核状态：--请下拉选择--										查询

	报告卡编号	监测地区	监测单位	城区/城关镇人口数(人)	农村人口数(人)	审核状态	报告单位	报告日期	报告人	年度	操作
1	1101010020141229252	东城区	北京市东城区疾病预防控制中心	145	0	未审核	110101005	2014-12-29	rmar_xian	2014	查看 修改 删除

注：终审后的数据可有省级用户可以修改；红色卡片为终审后被修改的卡片

该页面共分三部分：查询区、工具条、列表区。下面就监测县饮用水基本情况调查表的查询、查看、添加、修改、删除、审核通过、审核不通过、审批意见-添加、审批意见-查看、审批意见-修改、审批意见-删除、导出、打印等功能作详细说明。

（1）查询：在主页面，任意组合查询条件（包括监测地区、监测单位、报告卡编号、年度、审核状态），设置好后，单击"查询"按钮，即可得出所要查询的数据。

（2）查看：在主页面，在查询出的数据列表中，选择一条数据，单击"查看"按钮，即可打开并查看饮用水基本情况调查表信息。

（3）添加：在主页面，单击"添加"按钮，打开添加饮用水基本情况信息页面，在添加页面输入饮用水基本情况调查表等信息，输入完整信息后单击"保存"按钮，即可成功添加调查表信息。

注意，同一个年度只能添加一条生活饮用水基本信息调查表数据。添加页面设置了输入校验规则，需按规则录入数据才能保存成功，否则会给出提示信息。

（4）修改：在主页面，在查询出的数据列表（未审核或审核不通过数据）中，选择一条数据，单击"修改"按钮，打开修改页面，即可修改打开的调查表信息；修改后，单击"更新"按钮，即可保存。

（5）删除：在主页面，在查询出的数据列表（未审核或审核不通过数据）中，选择一条数据,单击"删除"按钮会弹出确认删除记录窗口,单击"确定"按钮,即可删除。

(6)审核通过:在主页面,在查询出的数据列表(本级待审核的数据)中,选择一条数据,单击"审核"按钮,即可打开审核页面;输入审批内容等信息,单击"审核通过"按钮,则该条数据被操作用户审核通过。

(7)审核不通过:在主页面,在查询出的数据列表(本级待审核的数据)中,选择一条数据,单击"审核"按钮,即可打开审核页面;输入审批内容等信息,单击"审核不通过"按钮,则该条数据被操作用户审核不通过。县级用户可对数据进行修改,并进行再审核。

(8)审批意见-添加:在主页面,任选择一条数据,单击"审批意见",即可进入审批意见查询页面;单击"添加"按钮,可打开审批意见录入页面;输入审批内容等信息后,单击"保存"按钮,可输入的审核意见被成功保存。

(9)审批意见-修改:在审批意见查询页面,对登录用户添加的审批意见,单击"修改"按钮后打开修改页面,可修改审批内容等信息;单击"修改"按钮,修改的数据则被成功保存。

(10)审批意见-删除:在审批意见查询页面,对登录用户添加的审批意见,单击"删除"按钮,弹出确认删除的提示窗口,单击"确定"按钮,则审批意见被成功删除。

(11)导出 Excel 文档:在主页面,查询出数据列表,单击"导出"按钮,设置保存路径,单击保存,即可导出 Excel 文档。

(12)打印:在主页面,查询出数据列表,单击"查看"按钮,打开查看页面,单击"打印预览",弹出是否导出 PDF 文件的提示框 ,单击"确定"按钮,设置保存路径,并保存,则成功导出 PDF 文件,各项信息在套打模板中显示正确。

第三节　生活饮用水水源类型及供水方式调查表

一、功能概述

生活饮用水水源类型及供水方式调查表管理这一模块可为用户提供生活饮用水水源类型及供水方式调查表的查询、修改、查看、编辑、删除、导出、审核、审批意见管理等功能。

二、进入方式

单击左侧"生活饮用水水源类型及供水方式调查表"选项,进入该模块,如下图所示:

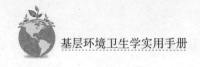

      饮用水放射性监测报告卡
      ▶ 供水单位基本信息及水质监测结果报告表

三、界面说明

生活饮用水水源类型及供水方式调查表的主界面如下图所示:

本页面共分三部分:查询区、工具条、列表区。下面就生活饮用水水源类型及供水方式调查表的查询、查看、添加、修改、删除、审核通过、审核不通过、审批意见-添加、审批意见-查看、审批意见-修改、审批意见-删除、导出、打印等功能作详细说明。

(1)查询:在主页面,可任意组合查询条件,包括监测地区、监测单位、报告卡编号、年度、审核状态,设置好后,单击"查询"按钮,即可得出所要查询的数据。

(2)查看:在主页面,查询出数据列表,选中一条数据,单击"查看"按钮，可打开并查看生活饮用水水源类型及供水方式调查表等信息。

(3)添加:在主页面,单击"添加"按钮,打开添加生活饮用水水源类型及供水方式信息页面,可输入水源类型和取水方式等信息。输入完成后单击"保存"按钮,即可成功添加调查表的信息。

注意,同一个年度只能添加一条饮用水水源类型及供水方式调查表数据。添加页面设置了输入校验规则,需按规则录入数据才能保存成功,否则会给出提示信息。

(4)修改:在主页面查询出数据列表(未审核或审核不通过的数据),选中一条数据,单击"修改"按钮,打开修改页面,可修改打开的调查表信息,修改后,单击"更新"按钮即可保存。

(5)删除:在主页面查询出数据列表(未审核或审核不通过的数据),选中一条数据,单击"删除"按钮,弹出确认删除记录窗口，单击"确定"按钮即可删除。

(6)审核通过:在主页面查询出数据列表(本级待审核的数据),选择一条数据,单击"审核"按钮,打开审核页面,输入审批内容等信息,单击"审核通过"按钮,则该条数据被操作用户审核通过。

（7）审核不通过：在主页面查询出数据列表（本级待审核的数据）,选择一条数据,单击"审核"按钮,打开审核页面,输入审批内容等信息,单击"审核不通过"按钮,则该条数据被操作用户审核不通过。县级用户可对数据进行重新修改,并再进行审核。

（8）审批意见-添加：在主页面,任选择一条数据,单击"审批意见"按钮,进入审批意见查询页,单击"添加"按钮,可打开审批意见录入页面,输入审批内容等信息后,单击"保存"按钮,则输入的审核意见被成功保存。

（9）审批意见-修改：在审批意见查询页面,对登录用户添加的审批意见,单击"修改"按钮,打开修改页面,对审批内容等信息进行修改,单击"修改"按钮,则修改的数据被成功保存。

（10）审批意见-删除：在审批意见查询页面,对登录用户添加的审批意见,单击"删除"按钮,弹出确认删除的提示窗口,单击"确定"按钮,则审批意见被成功删除。

（11）导出 Excel 文档：在主页面查询出数据列表,单击"导出"按钮,设置保存路径,单击保存,即可导出 Excel 文档。

（12）打印：在主页面,查询出数据列表,单击"查看"按钮,打开查看页面,单击"打印预览",弹出是否导出 PDF 文件的提示框，单击"确定"按钮,设置保存路径并保存,则可成功地导出 PDF 文件,各项信息在套打模板中显示正确。

第四节　饮用水水质监测能力报告卡

一、功能概述

饮用水水质监测能力报告卡管理模块为用户提供了饮用水水质监测能力报告卡的查询、修改、查看、编辑、删除、导出、审核、审批意见管理等功能。

二、进入方式

单击左侧"饮用水水质监测能力报告卡"菜单,进入该模块,如下图所示：

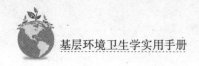

▷ ▣ 供水单位基本信息及水质监测结果报告表

三、界面说明

饮用水水质监测能力报告卡的主界面如下图所示：

每页显示 10 ▽ 条 ┃◀ ◀ 第1 页共1页 ▶ ▶┃ 📄   显示1到1 共1条记录
注：终审后的数据只有省级用户可以修改。红色卡片为终审后被修改的卡片。

本页面共分三部分：查询区、工具条、列表区，下面就饮用水水质监测能力报告卡的查询、查看、添加、修改、删除、审核通过、审核不通过、审批意见-添加、审批意见-查看、审批意见-修改、审批意见-删除、导出、打印等功能作详细说明。

(1)查询：在主页面，可任意组合查询条件，包括监测地区、监测单位、级别、年度、报告日期-开始、报告日期-结束、审核状态，设置好后，单击"查询"按钮，即可得出所要查询的数据。

(2)查看：在主页面查询出数据列表，选中一条数据，单击"查看"按钮，可打开并查看饮用水监测能力报告卡信息。

(3)添加：在主页面，单击"添加"按钮，打开添加饮用水监测能力报告卡信息页面，在添加页面，可输入水质监测指标等信息。输入完信息后单击"保存"按钮，即可成功地添加调查表信息。

(4)备注说明：同一个年度、同一个监测单位只能添加一条饮用水水质监测能力报告卡数据。饮用水水质监测能力报告卡数据省、市、县、区皆可录入，添加页面设置了输入校验规则，需按规则录入数据才能保存成功，否则会给出提示信息。

(5)修改：在主页面查询出数据列表（未审核或审核不通过的数据），选中一条数据，单击"修改"按钮，打开修改页面，便可修改打开的调查表信息。修改后，单击"更新"按钮即可保存。

(6)删除：在主页面查询出数据列表（未审核或审核不通过数据），选中一条数据，单击"删除"按钮，弹出确认删除记录窗口 [❓ 确认是否将该条数据删除？ 确定 取消]，单击"确定"按钮即可删除。

(7)审核通过：在主页面查询出数据列表（本级待审核的数据），选择一条数据，单击"审核"按钮，打开审核页面，输入审批内容等信息，单击"审核通过"按钮，则该条数据可被操作用户审核通过。

(8)审核不通过：在主页面查询出数据列表（本级待审核的数据），选择一条数据，单击"审核"按钮，打开审核页面，输入审批内容等信息，单击"审核不通过"

按钮,则该条数据可被操作用户审核不通过。县级用户可对数据重新进行修改,并再进行审核。

(9)审批意见-添加:在主页面,任选一条数据,单击"审批意见",进入审批意见查询页,单击"添加"按钮,可打开审批意见录入页面,输入审批内容等信息后,单击"保存"按钮,可成功保存输入的审核意见。

(10)审批意见-修改:在审批意见查询页面,对登录用户添加的审批意见,可单击"修改"按钮,打开修改页面,修改审批内容等信息,然后单击"修改"按钮,修改的数据会被成功保存。

(11)审批意见-删除:在审批意见查询页面,对登录用户添加的审批意见,可单击"删除"按钮,弹出确认删除的提示窗口,单击"确定"按钮,则审批意见会被成功删除。

(12)导出 Excel 文档:在主页面查询出数据列表,单击"导出"按钮,设置保存路径,单击保存,即可导出 Excel 文档。

(13)打印:在主页面查询出数据列表,单击"查看"按钮,打开查看页面,单击"打印预览",弹出是否导出 PDF 文件的提示框,单击"确定"按钮,设置保存路径并保存,则可成功导出 PDF 文件,各项信息在套打模板中显示正确。

第五节　供水单位基本信息及水质结果报告表

一、供水单位基本信息

供水单位基本信息表管理模块可为用户提供监测点供水单位基本信息的查询、添加、查看、修改、删除、导出、一览等功能。进入方式是单击左侧"供水单位基本信息及水质结果报告表-供水单位基本信息"菜单,进入该模块,如下图所示:

供水单位基本信息的主界面如下图所示:

本页面共分三部分:查询区、工具条、列表区,下面就供水单位基本信息的查询、查看、添加、修改、删除、一览、导出等功能作详细说明。

(1)查询:在主页面,可任意组合查询条件,包括监测地区、监测单位、供水单位名称、监测点编号、年度、供水单位状态、供水单位类型、水源类型、供水方式、供水覆盖人口(人)、供水能力(吨/日)、消毒方式、消毒设备使用情况、水厂建成时间等,设置好后,单击"查询"按钮,即可得出所要查询的数据。

(2)查看:在主页面查询出数据列表,选中一条数据,单击"查看"按钮,可打开并查看供水单位的基本信息。

(3)添加:在主页面单击"添加"按钮,打开供水单位基本信息页面,在添加页面可输入水源类型和取水方式等信息,输入完信息后单击"保存"按钮,即可成功添加供水单位的基本信息。

(4)修改:在主页面选中一条数据,单击"修改"按钮,打开修改页面,可修改打开的供水单位基本信息,修改后,单击"更新"按钮即可保存。

(5)删除:在主页面选中一条数据,单击"删除"按钮,弹出确认删除记录窗口

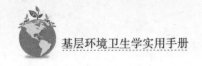,单击"确定"按钮即可删除。

(6)导出 Excel 文档:在主页面查询出数据列表,单击"导出"按钮,设置保存路径,单击"保存",即可导出 Excel 文档。

(7)一览:在主页面单击"一览"按钮,打开监测点基本信息一览界面,监测点基本信息一览界面可根据组合查询条件查询出符合条件的监测点基本信息的详细情况,如下图所示:

2	东华门街道	1		常规处理(含混凝、沉淀、过滤、消毒)		江河	2015	-1
合计	-	-		-		-	-	50000001

每页显示 10▼ 条 ⏮ ◀ 第1 页共1页 ▶ ⏭　　　　　　　　　　显示1到2,共2条记录

二、水质监测结果报告卡

(一)功能概述

水质监测结果报告卡管理模块可为用户提供水质监测结果报告卡的查询、添加、查看、修改、删除、导出、一览信息、打印、审核、审批意见管理等功能。

(二)进入方式

单击左侧"供水单位基本信息及水质结果报告表-水质监测结果报告卡"选项,进入该模块,如下图所示:

▷ @ ////又数据官埋
▷ @ 系统设置
▷ @ 字典管理

(三)界面说明

水质监测结果报告卡的主界面如下图所示:

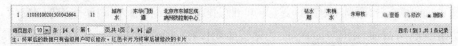

注:终审后的数据只有省级用户可以修改。红色卡片为终审后被修改的卡片

本页面共分三部分:查询区、工具条、列表区,下面就水质监测结果报告卡的查询、查看、添加、修改、删除、审核通过、审核不通过、审批意见-添加、审批意见-修改、审批意见-删除、导出、打印、一览信息等功能作详细说明。

(1)查询:在主页面可任意组合查询条件,包括监测地区、监测单位、监测点编号、监测点类型、水期类型、供水方式、水源类型、检测指标、年度、审核状态、水样类型、水厂规模、监测点地址、报告日期等,设置好后,单击"查询"按钮,即可得出所要查询的数据。

(2)查看:在主页面查询出数据列表,选中一条数据,单击"查看"按钮,便可打开并查看水质监测结果报告卡信息。

(3)添加:在主页面单击"添加"按钮,打开添加水质监测结果报告卡页面,在添加页面可输入水源类型和监测项目等信息,输入完信息后单击"保存"按钮,即可成功添加报告卡信息。

备注说明:供水单位情况默认是供水单位详情,需要选择具体供水单位。当采样类型选择城市水并且水样类型不为出厂水时,此时如果存在供水单位信息不详的情况,可以选择"供水单位信息不详"按钮,另外系统会自动加载"快速录入字典管理"模块维护的监测单位基本信息及检测项信息。

(4)修改:在主页面查询出数据列表(未审核或审核不通过的数据),选中一条数据,单击"修改"按钮,打开修改页面,可修改打开的报告卡信息。修改后,单击"更新"按钮即可保存。

(5)删除:在主页面查询出数据列表(未审核或审核不通过的数据),选中一条数据,单击"删除"按钮,弹出确认删除记录窗口 ,单击"确定"按钮即可删除。

(6)审核通过:在主页面查询出数据列表(本级待审核的数据),选择一条数据,单击"审核"按钮,打开审核页面,输入审批内容等信息,单击"审核通过"按钮,则该条数据被操作用户审核通过。

(7)审核不通过:在主页面查询出数据列表(本级待审核的数据),选择一条数据,单击"审核"按钮,打开审核页面,输入审批内容等信息,单击"审核不通过"按钮,则该条数据被操作用户审核不通过。县级用户可对数据进行重新修改,并

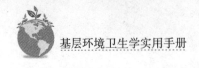
再进行审核。

（8）审批意见-添加：在主页面，任选一条数据，单击"审批意见"，进入审批意见查询页，单击"添加"按钮，可打开审批意见录入页面，输入审批内容等信息后，单击"保存"按钮，则输入的审核意见被成功保存。

（9）审批意见-修改：在审批意见查询页面，对登录用户添加的审批意见，单击"修改"按钮，打开修改页面，可修改审批内容等信息；单击"修改"按钮，则修改的数据被成功保存。

（10）审批意见-删除：在审批意见查询页面，对登录用户添加的审批意见，单击"删除"按钮，弹出确认删除的提示窗口，单击"确定"按钮，则审批意见被成功删除。

（11）导出：在主页面查询出数据列表，单击"导出"按钮，设置保存路径，单击保存，即可导出 Excel 文档。

（12）打印：在主页面查询出数据列表，单击"查看"按钮，打开查看页面，单击"打印预览"，弹出是否导出 PDF 文件的提示框，单击"确定"按钮，设置保存路径并保存，则可成功导出 PDF 文件，各项信息在套打模板中显示正确。

（13）一览信息：在主页面单击"一览"按钮，进入"监测信息一览表"界面，用户可在该界面查看所有符合条件的水质监测结果报告卡的详细信息，如下图所示：

第六节　字典管理

一、一般数据字典管理

（一）功能概述

一般数据字典管理模块可提供按字典名称、数据表名称、分级、字典业务类型等来查询数据，并可以进行添加、修改、查看、删除、字典维护等。

（二）进入方式

单击左侧"字典管理--一般数据字典管理"菜单，进入该模块，如下图所示：

饮用水八字典管理
水质指标字典管理

(三)界面说明

一般数据字典管理的主界面如下图所示：

| 7 | 字典_取水方式(农村) | 环境专业 | 两级 | PSQ_DD_WATERPRVTYPE2 | 查看 | 修改 | 删除 | 字典项维护 |
| 8 | 字典_水期类型 | 环境专业 | 一级 | PSQ_DD_WATERDATETYPE | 查看 | 修改 | 删除 | 字典项维护 |

每页显示 10 条 第1 页/共1页　　　　　　　　　　　　　　显示1到8,共8条记录

本页面共分两部分：查询区、工具条、列表区，下面就一般数据字典管理的查询、查看、添加、修改、删除、字典维护等功能作详细说明。

(1)查询：在主页面任意组合查询条件，包括数据表名称、字典名称、字典业务类型、分级，设置好后单击"查询"按钮，可查询出所要查询的数据字典信息。

(2)查看：在主界面查询一般数据字典列表，选择一条数据，单击"查看"按钮，可查看数据字典的相关信息。

(3)添加：在主页面单击"添加"按钮，打开添加一般数据字典页面，在添加页面可输入字典编码、字典名称、数据表名称、分级等信息，输入完信息后单击"保存"按钮，即可成功添加数据字典信息。

(4)修改：在主页面查询出数据列表，选中一条数据，单击"修改"按钮，打开修改页面，即可修改打开的数据字典信息。修改后，单击"更新"按钮即可保存。

(5)删除：在主页面查询出数据列表，选中一条数据，单击"删除"按钮，弹出确认删除记录窗口 ，单击"确定"按钮即可删除。

(6)字典维护：在主页面查询出数据列表，选中一条数据，单击"字典维护"按钮，进入字典数据项管理界面，如下图所示：

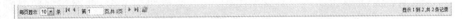

每页显示 10 条 第1 页/共1页　　　　　　　　　　　　显示1到2,共2条记录

字典数据项管理主要是数据字典维护数据项，根据数据字典的分级情况添加不同级别的数据项，并提供查询、添加、查看、修改、删除、下级数据项、返回字典索引表页面等功能。

备注说明：

(1)国家级平台用户：对一般数据字典有查询、查看、添加、修改、删除操作权限。

(2)省级平台用户：对一般数据字典有查询、查看操作权限。

(3)市级平台用户：对一般数据字典有查询、查看操作权限。

二、计划监测点数管理

(一)功能概述

计划监测点数管理模块可提供监测地区、年度查询计划监测点数,并可以添加、查看计划监测点数。

(二)进入方式

单击左侧"字典管理-计划监测点数管理"菜单,进入该模块,如下图所示:

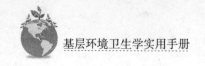

(三)界面说明

计划监测点数管理的主界面如下图所示:

| 9 | 上海市 | 31 | 查看 |
| 10 | 江苏省 | 32 | 查看 |

每页显示 10 条 |◄ ◄ 第 1 页共 4页 ► ►| 显示1到10,共32条记录

本页面共分三部分:查询区、工具条、列表区,下面就计划监测点数管理的查询、查看、添加等功能作详细说明。

(1)查询:在主页面任意组合查询条件,包括地区、年度等,设置好后,单击"查询"按钮,便可查询出所要查询的地区计划监测点数信息。

(2)查看:在主界面查询一般数据字典列表,选择一条数据,单击"查看"按钮,可查看计划监测点数的相关信息。

(3)添加:在主页面单击"添加"按钮,打开添加计划监测点数页面,在添加页面可输入地区、监测点数等信息,输入完信息后单击"保存"按钮,即可成功添加相应地区的计划监测点数信息。

备注说明:

(1)国家级平台用户:对计划监测点数有查询、查看、添加操作权限。

(2)省级平台用户:对计划监测点数有查询、查看、添加操作权限。

(3)市级平台用户:对计划监测点数有查询、查看操作权限。

三、快速录入字典管理

(一)功能概述

快速录入字典管理模块可对监测单位的检测方法、单位、单位负责人进行维护。添加水质监测结果报告卡时,选择单位自动加载维护的检测方法、单位、单位负责人,并提供按监测地区、监测单位、单位负责人等来查询数据,并可以添加、修改、查看、删除。

(二)进入方式

单击左侧"字典管理-快速录入字典管理"菜单,进入该模块,如下图所示:

快速录入字典管理

水质指标字典管理

(三)界面说明

快速录入字典管理的主界面,如下图所示:

3	海曙区	宁波海曙友好医院	1212122222222222222222	◎查看 ❏修改 ✕删除
4	海曙区	海曙区疾病预防控制中心	嬅益	◎查看 ❏修改 ✕删除
每页显示 10 ✕ 条 ◁◀ 第1 页共项 ▶▷				显示1到4,共4条记录

本页面共分两部分:查询区、工具条、列表区,下面就快速录入字典管理的查询、查看、添加、修改、删除等功能作详细说明。

(1)查询:在主页面任意组合查询条件,包括监测地区、监测单位、项目负责人等,设置好后,单击"查询"按钮,便可查询出所要查询的地区的快速录入的字典数据信息列表。

(2)查看:在主界面查快速录入字典列表,选择一条数据,单击"查看"按钮,便可查看快速录入的监测项目信息。

(3)添加:在主页面单击"添加"按钮,打开添加快速录入字典的页面,在添加页面可输入监测项目、单位、检测方法等信息,输入完信息后单击"保存"按钮,即可成功添加相应单位的快速录入的字典监测项目信息。

(4)修改:在主页面查询出数据列表,选中一条数据,单击"修改"按钮,打开修改页面,即可修改打开的快速录入的监测项目信息。修改后,单击"更新"按钮,即可保存。

(5)删除:在主页面查询出数据列表,选中一条数据,单击"删除"按钮,弹出确认删除记录窗口 [确认是否将此条数据删除? 确定 取消] ,单击"确定"按钮即可删除。

备注说明:

(1)国家级平台用户对快速录入字典有查询、查看操作权限。

(2)省级平台用户对快速录入字典有查询、查看操作权限。

(3)市级平台用户对快速录入字典有查询、查看、添加、修改、删除操作权限。

四、水质指标字典管理

(一)功能概述

水质指标字典管理模块可为用户提供字典编码、字典名称、业务类型、评定标准、监测类型、监测项目、单位查询监测标准字典信息,并可添加、修改、查看、

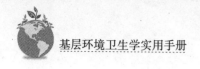

删除监测标准字典信息。

(二)进入方式

单击左侧"字典管理-水质指标字典管理"菜单,进入该模块,如下图所示:

> 🖳 快速录入字典管理
>
> 🖳 水质指标字典管理

(三)界面说明

水质指标字典管理的主界面如下图所示:

	农村生活饮水水质报告	铜	[0,0.02]	大于等于0小于等于0.02	mg/l	小型集中式供水和分散式供水水限值	查看	修改	删除
9	农村生活饮水水质报告	银	[0,0.05]	大于等于0小于等于0.05	mg/l	小型集中式供水和分散式供水限值	查看	修改	删除
10	农村生活饮水水质报告	铊	[0,0.0001]	大于等于0小于等于0.0001	mg/l	小型集中式供水和分散式供水限值	查看	修改	删除

每页显示 10 条 第1 页共21页 ▶ ▶ 显示1到10,共210条记录

本页面共分三部分:查询区、工具条、列表区,下面就水质指标字典管理的查询、查看、添加、修改、删除等功能作详细说明。

(1)查询:在主页面可任意组合查询条件,包括字典编码、字典名称、业务类型、评定标准、监测类型、监测项目、单位等,设置好后,单击"查询"按钮,即可得出所要查询的水质指标字典中的监测标准数据。

(2)查看:在主页面查询出数据列表,选中一条数据,单击"查看"按钮,可打开并查看水质指标字典的监测标准信息。

(3)添加:在主页面单击"添加"按钮,打开添加水质指标字典页面,在添加页面,可输入字典名称和标准信息等信息,输入完信息后单击"保存"按钮,即可成功添加水质指标字典的监测标准信息。

(4)修改:在主页面查询出数据列表,选中一条数据,单击"修改"按钮,打开修改页面,可修改打开的监测标准信息,修改后,单击"更新"按钮即可保存。

(5)删除:在主页面查询出数据列表,选中一条数据,单击"删除"按钮,弹出确认删除记录窗口 [确认是否将该条数据删除? 确定 取消] ,单击"确定"按钮即可删除。

备注说明:

(1)国家级平台用户对水质指标字典有查询、查看、添加、修改、删除操作权限。

(2)省级平台用户对水质指标字典有查询、查看操作权限。

(3)市级平台用户对水质指标字典有查询、查看操作权限。

第七节 监测主要环节与问题

一、监测背景

（1）饮用水水质监测工作城乡仍存在差异。城乡饮用水联合监测虽在2013年实现，但因城乡饮水监测由不同部门负责，覆盖率标准不同、内容不同、范围不同（如农村饮水监测要求覆盖到乡镇一级），造成城乡饮水监测评价效果不一，有时会出现空白、交叉或重复监测现象；监测点编码要求、数据清理标准、评价标准不同，造成评价结果逻辑存在疑问，表格调查内容与网络直报存在差异，部分数据无法录入。

（2）饮用水放射性指标的监测需整体加强。无论城市还是农村饮水监测，均包括了放射性指标，但在实际工作中均不作要求，仅在运行中和建设中的核电站30 km范围内的县（市）开展饮用水总α放射性和总β放射性监测。

（3）饮用水水质检测能力不等同于工作开展能力。

（4）监测的频次、及时化、动态化无法满足环保数据的匹配对应。

（5）人才队伍人员、稳定性、经费以及突发应急能力的建设问题。

二、监测点的选择与监测指标的选择

在监测点的选择上，优先选择饮水安全工程（山东等地非饮水安全工程集中式供水数量较多）。选择水源类型时要注意代表性，应根据本市的水源类型构成数量，合理确定比例。当地饮水安全工程数量较多时，应考虑大小工程比例，各年份间可以考虑轮换。监测指标的选择上，应将可能存在风险的其他指标纳入监测。合理优化监测指标，建立区域水质监测指标体系。

三、水样采集运输与保存

(一)检测时限

需要现场测定的指标包括色度、臭和味、肉眼可见物、pH值、浑浊度、游离余氯、二氧化氯等；微生物指标应在4 h内测定；24 h内需要测定的指标包括铬（六价）、硝酸盐、氨氮、挥发酚类、氰化物、总硬度、耗氧量、三氯甲烷、四氯化碳、亚氯酸盐、溴酸盐、氯酸盐、甲醛。

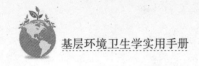

(二)常规指标采样容器

微生物指标检测的样品需用无菌瓶(袋)盛装,金属、放射性元素和其他无机物检测的样品需用塑料桶盛装,有机物和生物类等需用玻璃瓶盛装,三氯甲烷、四氯化碳需用棕色玻璃瓶(顶空瓶)盛装。

(三)采样要求

(1)同一时间采集几类检测指标的水样时,必须先采集供微生物学指标检测的水样。

(2)采集供微生物检测的水样时,应先用医用酒精或酒精喷灯对取样口进行消毒,然后用灭菌瓶直接采集。不得用水样涮洗已灭菌的采样瓶,并避免手指和其他物品对瓶口的沾污。

(3)放水,冲洗。

(4)完成现场测定的水样,不能带回实验室供其他指标测定使用。

(四)检测结果的报告

检测结果应符合有效数字的修约规则"四舍六入五成双";检测报告仅允许保留一位可疑数字,不允许增加位数,也不允许减少位数;未检出的要报告小于检测限。

菌落计数不能报告"多不可计",应在稀释度最大的平台上任意数 2 cm² 内的菌落数除以 2,再乘以皿底面积和稀释倍数。

总大肠菌群的检测方法分为两种:一种为多管发酵法,单位应为 MPN/100 mL,可以出现 MPN 检索表上的小数;另一种为滤膜法,单位应为 CFU/100 mL,结果以 100 mL 水样中的总大肠菌群数报告。

当水样检出总大肠菌群时,应进一步检测大肠埃希氏菌或耐热大肠菌群;水样中未检出总大肠菌群时,不必检测大肠埃希氏菌或耐热大肠菌群。

(五)监测数据审核中发现的问题

(1)数据填写错误、逻辑错误或监测基础数据缺失。各项报表之间人口总数与农村人口数、城关镇总人口数、地面水厂供水人口数、地下水厂供水人口数、分散式饮用人口数等不一致;监测水厂基本信息缺失,如卫生许可数据未填写等,水质数据缺失、录入错误、逻辑错误和极值;除耐热大肠菌群、大肠埃希氏菌、消毒指标外仍有少数指标存在缺失。

(2)采样类型与监测类型编码填写错误。采样类型(城市水、农村水)应和监测类型编码(1 为农村非饮水安全工程,2 为农村饮水安全工程,3 为省级监测点或常规工作,4 为其他,5 为学校供水,6 为城市市政供水,7 为城市自建设施供水)相对应,即城市水对应编码 6、7,农村水对应编码 1、2。

（3）消毒剂余量与消毒方式不对应。如果消毒方式为液氯或者漂白粉，则应填报游离氯；如果为高纯二氧化氯，则应填报二氧化氯；如果为复合二氧化氯，则应填报二氧化氯和余氯（两项指标中有一项达标即评价合格）；如果为一氯胺，则填报总氯；如果为臭氧，则填报臭氧；如果不消毒，则不应填报消毒剂余量；同时填报了多种消毒剂余量指标也是有问题的。表 2-1 所示为供水方式与消毒方式的对应关系表。

表 2-1　　　　　　　　供水方式与消毒方式的对应关系表

供水方式	消毒方式	使用情况
完全处理或仅消毒	液氯、漂白粉、高纯二氧化氯（以亚氯酸盐为原料）二氧化氯、复合二氧化氯（以氯酸盐为原料）复合二氧化氯、臭氧、紫外线、一氯胺、次氯酸钠、其他_____	按要求使用、偶尔使用、不使用
沉淀过滤或未消毒	不消毒	无消毒设备
分散式供水	液氯、漂白粉、高纯二氧化氯（以亚氯酸盐为原料）二氧化氯、复合二氧化氯（以氯酸盐为原料）复合二氧化氯、臭氧、紫外线、一氯胺、次氯酸钠、其他_____	按要求使用、偶尔使用、不使用
	不消毒	无消毒设备

（六）数据分析

城区监测水样：全部符合《生活饮用水卫生标准》（GB 5749—2006）和表 2-1 限值要求的即为合格水样，如有一项指标不合格则为不合格水样（硝酸盐地下水 20 mg/L）。

乡镇辖区监测水样：全部符合《生活饮用水卫生标准》（GB 5749—2006）和表 2-4 限值要求（表 2-4 没有的采用表 2-1）的即为合格水样，如有一项指标不合格则为不合格水样。

（七）编码要求

城区和乡镇辖区水厂编码均由 9 位数字组成，前 6 位本地区行政区划代码，后 3 位从 001 开始按照顺序往下编。如某县行政区划代码为"370181"，则供水单位第 1 个编号为"370181001"。

由于水厂会有合并、废弃、新建、扩建等，故编号不一定要连续，但每个水厂最好采用唯一编码，每年保持与往年相同，废弃的水厂编码不再使用，新建的赋予编码。合并和扩建的视具体情况决定使用原码还是启用新码。

如供水工程既供城市又供农村，可以将一个工程分成两个，填报内容基本相

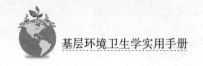

同,将人口数和供水规模根据实际供水情况按比例做一下分配。例如,原水厂编码如城市为370181001,编码调整为9位数(或用已有的农村编码)370181××
×,分成农村的部分供水单位编码后加上cf("拆分"两字的汉语拼音首字母),为370181×××cf。

在同一地级市管辖范围内,如甲县(区)的城市供水或部分供水由乙县(区)的某城市水厂供应,该水厂供水覆盖人口包含供水覆盖甲县的城市人口;如甲县全部农村供水或部分供水由乙县(区)某农村水厂供应,该水厂供水覆盖人口包含供水覆盖甲县的农村人口。以上两种情况,在甲县所采集的末梢水可直接与该水厂关联。

在同一地级市管辖范围内,如甲县(区)的城市供水或部分供水由甲县或乙县(区)的某农村水厂供应,或甲县全部农村供水或部分供水由甲县或乙县(区)某城市水厂供应,则需按照供水覆盖人口数和供水规模进行拆分,其他基本信息相同,新设一个虚拟水厂。如乙县的水厂编号为370181001,则虚拟水厂编号加cf,即为370181001cf。

在不同的地级市或不同的省(市、区),如甲市某县城市或农村供水由乙市(或不同省份)所辖水厂供应,则需按照供水覆盖人口数和供水规模进行拆分,其他基本信息相同,新设一个虚拟水厂。如乙市水厂编号为370181008,该新设虚拟水厂编号加cf,即为370181008cf。

(八)对相关部门的建议

对城区供水相关部门的建议:

(1)密切部门合作,建立完善沟通协作机制。各级住建、水利、卫生应加强协作和配合,互通工作情况,研究解决问题。

(2)完善供水单位的水处理工艺,增加和规范使用饮水消毒设施,提高饮水水质合格率,保证饮用水安全。加强对生活饮用水水源的保护,及时维护供水管网,合理使用化学药剂。

(3)加强自建设施供水的管理力度,完善制水工艺或尽快改用市政供水。

(4)氟化物超标的地区应通过更换水源或采取适宜的除氟工艺等,保证饮用水中的氟化物符合国家卫生标准要求。

对乡镇辖区饮用水管理部门的建议:

(1)加强部门之间的协作,水厂的设计论证、验收等过程中应有当地卫生部门参与。

(2)选择优质水源。农村水厂在建设之前应当重视水源选择,这是保证水质符合生活饮用水卫生标准的基础,尤其是部分县重金属、氟化物超标问题应该引起高度重视。

(3)高度重视降氟改水工作,选择合适的水源和适宜的除氟工艺,不断提高改水工程中氟化物指标的合格率。

(4)完善水处理工艺,并保证水处理设施的良好运行,提高供水合格率。根据水源水质的检测和评价结果,设计与之相适应的水处理工艺,保证出厂水达到生活饮用水的卫生标准要求。增加饮水消毒措施,如果增加消毒设施并合理使用,保证微生物指标合格,那么水质合格率可以提升至75%以上。加强运营维护,建立良好的水厂维护机制,加强对水厂运行和档案资料的管理,延长水厂使用寿命。同时加强水厂自检,水厂自检不仅是保证水质安全的根本,也是及时调整处理工艺的技术支持。建立完善的水厂自检体系,是保证水质卫生安全的重要基础。

第三章　农村集中式供水工程水处理工艺设计及运行卫生学评价

第一节　背景

农村饮水安全工程是一项重大的民生工程,党中央、国务院对此高度重视,国家发改委、水利部、卫生部等部门制订了农村饮水安全工程"十一五""十二五"规划,投入了大量资金建设农村饮水安全工程,以解决农村居民的饮水安全问题。

开展农村饮水安全工程卫生学评价对于改善饮水卫生状况,保障居民身体健康具有重要意义,同时还可为国家在农村饮水安全方面的政策、规划等提供科学依据。

国家发改委、水利部、国家卫计委等相关部门已启动《十三五农村饮水安全巩固提升工程规划》(下文简称《规划》),开展了农村饮水安全工程卫生学评价,对于甄别、分析和提出"十三五"规划应重点解决的影响水质安全的农村饮水安全工程问题,优化改造提升工程规划和技术方案,评估改造提升措施效果等具有重要指导意义。卫生学评价与水质监测工作结合开展,可最大限度地发挥两项工作的效益。

农村饮水安全工程卫生学评价的主要任务包括新改扩建农村饮水安全工程受益范围,必须按照《规划》的要求,切实优先解决中重度氟病区村、砷病区村、血吸虫疫区以及其他涉水重病区饮水卫生安全问题;从技术的角度对工程技术方案、工艺流程的选择和落实情况提出意见和建议;从卫生安全的角度,有针对性地开展建设前水源和建成后验收性水质检测及分析。

现阶段,农村饮水安全工程存在的问题较多,主要有以下几个方面:规划设计技术水平较低;水源水质差和缺乏必要的处理工艺;管网漏失率较高,受污染的可能性大;运行管理不规范,操作人员缺乏培训;消毒和水质自检率低;卫生管理缺位,缺少技术支持。

开展农村集中式供水工程卫生学评价的政策依据主要包括《中华人民共和国传染病防治法》《生活饮用水卫生监督管理办法》《关于加强农村饮水安全工程卫生学评价和水质卫生监测工作的通知》《农村饮水安全工程卫生学评价技术细则(试行)》等。参照标准主要有《生活饮用水卫生标准》(GB 5749—2006)、《生活饮用水标准检验方法》(GB/T 5750—2006)、《地表水环境质量标准》(GB 3838—2002)、《地下水质量标准》(GB/T 14848—2017)、《饮用水化学处理剂卫生安全性评价》(GB/T 17218)、《生活饮用水输配水设备及防护材料的安全性评价标准》(GB/T 17219)等。

《中华人民共和国传染病防治法》第十四条规定,地方各级人民政府应当有计划地建设和改造公共卫生设施,改善饮用水卫生条件,对污水、污物、粪便进行无害化处置。第十八条规定,各级疾病预防控制机构在传染病预防控制中履行下列职责:开展传染病防治应用性研究和卫生评价,提供技术咨询。第二十九条规定,饮用水供水单位从事生产或者供应活动,应当依法取得卫生许可证。第十六条第二款规定,传染病患者、病原携带者和疑似传染病患者,在治愈前或者在排除传染病嫌疑前,不得从事法律、行政法规和国务院卫生计生部门规定禁止从事的易使该传染病扩散的工作。第五十五条规定,县级以上地方人民政府卫生行政部门在履行监督检查职责时,发现被传染病病原体污染的公共饮用水源、食品以及相关物品,如不及时采取控制措施可能导致传染病传播、流行的,可以采取封闭公共饮用水源。第七十三条违反本法规定,饮用水供水单位供应的饮用水不符合国家卫生标准和卫生规范而导致或者可能导致传染病传播、流行的,由县级以上人民政府卫生行政部门责令限期改正,没收违法所得,可以并处五万元以下的罚款;已取得许可证的,原发证部门可以依法暂扣或者吊销许可证;构成犯罪的,依法追究刑事责任。《生活饮用水卫生监督管理办法》第二条规定,该行政规章适用于集中式供水、二次供水单位(简称供水单位)和涉及饮用水卫生安全的产品的卫生监督管理;第三条规定,卫生部主管全国饮用水卫生监督工作,县级以上地方人民政府卫生行政部门主管本行政区域内饮用水卫生监督工作。

第二节　农村供水工程建设程序及相关工作

一、建设程序

从事建设工程活动,必须严格执行基本建设程序,坚持先勘察、后设计、再施

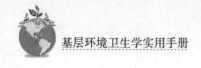

工的原则。

设计工作一般可分为项目建议书、可行性研究报告、初步设计和施工图设计等四个阶段。

二、设计阶段

(一)项目建议书的编制及报批

项目建议书一般包含项目建设的依据或必要性、项目名称、项目用地面积、建筑类型或功能、建筑规模、总投资额度(估算)及资金拼盘等,由发改委组织财政、规划、国土、卫生、环保等相关部门进行预审,最后由发改委作出批复。

(二)可行性研究报告编制及审批

可行性研究是指在项目最终决策前,通过对项目有关的工程、技术、经济等条件和情况进行调查、研究、分析,对各种可能的建设方案和技术方案进行比较论证,由此考查项目技术上的先进性和适用性,经济上的盈利性和合理性,建设的可能性和可行性。

(三)初步设计、工程概算编制及报批

初步设计是在整个项目方案通过相关部门会审的基础上,由设计单位根据建设单位的要求,对建设目标、规模、内容进行细化设计,进一步细化使用功能、使用材料、规格等。初步设计审批需提供立项批复、可行性报告及批复、规划方案文本及批复、初步设计图、工程概算等材料。

(四)施工图设计及审查

施工图(又称"蓝图")设计的深度应能满足施工安装的要求和设备材料采购、非标准设备制作等需要。

施工图审查需提交项目建议书及批复、设计合同、工程地质勘察合同、设计计算书(节能计算书、结构计算书)、工程地质勘察报告、施工图(一套)等材料。

三、基本资料的收集

建设农村供水工程时,首要任务是确定供水范围和选择水源。为做好这项工作,满足设计上的要求,必须收集地形、气象、水文、水文地质、地质方面的有关资料,并进行综合分析。

四、集中式供水工程设计建设流程

集中式供水工程设计建设的流程如下图所示:

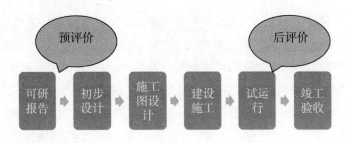

五、农村供水工程设计的主要原则

(1)合理利用、优化配置水资源,优质水优先供给生活,加强水源卫生防护,保证水源的可持续性。

(2)因地制宜,科学规划,以城乡供水一体化为目标,优先建设规模化集中式供水工程。县城、乡镇自来水厂的周边农村,应优先依托自来水厂的扩建、改建、辐射扩网、延伸配水管线发展自来水,供水到户。在人口居住集中、有好水源的地区,应优先建设适度规模的集中式供水工程,必要时可跨区域取水、联片供水。

对于无联片供水条件,又相对独立的村庄,可选择适宜水源,建造单村集中供水工程。居住相对集中,又无好水源的地区,需特殊处理,如制水成本较高时,可采用分质供水(饮用水与其他生活用水分别供水);居住分散的山丘区,有山泉水与裂隙水时,可建井、池、窖等,单户或联户供水;无适宜水源时,可建塘坝、水池、水窖等,收集降雨径流水或屋顶集水。

(3)针对水源不同水质,采用适宜技术,加强水质净化与消毒,确保水质。未受污染的地下水仅需进行消毒处理即可。地表水符合Ⅲ类以上水体,原水浑浊度低于 20 NTU,可慢滤或微絮凝过滤工艺。未受污染的地下水仅需进行消毒处理即可。地表水符合(GB 3838)Ⅲ类以上水体,原水浑浊度低于 20 NTU,可采用慢滤或微絮凝直接过滤工艺。地表水原水浊度长期低于 500 NTU,瞬间不超过 1000 NTU,宜采用常规净化处理工艺或者粗滤和慢滤工艺。原水浑浊度(洪峰季节)超过 500 NTU 或含沙量变化较大时,原水应采取预沉,高浊度水处理应按《高浊度水给水设计规范》(CJJ 40)进行。当水源水质超过(GB 3838)Ⅲ类为微污染地表水体时,净水工艺宜采用强化常规净水工艺,或在常规净水工艺前增加生物预处理或化学氧化处理,也可采用滤后活性炭吸附进行深度处理。含藻水宜在常规净化工艺中增加气浮工艺。铁锰超标的地下水,可采用曝气氧化、过滤工艺。氟超标的地下水宜采用复合多介质过滤法、活性氧化铝吸附、混凝沉淀或电渗析等净水工艺。溶解性总固体超标的苦咸水宜采用电渗析或反渗透等膜处理工艺。

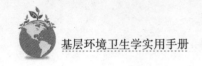
(4)合理确定设计供水规模,发挥投资效益,保证水厂良性运营。村镇供水工程的供水规模系指水厂的供水能力,为集中供水工程规划设计的重要参数。应按该工程供水范围内的最高日用水量计算,以 m^3/d 为单位。

供水规模(即最高日用水量)包括居民生活用水量、饲养畜禽用水量、工业企业用水量、公共建筑用水量、消防用水量、浇洒道路与绿地用水量、管网漏失与未预见水量等。

(5)加强水质检验、监测,逐步建立水质监测网络。饮用水水质问题直接关系到农民的生活与身体健康,必须重视已建和规划建设饮水工程的水质监测,逐步建立和完善水质检验和监督体系。检测的目的在于及时掌握水质情况,查找原因,采取有效措施和技术对策,确保供水水质达到生活饮用水卫生标准。

第三节 工作程序与内容方法

一、组织管理

省级卫生行政部门(爱国卫生运动办公室,下文简称"爱卫办")是农村饮水工程卫生学评价工作的行政主管部门,负责本省(区、市)评价工作的组织管理,包括获取年度投资计划、制订评价年度计划、组建专家工作组、审核评价报告、报送有关部门、管理评价资料。

省级卫生行政部门(爱卫办)负责本省(区、市)卫生学评价专家的资格审查,并将通过资格审查的专家名单报卫生部疾病预防控制局(全国爱卫办)备案。未通过资格审查的专家不得参加农村饮水安全工程卫生学评价工作。

评价专家工作组主要由公共卫生、卫生管理和给排水专业的专家组成。每个评价专家工作组成员中具有高级职称的不少于 3 人;担任专家组组长的应有正高级技术职称。

二、工作程序

省级卫生行政部门(爱卫办)按照饮水安全工程年度建设计划,制订农村饮水安全工程卫生学评价工作计划,抄送同级水行政主管部门和发展改革部门。

省级卫生行政部门(爱卫办)根据工作计划适时组建单个工程评价专家工作组。专家工作组负责制定本工程卫生学评价方案,开展评价工作并出具评价报告。

卫生学评价报告经组织实施的卫生行政部门审核后提交给当地人民政府，并抄送同级发展改革部门和水行政主管部门。

专家工作组进行卫生学评价过程中提出的意见和建议作为卫生行政部门进行工程竣工验收的重要依据。

三、饮水安全工程卫生学评价的主要任务

新改扩建农村饮水安全工程受益范围，必须按照《规划》的要求，切实优先解决中重度氟病区村、砷病区村、血吸虫疫区及其他涉水重病区饮水卫生安全问题，从技术角度，从工程技术方案、工艺流程的选择和落实情况提出意见和建议。从卫生安全的角度，有针对性地开展建设前水源和建成后验收性水质检测和分析。

四、农村饮水安全工程建成前的卫生学评价

农村饮水安全工程建成前的卫生学评价主要是以参与专题论证会等形式，开展水源卫生学评价、工程设计评价、工程技术审查等，以书面形式提出意见和建议并存档

五、农村饮水安全工程建成后卫生学评价

新（改、扩）建工程卫生学评价应在工程试运行后期、竣工验收之前开展。核查工程供水覆盖范围和病区类型；评价工程可行性研究报告和初步设计中卫生安全要求的落实情况。检测水源水、出厂水和管网末梢水水质。设计供水能力超过 300 m^3/d 的新（改、扩）建农村饮水安全工程的水源水、出厂水和管网末梢水的水质卫生检测由通过计量认证的地市级以上疾病预防控制机构按照《生活饮用水标准检验方法》（GB/T 5750—2006）执行。专家组依据《生活饮用水卫生标准》（GB 5749—2006）进行评价。

开展现场卫生学调查，收集有关卫生学资料。评估水厂化验室的水质分析检测能力。查验水厂涉水产品卫生许可批件、制水工作人员健康证等。评估水厂工作人员的业务能力。出具卫生学评价报告，报告内容包括评价依据、评价标准、评价方法、达标情况、存在问题、整改建议等。卫生学评价除对照有关标准进行单一因素评价外，还应结合现场调查、卫生监测、化验室检测、试验和健康检查等资料进行分析，作出综合评价。

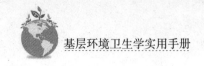

六、卫生学评价重点环节

(1)水源选择:水源水质、水量。

(2)工艺流程:水处理、消毒。

(3)输配管网:管网直径、压力、长度、流量、位置等。

(4)调节构筑物:清水池的大小、出水口位置、水塔高度等。

(5)厂区布局:功能分区,厕所、垃圾等的位置。

(6)涉水产品:有否卫生许可证管材、消毒设备、净水剂等。

(7)卫生管理:卫生制度,人员是否有健康证和上岗证等。

(8)水质检验:是否有检验室和检验员。

第四节 卫生学评价技术要求

一、水源选择和卫生防护

(一)水源选择

(1)农村生活饮用水的水源选择,应从供水水量、供水水质、卫生防护、供水连续性、供水范围等方面加以综合权衡和评价。

(2)采用地表水为生活饮用水水源时,水质应符合《地表水环境质量标准》(GB 3838—2002)的要求。采用地下水为生活饮用水水源时,水质应符合《地下水质量标准》(GB/T 14848—2017)的要求,其取水量应低于容许开采水量。采用海水淡化时,原水水质应符合相关标准要求。

(3)水源水应有卫生部门出具的水质检验报告。

(4)当原水水质不符合上述要求,又无其他合适的水源时,应采取适当的预处理措施。

(5)水源供水量保证率应不低于95%。

(6)当水源水量不能同时满足多种用水需求时,应按照优先保证生活饮用水供给的原则,统一规划、调度水资源。

(二)水源卫生防护

(1)水源卫生防护管理。

1)生活饮用水水源卫生防护应符合《饮用水水源保护区污染防治管理规定》。

2）地方人民政府对水源地应确定保护范围，落实防护措施，设置保护标志。

3）跨行政区域的水源及其集雨面积范围内，应根据有关法规明确并落实各自的责任和义务

4）各级供水单位行政主管部门和卫生行政主管部门应同步开展饮水工程建设、环境卫生改善和公民健康素养教育活动，提高公众保护水源和节约用水的意识。

（2）地下水水源卫生防护。

1）地下水取水构筑物的卫生防护范围应根据水文地质条件、取水构筑物的形式和附近地区的环境卫生状况确定。在卫生防护带和生产厂区设置有明显标志的保护区和范围。在净水厂外围30 m内，不得设置生活住宅区、畜禽养殖场、渗水厕所、污水渗透沟渠，不得设立垃圾、粪便废渣等堆放场，并严格控制污水收集管道的铺设位置。

2）在井的影响半径范围内，严格控制使用工业废水或生活污水灌溉，严禁使用持久性、剧毒性农药。粉砂含水层井的周围25～30 m，砾石含水层井的周围400～500 m范围应设为卫生防护区。

（3）地表水水源卫生防护。

1）以河流为供水水源时，在划定的水源保护流域内不得进行养殖活动，不得排入工业废水和生活污水，沿岸防护范围内不得从事任何有可能污染水域水质的活动，严禁捕捞、停靠船只、游泳等；以水库、湖泊为供水水源时，应根据不同情况的需要，将取水点周围部分或整个水域及其沿岸划为水源保护区。

2）凡新建的有一定容量的水源地，如水库、堰坝等，首次作为水源使用前必须进行清理和消毒处理。

3）对处于枯水期的内河、水库等水源"死水位"时底层淤泥引起的水质变化，应采取有效措施。

4）对利用水电站尾水作为饮用水源时，应对电厂发电、检修过程提出卫生学防护要求。对明渠输水沿线可能引发的各种卫生问题采取相应措施加以防范。

5）对水源保护区内和附近的污染源要逐步建立信息数据库，并制订水源水突发事件应急预案。水源地的护岸绿化和植被应选择适宜的乔木和灌木，以保护和改善水质。

二、取水构筑物

水厂取水构筑物应符合相关技术要求，并注意下述原则：

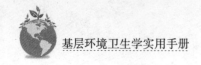

(一)地下水取水构筑物

(1)大口井井口应高出地面 50 cm,并保证地面排水畅通;50 m 半径范围内无明显的污染源。

(2)核查管井设备材料的卫生许可批件;核查管井竣工时的水位、消毒和水质检测结果记录。

(3)应定期观察管井水位并记录,如井底淤积过多、影响水量或水质时,应及时清理。

(4)室外管井井口应高出地面 20 cm,周围应设半径不小于 1.5 m 的不透水散水坡。

(5)对水质不良的非开采含水层应封闭,封闭材料可用黏土或水泥砂浆。

(二)地表水取水构筑物

(1)河流取水一般应选择在水流顺畅、靠近主流的河段,避开回流区和死水位;在有潮汐影响的河流取水时,应考虑咸潮对取水水质的影响。

(2)在水库取水时,要考虑水库中泥沙淤积及水生生物生长对取水口周围的影响,一般应在远离支流入口、靠近大坝的水面以下分层取水。

(3)在湖泊取水时,取水口应远离支流且在湖泊出口处。

(4)取水头部应满足卫生防护要求。

三、厂址选择和布局

厂址应选择在环境保护条件较好、卫生环境良好、废水排放条件有利并便于设立防护地带的地方。厂区应设置围墙,生产区须与生活区分开。厂区内应利用空地进行绿化、美化,绿化面积不宜小于水厂总面积的 20%。消毒间及其药剂仓库宜设在水厂的下风处,并与值班室、居住区保持一定的安全距离。厂区内的厕所应符合卫生要求,严禁在水厂内修建渗水旱厕和渗水坑,厕所和储粪池位置与生产构(建)筑物的距离应大于 10 m。水厂生活污水应单独设立排放管道,总排污口应设在水厂下游,并符合卫生防护要求

四、水处理

(一)基本要求

(1)水厂应制订水处理操作技术规程。

(2)水厂配备的净水设施、设备必须满足净水工艺要求;必须有消毒设施,并保证正常运转。

(3)水处理剂和消毒剂的投加和贮存间应通风良好,防腐蚀、防潮方面备有

安全防范和事故应急处理设施,并有防止二次污染的措施。

(4)水厂不得将未经处理的污泥水直接排入地表生活饮用水水源保护区水域。特殊水处理过程中产生的浓缩水或泥渣等必须妥善处置,防止形成新污染源。

(5)净水工程设计应考虑任一构筑物或设备进行检修、清洗或停止工作时仍能满足供水水质要求。

(6)在寒冷地区,净水构筑物和设备应有防冻措施。

(7)供水规模 3000 m³/d 及以上的水厂应采用常规净水构筑物净化水质,不宜采用一体化净水装置。

(二)净水工艺

水源水质符合相关标准时,可采取以下净水工艺:

(1)水质符合《生活饮用水卫生标准》要求的地下水,可只进行消毒处理。

(2)原水浊度长期不超过 20 NTU、瞬时不超过 60 NTU 时,可采用接触过滤加消毒的净水工艺。

(3)原水浊度长期低于 500 NTU、瞬时不超过 1000 NTU 时,可采用混凝、沉淀(或澄清)、过滤、消毒的净水工艺。

(4)原水含砂量变化较大或浊度经常超过 500 NTU 时,可在常规净水工艺前采取预沉措施;高浊水应按《高浊度水给水设计规范》(CJJ 40)的要求进行净化。限于条件,选用水质超标的水源时,可采取以下净水工艺:

1)地表水有机污染较严重时,在常规净水工艺前应增加生物预处理、化学氧化处理或滤后深度处理。

2)水源水含有大量藻类时,在常规净水工艺前应增加相应处理工艺并应符合《含藻水给水处理设计规范》(CJ 32)的要求。

3)水源水铁、锰、氟、砷等超标时,需特殊水处理。

(三)预处理

(1)预沉淀。

1)当原水含砂量变化较大或浊度经常超过 500 NTU 时,宜采用天然池塘或人工水池进行自然沉淀,沉淀时间宜为 8~12 h,有效水深宜为 1.5~3.0 m,出水浊度应小于 500 NTU。自然沉淀池宜分成两格并设跨越管。

2)自然沉淀不能满足要求时,可投加混凝剂加速沉淀。

(2)粉末活性炭吸附。原水有机物污染较严重或有异臭、异味时,可投加粉末活性炭吸附处理。有关技术要求如下:

1)粉末活性炭投加宜根据水处理工艺流程综合考虑确定,一般投加于原水

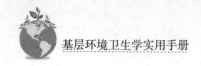
中,经过与原水充分混合、接触后,再投加混凝剂或助凝剂。

2)粉末活性炭的用量根据试验确定,宜采用5～30 mg/L。

3)炭浆浓度宜采用5％～10％(按重量计)。

(四)混凝剂和助凝剂的选择与投配

(1)混凝剂或助凝剂产品必须符合《饮用水化学处理剂卫生安全性评价》(GB/T 17218)的规定。

(2)混凝剂和助凝剂品种的选择及其用量,应根据原水混凝沉淀试验结果或参照相似条件下的水厂运行经验,结合当地药剂供应情况和水厂管理条件,经综合比较确定。混凝剂可选用聚合氯化铝、硫酸铝、三氯化铁等,助凝剂可选用聚丙烯酰胺、活化硅酸、石灰乳液等。

(3)混凝剂宜采用液体方式投加。混凝剂的配制应根据其性质和投加量,选用水力、机械或压缩空气等方式进行溶解和稀释。

(4)加药系统应满足原水最不利水质的最大投加量要求,并设指示瞬时投加量的计量装置和采取稳定加注量的措施。有条件时可采用自动加药系统。

(5)加药间应有保障工作人员卫生安全的保护措施;应设冲洗、排污、通风等设施;室内地坪应有排水坡度。

(五)混合、絮凝、沉淀、澄清

(1)混合方式可采用水力、机械或水泵混合。

(2)混合时间不宜大于30 s。

(3)混合装置至絮凝池的距离不宜超过120 m。

(4)絮凝池、沉淀池和澄清池的类型,应根据原水水质、设计生产能力、出水水质要求、水温、是否连续运行等因素,结合当地条件,通过技术经济比较确定。絮凝池宜与沉淀池合建;选用澄清池时,应能保证连续运行,运行时应满足各类池型对絮凝时间、流速、原水浊度等参数的要求。

(5)进水压力较高或变化较大时,宜在絮凝池(或机械搅拌澄清池)前设稳压井。

(6)沉淀池、澄清池应能均匀地配水和集水;滤前水浑浊度应小于8 NTU。

(7)沉淀池和澄清池的个数或能够单独排空的分格数不宜少于2个。

(六)过滤

(1)滤池池型选择应根据设计生产能力、运行管理要求、滤前水质等因素,并结合当地条件,通过技术经济比较确定。运行时应满足各类池型的滤速、滤料组成、反冲洗强度和周期等参数的要求。

(2)滤池应根据滤池型式、生产规模、操作运行和维护检修等条件,通过技术经济比较后确定,不得少于 2 组(格)。

(3)滤料应具有足够的机械强度和抗蚀性能,一般采用石英砂、无烟煤等。滤层厚度和滤料级配应符合要求。

(七)深度处理

(1)原水中有机物污染较严重、经常规处理后仍不能满足生活饮用水水质要求时,可采用活性炭吸附、臭氧氧化＋活性炭吸附联用、投加氧化剂、生物氧化预处理＋常规处理等方式进行深度处理。

(2)颗粒活性炭吸附工艺,应根据原水水质、净化后的水质要求必须去除的污染物种类及含量,经活性炭吸附试验或参照水质相似水厂的运行经验,通过技术经济比较后确定。

(八)特殊水处理

(1)当原水中铁、锰、砷、氟化物、溶解性总固体含量超过《生活饮用水卫生标准》(GB 5749—2006)的规定时,应进行净化处理。

(2)地下水除铁、除锰宜采用曝气＋接触氧化过滤、曝气＋氧化＋过滤等处理工艺。当原水含铁量超过 2.0 mg/L、含锰量超过 1.5 mg/L 时,宜采用曝气＋氧化＋二次过滤等工艺。

(3)地下水除氟。

1)除氟的方法可采用活性氧化铝吸附法、电渗析法及混凝沉淀法等。

2)活性氧化铝吸附法适用于含氟量小于 10 mg/L 的原水。

3)电渗析法可用于含氟量小于 12 mg/L 的原水。

4)混凝沉淀法适用于含氟量不超过 4 mg/L 的原水。

(4)苦咸水除盐处理。

1)除盐处理一般可采用反渗透或电渗析法。

2)电渗析法除盐适用于溶解性总固体含量小于 5000 mg/L 的苦咸水,反渗透法适用于溶解性总固体含量小于 4000 mg/L 的苦咸水。

(5)除砷。

1)除砷可采用反渗透法、复合多介质过滤法、离子交换法吸附法、混凝沉淀法等。

2)反渗透法和复合多介质过滤法适用于处理砷含量较高的原水。

3)离子交换法适用于合砷量小于 0.5 mg/L、pH 值 6.5～7.5 的原水。

4)吸附法适用于合砷量小于 0.5 mg/L、pH 值为 5.5～6.0 的原水。混凝沉淀法适用于含砷量小于 1 mg/L、pH 值为 6.5～7.5 的原水。

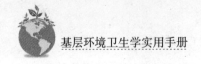

(九)消毒

(1)生活饮用水必须消毒。

(2)生活饮用水的消毒可采用液氯、次氯酸钠、二氧化氯、臭氧、紫外线等方法。

(3)加氯点应根据原水水质、工艺流程及净化要求选定。

(4)消毒剂用量应根据原水水质、管网长度和相似条件下的水厂运行经验确定,使出厂水和末梢水的微生物指标达到标准要求。

(5)若需采用液氯进行前加氯时,应合理控制投加量,并注意出厂水中三氯甲烷和四氯化碳的含量应符合标准要求。

(6)消毒剂投加系统应有控制投加量的设施和指示瞬时投加量的计量装置,必要时应考虑投加设备的备用,有条件时宜采用自动控制投加系统。

(7)采用液氯消毒时,加氯间必须与其他工作间隔开,必须设固定观察窗和直接通向外部并向外开启的门。加氯间和氯库的外部应备有防毒面具、抢救设施和工具箱。在直通室外的墙下方应设有通风设施,照明和通风设备应设置室外开关。

(8)采用二氧化氯消毒时,出厂水中二氧化氯的含量应不超过 0.7 mg/L。

(9)投加消毒剂的管道及配件必须耐腐蚀,宜用无毒塑料管材。

(10)估算加氯量举例说明如下:

按次氯酸钠溶液有效氯 10%计,投加量 100 g/h,则有:

$$Q=2000 \text{ m}^3/\text{d}=83.3 \text{ m}^3/\text{h}$$

$$有效氯=100/83.3=1.2 \text{ g/m}^3$$

五、调节构筑物

调节构筑物的清水池、高位水池和水塔有效容积应根据调节水量的需要设置,不宜过大,以免贮水时间过长影响水质。单独设立的清水池或高位水池可按最高日用水量的 20%～40%设定;同时设置清水池和高位水池时,清水池按最高日用水量的 10%～20%设定,高位水池按最高日用水量的 20%～30%设定;水塔可按最高日用水量的 10%～20%设定。

清水池和高位水池的分格数或个数不得少于 2 个(格)。前置调节构筑物的有效容积应满足消毒剂与水的接触时间要求。清水池、高位水池应有保证水的流动、避免死角的措施,容积大于 50 m³时应设导流墙。

清水池和高位水池应加盖,周围及顶部应覆土;其顶部应设通气孔便于空气对流,其直径不宜小于 150 mm,出口宜高于覆土 0.7 m;通气孔应有防止杂物和动物进入池内的措施。

清水池顶上不得堆放可能污染水质的物品和杂物;在清水池顶上种植植物时,严禁施用各种肥料和农药。

调节构筑物清水池、高位水池、水塔应定期清洗,清洗完毕经消毒合格后方可再蓄水使用。每半年清洗一次,以保证水质安全。

清水池的排空管、溢流管严禁直接与下水道联通,以免发生污染。清水池、高位水池四周应做到排水畅通,溢流管应高于池周围地面,防止污水流入。

六、输、配水管网

供水管材和配件材质必须符合卫生学要求,需具有有效的涉水产品卫生许可证。采用金属管时,应进行内外防腐处理,内防腐不得采用有毒材料。管材不应与有毒有害物质和腐蚀性物质一起堆放,安装前应清除管内杂物。管线布置应避免穿越毒物、生物性污染或腐蚀性地段,无法避开时应采取防护措施。

供生活饮用水的配水管道不应与非生活饮用水管网和自备供水系统相连接。未经批准,不得从配水管网接管,以保证安全供水。当供水管与污水管交叉时,供水管应布置在上面,且不允许有接口重叠,若供水管铺设在下面,应采用钢管或设钢套管,套管伸出交叉管的长度每边不应小于 3 m,套管两端应采用防水材料封闭;当供水管与污水管网平行铺设时,水平净距应大于 1.5 m。

试运行前按以下要求进行管道冲洗和消毒:

(1)宜用流速小于 1.0 m/s 的水连续冲洗管道,直至进水和出水的浊度色度相同为止。

(2)管道消毒,应采用含有效氯浓度不低于 20 mg/L 的清洁水浸泡 24 h 再次冲洗,直至取样检验合格为止。

管道及附属设备更换和维修后,应严格冲洗、消毒。

七、水质检验

供水规模不低于3000 m³/d 的农村水厂必须设置水质检验室和制订相应的水质检验制度。水厂应按照《村镇供水工程技术规范》(SL 310—2004)的规定,配备必要的水质检验设备和技术人员、确定检验的项目和频率。

水质检验严格按照《生活饮用水标准检验方法》(GB/T 5750—2006)执行,实行全过程的质量控制。水源水中铁、锰、砷、氟化物超标时,水厂应增加相应项目的检测;水源水有机污染较严重时,水厂应增加耗氧量、氨氮等项目的检测。

水质检测采样点原水应在水源取水口,出厂水应在清水池之后管网末梢水

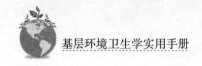

应按照管网布置选择。在全部采样点中,应包含水质易受污染的地点和管网陈旧的部位以及当地可能导致水质变化的地方。

水质检测结果应及时反馈至水厂管理部门,为净水工艺参数调整或改进提供依据。当检测结果超过水质卫生标准的限值时,应立即重复测定并增加频率。

对水质分析能力的评价如下:

(1)有专门的水质分析实验室,包括理化和微生物检测,且化验室的建设应满足相关规范要求。

(2)从事水质检验的技术人员必须接受水质检验技术培训并取得合格证后,方可上岗从事水质检验工作。

(3)有相应的水质分析仪器设备,且仪器设备的管理应符合实验室资质认证的要求,有完善的仪器设备档案、仪器设备一览表等。

(4)建立实验室质量管理体系,有水质检测质量保证措施。

(5)检测原始记录完整、规范,符合相关要求。记录应归档保存,保存年限按相关规定执行。

农村饮水安全工程卫生学评价报告提纲如下:

(1)水源和取水构筑物包括:

1)水源选择、水源保护及卫生防护措施的落实。

2)水源水质检测项目及结果。

3)取水点位置。

4)取水构筑物的设计及周边环境卫生。

5)地方病史及范围。

6)水源周边污染源调查。

7)其他。

(2)厂区布置和运行管理包括:

1)厂址选择。

2)厂区布置、环境卫生、安全防护。

3)涉水产品卫生许可证、制水人员健康证。

4)管理制度和人员业务能力。

(3)水处理工艺流程包括:

1)净水工艺和运行参数。

2)特殊水质处理工艺。

3)药剂的选择和投加。

4)消毒剂的投加位置、投加量和接触时间。

5)出厂水和末梢水水质检测结果。

(4)管网和调节构筑物包括：

1)调节构筑物的容积。

2)清洗和卫生防护制度及落实情况。

3)管道清洗消毒记录和维修记录。

4)管网铺设范围占设计范围的百分比。

(5)水质检测包括：

1)水质检测设备配备。

2)检验技术人员能力及培训。

3)检测项目和检测方法。

4)水质检测制度和质量保证措施。

5)检测结果的记录和归档。

6)检测结果的利用。

(6)评价意见和建议包括：

1)总体评价。

2)存在的问题以及可能的健康危害。

3)存在问题的原因分析。

4)整改建议。

5)专家组组长签字、日期。

(7)附件包括：

1)水源水水质检测报告。

2)出厂水水质检测报告。

3)末梢水水质检测报告。

4)其他必要附件。

第五节 农村饮水安全工程卫生学评价项目工作方案

一、项目背景和目标

为保证农村饮水安全工程的实施实现预期效益，对工程实施过程和效果开展监测和评价，《卫生部、国家发改委、水利部关于加强农村饮水安全工程水质卫生监测和卫生学评价的通知》（卫疾控发〔2008〕3 号）指出，开展饮水安全工程卫

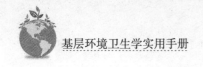

生学评价工作,是有效评估工程卫生防病效果,确保工程建成后水质达标和如期发挥效益的重要基础。饮水安全工程卫生学评价的主要任务有以下三点:

一是新改扩建农村饮水安全工程受益范围,必须按照《规划》要求,切实优先解决中重度氟病区村、砷病区村、血吸虫疫区及其他涉水重病区饮水卫生安全问题。

二是从技术角度,从工程技术方案、工艺流程的选择和落实情况提出意见和建议。

三是从卫生安全的角度,有针对性地开展建设前水源和建成后验收性水质检测和分析。

为此,2008年5月,全国爱卫办印发了《关于印发〈农村饮水安全工程卫生学评价技术细则(试行)〉的通知》(全爱卫办发〔2008〕4号),要求卫生部门参与农村饮水安全工程的设计方案审核、竣工验收等环节,以保证农村饮水安全工程在设计、建设和运行过程中符合卫生学要求,保障供水水质卫生质量,并要求先期开展日供水规模3000 t以上的农村水厂的卫生学评价工作。

开展农村饮水安全工程卫生学评价对于改善饮水卫生状况,保障居民身体健康具有重要意义,同时还可为国家在农村饮水安全方面的政策、规划等提供科学依据。农村饮水安全工程卫生学评价应包括以下内容:

(1)提出农村饮水安全工程在规划设计、建设施工、管理运行各个阶段应符合的卫生学要求,并评估落实情况及效果。

(2)分析特定农村饮水安全工程的主要技术特征及对应的影响水质卫生的关键环节。

(3)分析评估特定农村饮水安全工程在水质安全保障方面的风险因素和风险程度。

(4)对特定农村饮水安全工程的水质安全状况进行评价,明确主要和次要的风险因素并提出针对性的整改建议。

国家发改委、水利部、国家卫计委等相关部门已启动"十三五农村饮水安全巩固提升工程规划"。开展农村饮水安全工程卫生学评价对于甄别、分析和提出"十三五"规划应重点解决的影响水质安全的农村饮水安全工程问题,优化改造提升工程规划和技术方案,评估改造提升措施效果等具有重要的指导意义。同时,卫生学评价与水质监测工作结合开展,可最大限度地发挥两项工作的效益。

二、项目内容及实施要求

为推动和支持各级疾控部门开展农村饮水安全卫生学评价工作,为各级疾控部门专业技术人员和团队提供技术支持和培训,提高技术水平和实践工作能力,中国疾控中心农村改水技术指导中心申请专项经费设立了"农村饮水安全工程卫生学评价"项目,支持各地开展农村供水工程的卫生学评价。项目主要内容包括:

(一)技术培训

组织开展农村饮水安全工程卫生学评价专业技术培训一次,培训对象为参与卫生学评价项目的省级/市级/县级专业技术人员。

(二)卫生学评价

1. 评价对象的选择

选择"十一五"或"十二五"期间已建或计划新建或改(扩)建的饮水安全工程开展卫生学评价。对已建成的水厂开展后评价,对计划新建或改(扩)建的水厂开展预评价。

2. 评价工程数量

开展评价的工程数量、规模及类型由各省根据相关工作进度、组织实施条件和实际工作需求统筹考虑,不做统一要求。

3. 评价步骤及内容

(1)后评价。参照《农村饮水安全工程卫生学评价项目技术方案》(见附件2)的相关要求,开展资料收集和审查、现场调查、水样检测、专家会商等活动,形成评价报告。

(2)预评价。重点对水源卫生和工程设计方案中与水质安全保障有关的内容进行评价,并形成评价报告。评价步骤和内容可参照后评价。

(三)技术交流

组织现场技术交流会和专家研讨会1~2次。

三、职责和分工

(1)改水中心负责工作方案和技术方案的制定,组织培训、技术交流和研讨会;负责卫生学评价的技术指导。

(2)各省疾控中心负责组织本年度卫生学评价水厂的选点,根据本省情况确定工作机制,组建专家组(必须有省级专家参与)和组织开展现场工作。

(3)专家组负责开展饮水安全工程卫生学评价的技术工作,包括资料收集和审查、现场调查,开展会商,撰写工程卫生学评价报告并报省级疾控中心。

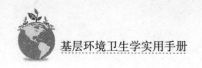

第六节 农村饮水安全工程卫生学评价现场记录用表

表 3-1 工程的基本情况

工程名称			
地址			
水厂法人代表		联系电话:	
工程设计单位			
施工负责人		联系电话:	
评价专家组组长		联系电话:	
水厂基本情况			
开工时间		竣工时间:	
开始供水时间		工程供水规模(设计):	m^3/d
总投资		工程供水规模(目前):	m^3/d
水源类型	地表水( );地下水( )	工程受益人口(设计):	万人
覆盖病区	有( )无( )	工程受益人口(目前):	万人
病区类型		病区覆盖人口:	万人
供水工艺流程图			
备注			

水源和取水构筑物

表 3-2

水源类型	江河( )、湖泊( )、水库( )、沟塘( )、溪水( )、其他____	深井( )、泉水( )、浅井( )
是否划定了水源保护区	是( ) 否( )	水源防护区是否有明显标志：有( ) 无( )
供水连续性	不间断( )、定时供水( )	供水覆盖人口：____万人
供水水量	____m³/d	有( ) 无( )
水质检验报告	是( ) 否( )	
水质是否符合《地表水环境质量标准》(GB 3838—2002)	是( ) 否( )	水质是否符合《地下水质量标准》(GB/T 14848—93) 是( ) 否( )
原水是否进行进水的预处理	是( ) 否( )	
预处理原因：		
河流流为水源：		水井类型：
有工业废水/生活污水排入	是( ) 否( )	粉砂含水层井( )、砾石含水层井( )；其他____
会有捕捞、船只停靠等	是( ) 否( )	水源防护区的半径____m
(曾)有人游泳等活动	是( ) 否( )	净水厂外围 30 m 内：
水源保护区内(曾)有养殖、捕捞、船只等活动	是( ) 否( )	生活住宅区( )；渗水厕所( )；污水渗透沟渠( )；垃圾、粪便、废渣等堆放场( )；其他____
该水源新建时进行了清理	是( ) 否( )	
该水源新建时进行了消毒	是( ) 否( )	
水源保护区有绿化或植被	是( ) 否( )	允许开采水量____；水源供水量保证率____%

续表

取水构筑物		大口井：	
河流		井口高出地面	___cm
取水点在河流主流段	是( ) 否( )	50 m 半径内无明显污染源	有( ) 无( )
取水点周围50 m 半径内无明显污染源	有( ) 无( )	地面排水畅通	是( ) 否( )
取水点周围地面排水畅通	有( ) 无( )	管井材料的卫生许可批件	有( ) 无( )
水库：		管井竣工时的水位、消毒和水质监测结果记录（作附件）	有( ) 无( )
水生生物生长	有( ) 无( )	定期管井水位记录（查看）	有( ) 无( )
取水口与支流入口距离	___m	（曾）对井底淤泥进行清理	是( ) 否( )
取水口与大坝距离	___m	最近一次清洗到目前多久	___个月
湖泊		室外管井：井口离地面的距离	___cm
取水口与支流入口距离	___m	井口周围有散水坡	有( ) 无( )
取水口与湖泊出口距离	___m	散水坡半径	___m

近10 年本地区是否发生过与饮用水有关的地方病： 是( ) 否( )

如发生过，有哪（些）

发生时间（依次）

该地方病大约（各）波及多少人

病区内未发病者人数

表 3-3　　　　厂区布置和运行管理

项目		
厂址选择		
环境保护条件		
卫生环境		
废水排放	排入____	便于设立防护地带　是( )　否( )
厂区有围墙	是( )　否( )	生产区与生活区分开　是( )　否( )
厂区面积	____ m²	厂区绿化面积　____ m²
消毒间的位置	下风处( );上风处( )	与值班室的距离　最近____ m
		与居住区的距离
药剂仓库位置	下风处( );上风处( )	与值班室的距离　最近____ m
		与居住区的距离
厂区内厕所类型	渗水旱厕( );渗水坑( );简单水冲式厕所( );其他( )	
厕所周围最近的构筑物距离	____ m	
生活污水有单独排放管道	是( )　否( )	总排污口位置　水厂下游( );上游( );其他( )
制水人员都有健康证(查看)	有( )　无( )　部分有( )	涉水产品均有卫生许可证　是( )　否( )
有成文的管理制度	是( )　否( )	管理人员有相应资格证　有( )　无( )　部分有( )
备注		

表 3-4

净水工艺：

水处理工艺流程

水处理操作技术规程	有（　）　无（　）	
有无特殊水处理	有（　）　无（　）	特殊水处理的主要目的
特殊水处理的工艺目的		
水源水浊度	长期：＿＿＿NTU；瞬时最高：＿＿＿NTU	
水源水的特殊情况	有机污染较重（　）；铁超标（　）；锰超标（　）；砷超标（　）；氟超标（　）；除铁（　）；除锰（　）；除砷（　）；除氟（　）；其他：＿＿＿	
特殊处理工艺	预沉淀（　）；除藻（　）；粉末活性炭（　）；生物预处理（　）；滤后深度处理（　）；其他（　）	
预沉淀		
使用粉末活性炭的原因		
粉末活性炭的用量	＿＿＿mg/L　　炭浆浓度　＿＿＿%（按重量计）	
混凝剂	聚合氯化铝（　）；三氯化铁（　）；其他＿＿＿；不使用（　）	
助凝剂	聚丙烯酰胺（　）；石灰乳液（　）；其他＿＿＿；不使用（　）	
所使用的混凝剂和助凝剂符合《饮用水化学处理剂卫生安全性评价》的规定	是（　）　否（　）	
加药间（加药系统）		
保护措施	有（　）　无（　）	通风设施　有（　）　无（　）
排污设施	有（　）　无（　）	冲洗设施　有（　）　无（　）
地坪是否有排水坡度	是（　）　否（　）	药物混合方式　水力（　）；机械（　）；其他（　）

续表

项目		项目	
药物混合时间	s 是（　）否（　）	混合装置到絮凝池的距离	m 是（　）否（　）
絮凝池与沉淀池合建		澄清池是否可连续运行	是（　）否（　）
进水压力较高或变化较大	是（　）否（　）	是否在絮凝池前设了稳压井:	是（　）否（　）
滤前水浑浊度	＿＿NTU		
沉淀池与澄清池的个数或能够单独排空的分格数:		共＿＿组，可单独排空＿＿组	
滤池型式		滤速	cm 周期
生产规模		运行记录	有（　）无（　）
反冲洗强度		维护检修记录:	有（　）无（　）
滤料组成	石英砂（　）；无烟煤（　）；砾石（　）	滤层厚度 ＿＿cm 滤料级配:	
是否进行消毒	是（　）否（　）	消毒剂　液氯（　）；次氯酸钠（　）；二氧化氯（　）；其他＿＿	
消毒剂为液氯时			
加氯间是否与其他工作间分开	是（　）否（　）	投加消毒剂使用的管道材质	
固定观察窗	是（　）否（　）	有直接通向外部并向外开启的门	有（　）无（　）
防毒面具、抢救设施和工具箱	有（　）无（　）	直通室外的墙下方设有通风设施	是（　）否（　）
照明设备有室外开关	有（　）无（　）	通风设备有室外开关	有（　）无（　）
备注: 使用液氯进行前加氯时，出厂水中三氯甲烷和四氯化碳的含量 是（　）否（　）未检测（　）			

表 3-5　管网和调节构筑物

项目			
清水池	有（　） 无（　）		
分格数	____个	有效容积	____m³
保证水的流动、避免死角的措施：			
导流墙	有（　） 无（　）	清水池是否有盖	有（　） 无（　）
顶部是否有通气孔	有（　） 无（　）	周围及顶部是否覆土	有（　） 无（　）
通气口直径	____mm	出口距覆土的距离	____m
通气孔有防止杂物和动物进入池内的措施	是（　） 否（　）		
清水池顶上方有无可能污染水质的物品和杂物	有（　） 无（　）		
清水池顶上种有植物	有（　） 无（　）	植物是否使用肥料/农药	是（　） 否（　）
是否定期清洗	是（　） 否（　）	清洗周期	____月/次
清洗完后是否消毒	是（　） 否（　）		
溢流管高于池周围地面	是（　） 否（　）	排空管、溢流管与下水道联通	是（　） 否（　）
高位水池	有（　） 无（　）		
分格数	____个	有效容积	____m³
是否有保证水的流动、避免死角的措施	有（　） 无（　）		
导流墙	有（　） 无（　）	通气口直径	____mm
高位水池是否有盖	有（　） 无（　）	周围及顶部是否覆土	是（　） 否（　）

续表

顶部是否有通气孔	有（ ） 无（ ）	出口距覆土的距离	＿＿m
通气孔有防止杂物和动物进入池内的措施	是（ ） 否（ ）		是（ ） 否（ ）
是否定期清洗	是（ ） 否（ ）	清洗周期	＿＿月/次
清洗完后是否消毒	是（ ） 否（ ）	溢流管高于池周围地面	是（ ） 否（ ）
水塔	有（ ） 无（ ）		
水塔有效容积	＿＿m³	清洗完后是否消毒	是（ ） 否（ ）
是否定期清洗	是（ ） 否（ ）	清洗周期	＿＿月/次
输配水管网			
管材和管件的卫生许可批件	有（ ） 无（ ）	金属管的内外防腐	有（ ） 无（ ）
管道清洗记录和消毒记录	有（ ） 无（ ）	管网设计范围	＿＿km²
管网铺设范围	＿＿km²	设计范围内有无需防护地段	有（ ） 无（ ）
备注：			

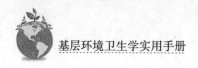

表 3-6   设备及人员等相关情况

是否有水质检验室	有（　）　无（　）		水质检验制度	有（　）　无（　）
主要设备				
主要检测项目	水源水			
	出厂水			
	末梢水			
检测频次	水源水		检验技术人员数	＿＿＿＿人
	出厂水		培训情况	
	末梢水		相关的资格证	有（　）　无（　）
水质检测采样点的布设	水源水＿＿＿＿		出厂水＿＿＿＿	末梢水＿＿＿＿
水质检测制度	有（　）　无（　）		质量保证措施	有（　）　无（　）
检测结果的记录	有（　）　无（　）		检测结果的归档	
检测结果的反馈和利用				
备　注				

表 3-7 自来水厂水质检测结果

检测指标	检 测 结 果				GB 5749—2006 标准限值
	枯水期		丰水期		
	出厂水	末梢水	出厂水	末梢水	
1. 感官性状和一般化学指标					
色(度)					20
浑浊度(度)					5
臭和味					无异臭、异味
肉眼可见物					无
pH 值					$\geqslant 6.5;\leqslant 9.5$
铁(mg/L)					0.5
锰(mg/L)					0.3
氯化物(mg/L)					300
硫酸盐(mg/L)					300
溶解性总固体					1500
总硬度(mg/L,以 $CaCO_3$ 计)					550
耗氧量(CODMn 法,以 O_2 计)					5
氨氮(mg/L)					0.5
2. 毒理学指标					
氟化物(mg/L)					1.2
砷(mg/L)					0.05
硝酸盐(mg/L,以氮计)					20
3. 微生物指标					
菌落总数					500
总大肠菌群					不得检出
耐热大肠菌群					不得检出
4. 消毒剂常规指标					
氯消毒为游离余氯(mg/L)					出厂水余量≥0.3 末梢水余量≥0.05

第四章　农村饮用水水质健康风险评估

第一节　健康风险评估基本理论

健康危险度评价(health risk assessment，HRA)是按一定的准则，对有害环境因素作用于特定人群的有害健康效应进行综合定性、定量评价的过程。健康危险度评价的主要特点是：①健康保护观念的转变。安全是相对的，在任何情况下要绝对的安全是不可能的，因为不可能将有害健康的污染物完全清除，只能逐步控制污染，使之对健康的影响处于一般人可接受的水平。②把环境污染对人体健康的影响定量化。环境污染对人体健康的影响或危害不仅是"有"或"无"，"是"或"否"的判别标准，而是定量地阐明其危害健康的程度。如已知某化学性污染物具有致癌性，它所能引发的癌症在该化学物进入人类环境前就已在人群中存在，该污染物进入环境后可能增加了这种危害的强度和频率。人们期待通过致癌危险度评价，回答由于该污染物的暴露所增加的癌症发生频率和可能增加的患癌人数，便于对健康危害的经济代价与社会经济利益的选择与权衡，有助于危险度管理。

现在各国环境健康危险度评价大多以美国科学院和国家研究委员会1983年提出的"危险度评价和危险度管理的基本组成"和1986年美国环保局制订的"环境污染物健康危险度评价指南"为基础。"环境污染物健康危险度评价指南"会定期修订公布，目前已由最初的五部分发展为十部分，包括：①致癌物危险度评价指南(2005年)；②暴露估计指南(1992年)；③致突变性危险度评价指南(1986年)；④可疑发育毒物健康危险度评价指南(1991年)；⑤化学混合物健康危险度评价指南(2000年)；⑥生态风险评价指南(1998年)；⑦神经毒物健康危险度评价指南(1998年)；⑧微生物健康危险度评价指南(2009年)；⑨生殖毒物健康危险度评价指南(1996年)；⑩致癌物生命早期暴露的易感性评价指南(2005年)。

虽然目前国内外很多文献对城市饮用水风险、农村饮用水风险、饮用水水源地风险、水厂消毒副产物风险、饮用水污染风险等进行了评估分析研究，但尚未见有对饮用水风险的正式定义。饮用水风险有广义和狭义之分:广义的饮用水风险是指饮用水在水量、水质、方便程度、保证率等方面表现出的不安全性的概率及损失的不确定性,包括饮用水水量风险、水质风险、保证率风险等;狭义的饮用水风险是指由于自然的和人为的原因所造成的饮用水水质不安全性的概率及损失的不确定性,如农村饮用水水质健康风险、城市饮用水水质健康风险、饮用水水厂消毒副产物风险等,其特点是强调饮用水水质的安全性,核心是人体健康。

总之,风险一词的定义十分广泛,其基本的核心含义是"未来结果的不确定性或损失"和"个人和群体在未来遇到伤害的可能性以及对这种可能性的判断与认识"。如果采用恰当的措施使破坏或损失的概率降低至人们可以容忍的范围内或不出现,则风险可能带来机遇和效益。

一、风险评估

风险评估指在某一风险事件发生之前和之后的持续时间内,对该事件给人类生命财产等各个方面可能造成的不利影响和损失进行量化评价的全过程,即量化、测评某一事件或事物可能带来的不利影响或损失程度的全过程。风险评估的内容主要包括界定风险,界定风险作用的方式,界定风险后果。

目前,国内外普遍采用的风险评估程序是 1983 年美国国家科学院(NAS)提出的"四步法",具体步骤如下:

第一步:危害鉴别。寻找可能造成风险的各种因素,确定这些因素的确定性与不确定性性质特性。

第二步:剂量-反应评估。确定暴露群体对某一种致灾因子的暴露范围与其反应的范围及可能性之间的关系。

第三步:暴露评估。确定潜在承担者的数量及区域分布。所谓"暴露",是指致灾因子与承担者在时间、空间上的重叠,仅仅当存在这种接触或者暴露时,一个致灾因子才会构成风险。

第四步:危险度特征分析。本步骤是将风险评估与风险管理联系起来的桥梁和纽带。基于暴露评估与强度-反应评估成果,通过综合分析,从而得到定量的风险估计数值,并清晰地表达出关键的假设与不确定性的来源。

风险度也称"危害度""危险性",是指一种物质在具体的接触条件下,对机体造成损害可能性的定量估计。广义上,风险度是指危险因素(与发生疾病有联系,不一定是充分致病因子)导致不良结果的概率。

风险度评价则是对人类接触有害因素或有害环境条件所产生的潜在健康危

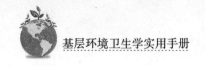

害作出系统和科学判断的过程，一般根据化合物对机体造成损害的能力和与机体可能接触的程度，以定量的概念进行估计，并用预期频率表示，即基于毒理学试验、化学物接触、人群流行病学等资料数据的科学分析，确定接触外源化学物后对公众健康危害的可能性，发生损害效应的性质、强度、概率，确定可接受危险度水平和相应的实际安全剂量，为管理部门制订和修正卫生标准，制订相应法规，确定污染治理的先后次序，评价治理效果提供科学依据的过程。

风险度评价是流行病学的基本研究方法，在探索疾病的病因方面已经取得了显著的成绩，并得到广泛应用。最经典的案例当属对吸烟与肺癌的关联研究。

二、健康风险评估

健康风险评估是指通过恰当的模型计算和估计有毒物、有害物的危害对人体健康的影响程度的概率大小，提出恰当的削减风险危害的方案和正确对策，也就是说，人们通过大量收集与分析的个人健康信息情况，提出并构建个人生活方式、生存环境、遗传特性等因素与个人健康状态之间的定量化相关关系，预测个人在未来的一段时间内可能发生某种特定疾病或者因某种特定疾病导致死亡的概率，其主要目的就是评估健康状态、计算健康风险强度等。健康风险评估本质上属于一种分析方法或工具，其目的在于估计在某一特定时间段内的特定疾病或者因某种特定疾病导致死亡发生的概率的大小，而不在于作出明确的诊断。健康风险评估与生态风险评估，是环境风险评价的两个重要组成部分。

因此，可将农村饮用水健康风险定义为：农村居民通过摄入不良饮用水的方式，致使不良饮用水中的危害物的毒性和污染物的摄取量可能危害人体健康的程度或者概率的大小。

三、健康风险评估的几个概念

1.剂量

剂量的概念十分广泛，主要有：

(1)机体本身的或机体接触到的外源化学物的数量。

(2)外源化学物吸收进入机体的数量。

(3)外源化学物在主要组织器官、体液中的浓度。

由于外源化学物被吸收的量或在体内组织中的浓度或含量不易准确测定，所以一般剂量概念是指给予机体的或机体接触的外来化学物的数量。剂量的单位通常是以机体生存环境中的浓度，如饮用水通常以 mg/L 表示。

剂量是决定外源化学物对机体造成伤害作用的最主要因素，同一种化学物，

不同剂量对机体的性质和程度不同,毒理学中常用的剂量概念有:

(1)致死剂量:指以机体死亡为观察指标而确定的外源化学剂量。按可引起机体死亡率的不同而分为以下几种致死剂量:①绝对致死剂量(LD_{100}),是指引起所观察个体全部死亡的最低剂量或实验中可引起实验动物全部死亡的最低剂量;②半数致死剂量(LD_{50}),亦称"致死中量",是指引起一群个体50%死亡时所需剂量;③最小致死量(MLD 或 LD_{min} 或 LD_{01}),是指在一群个体中仅引起个别死亡的最低剂最;④最大耐受量(MTD 或 LD_0),是指在一群个体中不引起死亡的最高剂量。

(2)半数效应剂量(ED_{50}):是指外源化学物引起机体某项生物效应发生50%改变所需的剂量。

(3)最小有作用剂量(LOAEL)或中毒阈值:是指外源化学物按一定的方式或途径与机体接触时,在一定时间内使某项灵敏的观察指标开始出现异常变化或机体开始出现损害所需的最低剂量。

(4)最大无作用剂量(NOEL):是指外源化学物在一定时间内按一定方式或途径与机体接触后,用目前最为灵敏的方法和观察指标,未能观察到任何对机体损害作用的最高剂量。NOEL 是根据慢性毒性试验的结果确定的,是评定外源化学物对机体损害的主要依据,是制订每日容许摄入量、最高容许浓度的主要依据。

2. 化学物质毒性

根据不同的性质,物质可以分为生物性危害物、物理性危害物和化学性危害物,现分述如下:

(1)生物性危害物:主要指各种病原微生物,可导致介水传染病比如伤寒、细菌性痢疾、病毒性肝炎、血吸虫病等的传播和流行。一般而言,经过常规饮水消毒处理和加强水源卫生管理就能基本保障饮用水生物性污染物问题。

(2)物理性危害物:主要包括各种放射性物质,可以诱发、引导人体细胞发生基因突变、先天性畸形、癌变等。饮用水水源的水体中放射性污染程度一般很轻微,常常低于检测范围。

(3)化学性危害物:主要指有机和无机化学物,能引起慢性中毒、人体急性、致畸、致癌、致突变等远期危害,如日本甲基汞污染引起的水俣病和镉污染引的骨痛病。目前,饮用水水质安全的威胁主要来自化学危害物,常规的饮用水处理工艺对于去除绝大部分化学性危害物还无能为力。因此,我国卫生部于 2001 年颁布实施的《生活饮用水水质卫生规范》中规定的常规检验项目与非常规检验项目中的 70 项毒理学指标和附录 A 中添加的 30 项指标均直接针对源水。

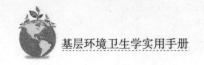

根据其对人体危害性质的不同,化学危害物可以分为致癌污染物和非致癌污染物。美国环保局(USEPA)通过分析流行病学、临床统计资料以及动物实验数据,根据化学致癌物质对人体和动物致癌证据的充分程度将其分为 A 类(致癌)、B1 类(很可能致癌)、B2 类(可能致癌)、C 类(可疑致癌);国际癌症研究署(IARC)也作了类似分类。

化学物质的非致癌毒性包括神经毒性、生殖毒性和发育毒性,现分述如下:

①神经毒性是指由于暴露于生物、物理和化学物质等有害环境条件下所致的中枢神经系统以及外周神经系统的结构或功能上的不良变化,可表现为神经化学、神经生理学、神经行为学和形态学等方面的改变。

②生殖毒性指的是暴露环境中危害物质引起的雄性或雌性生殖系统产生的不良反应或损害,是指可能造成对成人性功能或生育能力的不良影响,同时包括其后代产生的发育毒性,表现为对雄性或雌性生殖器官、内分泌系统和后代发育的毒性。迄今为止,已报道至少 50 种广泛使用的化学物质(如邻苯二甲酸酯类、有机农药、黄酮)以及重金属(如铅、汞、锰、铬等)对实验动物具有生殖毒性。

③发育毒性是指在个体发育期间由于外源性物理化学因素的毒性而产生的改变,可通过损伤功能、引起生长迟缓发育体长期存活,不同接触时期和接触程度可导致到达成体之前诱发的任何不良影响,包括在胚期和胎期诱发或显示的影响,以及在出生后诱发和显示的不良影响。

化学物质的致癌毒性亦称"化学致癌",是指化学物质引起正常细胞发生恶性转化并发展成肿瘤的过程,具有这种作用的化学物质称为"化学致癌物"。化学致癌是指化学物质引起正常细胞发生良性和恶性肿瘤的过程。具体来说,接触化学致癌物人群或实验动物可出现以下几种反应形式:某一肿瘤的发生率增高;出现新的肿瘤类型;肿瘤潜伏期缩短,平均肿瘤数增加(多发性)。具有诱发肿瘤形成能力的化学物称为"化学致癌物"。

四、健康危险度评价的应用

健康危险度评价已经成为许多国家环保及卫生部门管理决策的组成部分,它在保护环境及人群健康,制订卫生标准及进行卫生监督,确定防治对策等方面都起了十分重要的作用。现行的健康危险度评价主要应用在以下几个方面:

(1)预测预报在特定环境因素暴露条件下,暴露人群终生发病或死亡的概率。

(2)对各种有害化学物或其他环境因素的危险度进行比较评价,排列治理次序,用于新化学物的筛选,并从公共卫生、经济、社会、政治等方面进行论证及各种经济效益、利弊分析，为环境管理决策提供科学依据。

(3)有害物质及致癌物环境卫生标准的研制，提出环境中有害化学物及致癌物的可接受浓度，同时研制有关法规、管理条例，为卫生监督工作提供重要依据。

健康危险度评价已在世界许多国家展开。由于各国目前制订的危险度管理法规不同，一些国家或国际组织制订的健康危险度评价原则和方法学有所差异。国际化学安全规划署自1993年以来已多次召开专门会议，探讨致癌物健康危险度评价方法的国际标准化问题。目前，许多研究者对现行环境健康危险度评价体系仍感到不太完善，如涉及的多种不确定因素如何增加确定性；外推模型如何更接近真实性；对具有低剂量暴露产生兴奋效应而高剂量出现抑制作用的所谓"毒物刺激作用化合物"如何进行剂量反应关系认定等。目前仍以美国提出的"四步骤模式"为实施的基本框架。健康危险度评价中如何对待易感人群的问题等都有待进一步研究和发展。

第二节　水质健康风险评估方法与指标

健康风险评估是描述人类暴露于环境有害因子之后，可能出现的不良健康效应的特征，它是以毒理学、流行病学、环境监测和临床医学资料等为基础，判定潜在不良健康效应的性质；在特定暴露条件下对不良健康效应的类型和严重程度作出估计和外推；对不同暴露强度和时间条件下受影响的人群数量和特征给出判断；对所存在的公共卫生问题进行综合分析。

农村饮用水源健康风险评估主要是针对农村地区居民饮用水源水质开展的健康风险评估工作，根据评估结果提出合理的解决方案。

一、健康风险评估方法

本书采用美国国家科学院提出的风险评估"四步法"，即危害鉴别、剂量-反应评估，暴露评估和风险表征四个方面进行研究。"四步法"中的各部分内涵分述如下：

(一)危害鉴别

危害鉴定(hazard identification)是健康危险度评价的首要步骤，属于定性评价阶段，其目的是确定在一定的接触条件下，被评价的化学物是否会产生健康危害及其有害效应的特征。根据污染物的生物学和化学资料，通过筛选饮用水中的污染物判定是否对饮用人群健康产生危害，分析各国或组织机构提出的健

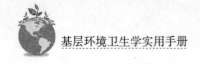

康风险评估程序,其最初阶段的工作都是收集与分析研究区数据,这里是指对水源地信息进行调查和分析,识别可能的研究区域的范围,初步判定直接或潜在污染源和途径。

危害鉴定依据主要来自流行病学和毒理学的研究资料。流行病学资料可直接反映人群暴露后所产生的有害影响特征,不需要进行种属的外推,是危害鉴定中最有说服力的证据。应用于危害鉴定的流行病学研究的要求是:①对照组与暴露组选择适当;②混杂因素和其他各种偏倚的考虑和排除;③有害效应的特异性;④观察的人群应足够大,观察时间应超过潜伏期。然而,由于流行病学研究本身的一些局限性,使其资料在健康危险度评价中的实际应用受到了一定的限制。

危害鉴定中,明确毒作用或健康有害效应的特征和类型是很重要的。健康有害效应一般分四类:致癌(体细胞致突变性)、致生殖细胞突变、发育毒性、器官/细胞病理学损伤。前两类效应有遗传物质损伤,属无阈值毒物效应,后两类属有阈值毒物效应。非遗传毒性致癌物应属于有阈化学物。无阈值和有阈值毒物在后续评价中将采用不同的方法。

国际权威机构对致癌性已作出评价的化合物,可直接应用其结果;IARC 已列为 1 类、2A 类和 2B 类的化合物不必进行危害鉴定。若被评价的化学物在一定的暴露条件下不会产生健康危害,则其评价工作就此终止。否则,按评价程序继续逐步进行。

(二)剂量-反应关系评定

剂量反应关系评定是环境化学物暴露与健康不良效应之间的定量评价,是健康危险度评价的核心,通常通过人群研究或动物实验的资料,确定适合于人的剂量-反应曲线,并由此计算出评估危险人群在某种暴露剂量下危险度的基准值。有阈化学物剂量反应评定一般采用 NOAEI 法推导出参考剂量或可接受的日摄入量,而无阈化学物的剂量反应评定的关键是通过一些数学模型外推低剂量范围内的剂量反应关系,并由此推算出终生暴露于一个单位剂量的化学物质中导致的超额危险度。

剂量-反应评估是毒理学中确定有毒有害物质毒性类型和大小的一种最重要方法,主要探讨某化学物质在什么条件下导致产生某种致毒作用,并试图了解接触量与毒性反应之间的定量关系。通常认为大部分致癌物在任何剂量下都可能产生风险,但是接触致癌物在超过一定量(阈剂量)时才产生致毒作用。人类活动总会有风险相伴随,接触和使用化学物质也要冒一定的风险,关键在于发生风险的可能性有多大,一般来说分为以下几种:

（1）急性危害，暴露历时在 2 周以内，通常针对突发性污染事故短历时高浓度污染排放的情形。

（2）亚慢性危害，暴露历时为 2 周至 7 年，通常针对突发性污染事故结束后污染物在环境中后期残留的情形。

（3）慢性危害，暴露时间大于人均寿命的 10%，如人均寿命为 70 年，则暴露历时至少大于 7 年甚至终生，主要针对常规污染状况下污染物长历时低浓度暴露的情形。

饮水是人体终生的必需并且水源地源水中化学物浓度通常很低，因此其对人体的危害主要是慢性危害。根据危害物导致人体疾病类型的不同，可将危害物的慢性危害效应分为致癌效应和非致癌毒害效应。不同的危害效应其致病的毒理学机理是不一样的，因此其剂量-反应评估亦是不同的。放射性核素和化学污染物的致癌效应通常用致癌物的斜率因子来表示暴露剂量与致癌概率之间的定量关系；化学污染物的非致癌慢性毒害则通常用参考剂量来表示暴露剂量与人群健康效应间的定量关系。

1. 非致癌性剂量-反应评估

非致癌风险的标准建议值，即参考剂量（RfD 值）往往是根据化学物质的阈值计算出来的。非致癌性评估的本质就是通过估计化学物质的致毒阈值而开展的评价工作。一般来讲，人们普遍认为化学危害物质的非致癌性剂量-反应关系当中普遍存在着阈值现象，即化学危害物质低于某剂量时，不会产生可观察到的任何对机体有影响或损害的现象。

非致癌效应阈值的表征方法主要有以下三种：

（1）第一种是指不能观察到不良反应的受试物的最高剂量，也就是"不可见有害作用水平"（NOAEL）。

（2）第二种是指可观察到出现不良反应时受试物的最小剂量，也就是"最低可见有害作用水平"（LOAEL）。

（3）第三种是指对应于所定义的效应水平，即某一不良健康效应的有效剂量，也就是"基准剂量"（BMD）。

近年来，多推荐采用 BMD 代替 NOAEL，采用 BMD_x 代替 NOAEL 时的 RfD 计算公式为：$RfD = BMD_x / UFs \times MF$。

式中，BMD_x 为 $x\%$ 反应率的基准剂量，UFs 为不确定性因子系数，MF 为修正因子。

2. 致癌性剂量-反应评估

无阈化学物质通常指致癌化学物，是已知或者假设其作用是无阈的，即大于

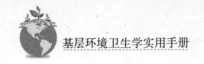

零的所有剂量都可以诱导出致癌反应的化合物。因此,致癌效应也称"无阈效应",是指癌症效应在最低剂量下就可能出现。理解致癌作用的机理非常重要,近年来对癌症的剂量-反应关系研究表明,能产生基因毒性的致癌物的致癌效应为非阈效应。量化致癌效应的最常用的毒性指标是斜率系数及与之相联系的致癌能力分级系统。致癌强度系数是指受试动物或人体终生接触剂量为 mg/(kg·d)致癌物时可能引起的终生超额危险度。当以动物实验资料为依据时,其值为剂量-反应关系曲线斜率的 95%可信限上限;根据人群流行病学调查资料为斜率的最大似然估计值。

(三)暴露评估

如果没有暴露的话,化学物质即使有毒也不会对人产生危害。因此,人群的暴露评价(exposure assessment)是健康危险度评价中的关键步骤。通过暴露评价可以测量或估计人群对某一化学物质暴露的强度、频率和持续时间,也可以预测新型化学物质进入环境后可能造成的暴露水平(剂量)。

暴露剂量分为外暴露剂量和内暴露剂量。确定外暴露剂量时,首先应调查和检测明确暴露特征,包括:有毒物质的理化特性及排放情况,在环境介质中的转移及分布规律,暴露途径、暴露浓度、暴露持续时间等。一种暴露途径的暴露剂量可用相应途径的环境介质中的测定浓度估计,多种暴露途径的暴露剂量应根据对多种环境介质的测定值计算总暴露剂量。内暴露剂量可通过测定内暴露剂量的生物标志来确定或根据外暴露剂量推算(内暴露剂量摄入量×吸收率)。内暴露剂量比外暴露剂量更能反映人体暴露的真实性,提供更为科学的基础资料。暴露人群的特征包括人群的年龄、性别、职业、易感性等情况。

在对饮用水水质进行健康风险评估时,暴露评估包括:测定饮用水中污染物的浓度,确定饮用人群的范围、性别、年龄结构和活动特性,估计人群的饮水率、饮水持续时间、暴露频率等参数,然后根据这些信息计算饮用人群的日均暴露剂量。

通过暴露评估,可以探寻饮用水中有害物质暴露与疾病发生的关联性,即因果关系;还可建立暴露程度的高低和疾病发生概率或者症状严重程度的反应关系,即剂量-反应关系;并提供暴露管制标准建立的基本资料数据,即风险评估。

1.暴露途经分析

暴露途经分析是指分析饮用水中化学物质从污染源到暴露点的可能路径以及人群饮用水的暴露方式,建立饮用水中化学物质由污染源—污染物迁移—暴露点—人群暴露方式的暴露途径物理模型。

2.最大合理暴露情形的确定

暴露浓度、摄取速率、暴露频率、暴露期、体重和平均时间等是影响人体暴露的因素,如表 4-1 所示。

表 4-1 暴露影响因素

影响因素	含义
暴露浓度	实际应用中,一般是将暴露期内饮用水中各物质浓度的算数平均数作为暴露浓度
摄取速率	指机体通过呼吸道以及消化道摄入一种甚至多种物质的总和
暴露频率和暴露期	主要根据水源地人群实际暴露情况确定暴露期和暴露频率,一般以常住人口为重点评价对象
体重	一般以暴露期内农村饮用人群的平均体重表示
平均时间	非致癌效应评估时,平均时间等于暴露期;致癌效应评估时,平均时间等于人群平均寿命

表 4-1 中,暴露浓度、摄取速率、暴露频率、暴露期、体重和平均时间等每一个变量均有一定的取值范围。为了使暴露评估能够更加客观地反映客观实际情况,确定合理的最大暴露情形时,必须对各个变量进行综合考虑。影响饮用水中化学物质对人体健康作用的因素主要有:

(1)剂量以及个体的敏感差异性。决定饮用水某种组分对人体健康是否有害的重要因素是其含量的多寡。同时,个人的健康、生理状况、遗传基因、年龄和性别等都可能影响人体对环境异常变化的反应强度、性质,甚至改变危害物对人体的作用。

(2)作用时间。当长时间对重金属以及其他许多化学元素的摄取量大于排泄量时,就可能导致其在体内蓄积并达到中毒阈值,即重金属以及其他许多化学元素所具有的蓄积性。元素在体内蓄积的大小程度主要取决于两个方面:元素和器官组织的亲和力以及在生物体内的半衰期长短。一般而言,半衰期越长,蓄积量也就越大,该元素在体内就越难排出。

(3)化学元素的相互作用。不同的化学元素在体内的作用常常不是单一进行的,当两种或两种以上元素作用于人体时,机体的反应往往表现为相互无影响、相加作用、相乘作用和拮抗作用四种情况。

3.化学物的量化

化学物的量化也称"暴露浓度",是指获取暴露期内暴露点的污染物平均浓度。具体到饮用水，就是指确定饮用水中化学物质的暴露浓度，可以利用日常监测数据或者采用化学物质在水环境中的迁移转化模型来计算，主要方法有三种：直接检测法、生物检测法和根据暴露情形假设估计暴露。饮用水是人群所能直接接触的监测介质，因此可以直接使用监测数据(即通过检测一定时间内与人体直接接触的饮用水中化学物质的浓度)来计算暴露浓度。

4.化学物质摄取量化

进入人体血液，作用于人体组织、器官的有效剂量称为"化学物质摄取量"。通过饮水对化学物质的摄取量往往是根据潜在剂量、实用剂量或内部剂量计算出来的，主要原因是研究水平的限值和安全的考虑。摄取量往往是以单位时间单位体重人体摄取的饮用水中化学物质数量进行计算。本书主要针对饮水摄入和皮肤接触两种途径进行研究，其日均暴露剂量 CDI 的计算公式如下：

经口摄入：CDI=C×IR×ABS×EF×ED/BW×AT。

经皮肤接触：CDI=C×SA×Kp×EV×ET×EF×ED×CF/BW×AT。

式中，C 为水中污染物的实测浓度，单位为 mg/L；IR 为饮水率，单位为 L/d；ABS 为胃肠吸收系数，与污染物质有关；EF 为暴露频率，单位为 d/a；ED 为暴露持续时间，单位为 a；BW 为居民平均体重，单位为 kg；AT 为预期寿命，单位为 d；SA 为皮肤暴露面积，单位为 cm^2；Kp 为污染物的皮肤渗透系数，单位为 cm/h；EV 为洗澡频率，单位为 d/event；ET 为洗澡时间，单位为 h/d；CF 为体积转换因子。

(四)危险度特征分析

危险度特征分析(risk characterization)是危险度评定的最后步骤，它通过综合暴露评价和剂量反应关系评定的结果，分析判断人群发生某种危害的可能性大小，并对其可信程度或不确定性加以阐述，最终以正规文件的形式提供给危险管理人员，作为他们进行管理决策的依据。

对有阈化学物，若把参考剂量相对应的可接受危险度定为 10^{-5}(可接受危险度是指为社会公认为公众可接受的不良健康效应的概率，可因条件的变更而改变，波动范围为 $10^{-6} \sim 10^{-3}$ 或 $10^{-7} \sim 10^{-4}$)，可计算出：①人群终生超额危险度；②人群年超额危险度；③人群年超额病例数。

对无阈化学物可算出：①人群终生患癌超额危险度；②人均患癌年超额危险度；③人群超额患癌病例数。

危险度特征分析是指在前三个阶段所获得的数据基础上，估算在不同暴露条件下人群可能产生的健康风险水平或某种健康效应发生的概率，分析评价过程中的不确定性因素，提供人群暴露于有害物质的健康风险信息，为环境管理和决策提供科学依据。根据化学污染物健康危害效应的不同,风险表征计算的具体公式有所差别。

1.非致癌物单因子风险

一般认为,非致癌健康效应是阈值效应,低于阈值则认为不会产生不利于人体健康的影响。非致癌风险通常采用危害商(HQ),其计算公式如下:

$$HQ=CDI/RfD$$

式中,CDI 为人体的日暴露剂量,单位为 mg/(kg·d);RfD 为参考剂量,单位为 mg/(kg·d)。

2.非致癌物组合因子风险

假设各有毒物质对人体健康的非致癌效应呈叠加关系,而非协同或拮抗关系,则暴露途径累积非致癌危害指数的计算公式为:

$$HI=\sum CDI_i/RfD_i$$

式中,HI 为暴露途径累积非致癌危害指数;CDI_i 为第 i 种污染物的日常暴露剂量,单位为 mg/(kg·d);RfD_i 为第 i 种污染物的参考剂量,单位为 mg/(kg·d);n 为某暴露途径非致癌污染物数量。

对于给定的物质,若 HI 大于 1,则其可能对人体健康造成不利的非致癌效应,必须立即采取措施限制暴露;若 HI 小于 1,表明其对人体健康所造成的不利影响在可接受水平。对于多种物质,HI 值越大,其对人体健康所造成的不利非致癌效应发生的可能性越大,反之越小。特别注意的是,即使是单个污染指标的平均每日暴露剂量低于各自的参考剂量,全部污染物质的总风险也可能远大于 1。

3.致癌物单因子风险

根据健康风险表征方法,污染物致癌风险、暴露途径累积致癌风险、暴露途径同种污染物累积致癌风险和综合致癌风险均是致癌风险的不同表示方式。单因子致癌风险的计算公式为:

$$R=CDI\times SF(R<0.01)$$
$$R=1-\exp(CDI\times SF)(R\geq 0.01)$$

式中,R 为致癌风险,表示某人群癌症发生的概率或人体终生超额患癌症的概率,通常以一定数量人口中出现癌症患者的个数表示;CDI 为日平均暴露剂量,表示致癌物质在单位体重平均每日内的摄取量,单位为 mg/(kg·d);SF 为斜率因子,单位为 mg/(kg·d),表示人体终身暴露于某种致癌污染物一定剂量(每日每千克体重)时可能引起的终生患癌症的风险度。

4.致癌物组合因子风险

多种致癌物组合致癌风险的计算公式为:

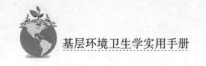

$$R_t = \sum R_i$$

式中，R_t 为组合致癌风险，R_i 为第 i 致癌污染物的致癌风险，$i=1,2,\cdots,n$。

5. 总风险

总风险即综合风险，为同一暴露人群各个暴露途径叠加致癌或非致癌风险的总和。在计算同一物质多种暴露途径、多种物质同一暴露途径以及多种物质多种暴露途径的致癌风险时，如果没有明确的资料表明各种物质各暴露途径之间的致癌关系时，为了便于安全考虑，其总风险为各种物质各暴露途径的风险之和。

三、健康风险评估指标

(一)指标分类

第一类为风险评价指标，包括风险表征指标(如致癌风险、非致癌风险或危害指数等)和风险评价标准(如致癌斜率因子、非致癌参考剂量等)。

第二类为生理学指标，就是与暴露人群属性相关的指标，如体重、寿命、日饮水量、皮肤暴露面积等。

第三类是与化学物质性质相关的指标，包括胃肠吸收系数(ABS)、皮肤渗透系数(Kp)等。

健康风险包括群体风险和个体风险。所谓"群体风险"，指的是一定时间内群体中可能产生某一负面健康效应的个体数；所谓"个体风险"，指的是研究群体中的个体所承受的风险，通常选择群体中有代表性的部分个体或全部计算个体风险，并与群体风险进行比较，从而确定高风险人群，如敏感人群、高暴露人群往往成为风险评价的重要对象。对于敏感人群，如果能明确其敏感性特征，则必须将其视为一个特殊的群体，即亚人群，选择与整个群体不同的剂量反应效应关系单独进行风险评估。

(二)风险评估指标

1. 风险表征指标

本书采用参专剂量(或参考浓度)RfD、斜率因子 SF 分别作为非致癌风险、致癌风险的评估标准，其主要理由有两点：一是本书中所谓的"健康"指的是人体组织、器官和系统等发生病变；二是参考剂量(或参考浓度)RfD、斜率因子 SF 的推导是基于关键临界效应的研究而得出的。

目前，许多国家以及组织机构的健康风险评估标准千差万别，有的标准尽管内涵相同，但表述方式各异。本书采用的健康风险评估标准如表 4-2 所示。

表 4-2   非致癌风险评估标准

暴露时间	参考值	饮水暴露
急性暴露	A-RfV	$A\text{-}RfD_0$
短期暴露	S-RfV	$S\text{-}RfD_0$
长期暴露	L-RfV	$L\text{-}RfD_0$
慢性暴露	C-RfV	$C\text{-}RfD_0$

(1)如果摄取方式不加以区分,则非致癌风险评估的标准统称为"参考值"(RfV),而根据暴露时间的不同分别称为"急性参考值"(A-RfV)、"短期暴露参考值"(S-RfV)、"长期暴露参考值"(L-RfV)和"慢性参考值"(C-RfV);

(2)以参考剂量(RfD)表示饮用水经口暴露方式的评价标准,表示为 RfD_0。

(3)在综合考虑上述两点的基础之上,分别区分出急性、短期、长期和慢性暴露。

(4)致癌风险评估采用 USEPA 推荐的斜率因子,经口暴露的斜率因子以 SF 表示。

2.风险的判定

风险判定主要包括风险判定条件、国际上普遍采用的最大可接受水平和可忽略水平、评价标准确定和风险评价内容等。

最大风险可接受水平的判定条件为:①风险水平低于任意定义的概率;②风险低于可忍受水平;③风险水平低于群落中疾病负担总数中任意定义的分数;④降低风险的成本大于节约的成本;⑤机会成本应该更多地用于其他更紧迫的公共问题上;⑥公共健康专家认为这种风险水平是可接受的;⑦公众认为这种风险水平是可接受的;⑧政治家认为这种风险水平是可接受的。

通常,国际上采用非致癌危害指数和致癌风险来分别表征个体或群体的非致癌风险和致癌风险。

非致癌危害指数为人体日摄取量和参考值的比值,并以"1"作为非致癌风险警戒值,如果计算出的危害指数大于1,认为暴露于此环境很可能会产生危害性健康反应;如果计算出的危害指数小于1,表示低于人体会产生危害性健康反应的最低剂量,很可能不会产生危害性的健康反应。

致癌风险表示一定数量人口出现癌症患者的个体数,常常以人体终生日摄取量和斜率因子描述。国际上普遍采用风险最大可接受水平和可忽略水平来评价,如表 4-3 所示。

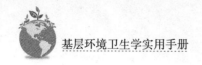

表 4-3　　　　　部分机构推荐的风险最大可接受水平和可忽略水平

机构	最大可接受水平/a	可忽略水平/a
美国环保局	1×10^{-4}	
瑞典环保局	1×10^{-6}	
荷兰建设和环保部	1×10^{-6}	1×10^{-8}
英国皇家学会	1×10^{-6}	1×10^{-7}
国际原子能机构		5×10^{-7}
国际放射防护委员会	5×10^{-5}	

本书将分别以 10^{-6} 和 1 为致癌和非致癌风险的最大限值,即健康风险最大可接受水平。

(三)生理学指标

1.体重

体重与性别、年龄、生活方式、地域等因素密切相关,需要根据暴露人群的特征进行确定。有研究人员在前人研究成果基础上,推算出我国成年男性体重平均值为 62.70 kg,成年女性平均值为 54.40 kg。体重的确定常采用统计学方法,在建立了体重与年龄的关系后,即可根据暴露人群的年龄结构加以确定。

2.人均寿命

据 2007 年 WHO 报告,中国男、女寿命分别是 71 岁和 74 岁,平均为 72 岁。同时,《中国疾病与癌症报告》指出身患慢性病或癌症与年龄成正比,即年龄越大,癌症或者慢性病的患病率越高,并且 70% 以上的癌症患者为 60 岁以上的老人。

3.饮水率

作为 HRA 的关键暴露参数之一,饮水率决定着人体对饮水中危害物暴露和 HRA 的准确性。有研究人员采用问卷调查和实际测量等方法,研究了我国北方某地城市和农村 2500 名居民的夏、秋季直接饮水和间接饮水特征,分析结果表明:该地区男性、女性和全体被调查者饮水率平均值分别为 2852.8 mL/d、2586.4 mL/d 和 2720.5 mL/d,各年龄段居民的间接饮水率在总饮水率中所占比重平均值达 62.4%;全体被调查者的直接饮水率比美国和日本分别高 36.0% 和 54.05%。

4.皮肤暴露参数

人体的皮肤是一个复杂的多层次、多通道的生物膜,具有复杂的结构和功能。皮肤暴露途径作为污染物进入人体的暴露途径之一,是最近 10 年才得到认识和研究的。皮肤暴露可能发生在不同的环境介质中,包括水、土壤、空气等,影响这些介质中污染物的皮肤暴露途径吸收剂量的暴露参数很多,包括皮肤体表面积、化合物-皮肤吸收系数、土壤皮肤黏附系数等。有人研究了我国居民的皮肤表面积,结果表明我国成年男性和成年女性的皮肤表面积分别为 1.697 m^2 和 1.531 m^2,与美国成年男性和成年女性的皮肤表面积相比,分别低 15% 和 10%。《日本暴露手册》中指出,日本男性和女性的皮肤表面积平均值分别是 1.69 m^2 和 1.51 m^2。

第五章　公共场所卫生

公共场所卫生是人类生活环境的重要组成部分之一,在自然环境和人工环境的基础上,根据公众活动的需要,由人工建成的具有服务功能的封闭式或开放式公共建筑设施,供公众进行学习、工作、休息、文体、交流、交际、购物、美容等社会活动的临时性生活环境。对公众来说,它是人为的生活环境;对公共场所的从业人员来说,它又属于职业环境。可以说,公共场所与人们的日常生活密切相关。因此,确保公共场所拥有良好的卫生状况有利于公众的身心健康。

第一节　概述

一、公共场所的卫生学特点

公共场所卫生学特点如下:

(1)人群密集,流动性大。公共场所在一定的空间和时间内接纳众多人群,不同性别、不同年龄、不同职业、不同身体状况的人员密切接触,给疾病传播提供了机会。

(2)设备及物品易被污染。由于公共场所的设备和物品供公众长期反复使用,极易造成致病微生物污染,如不消毒或消毒不彻底,可通过交叉污染危害人群健康。

(3)涉及面广。无论城乡,只要是有人群居住的地方,都会有大小不一、数量不等、建筑各异及功能不同的公共场所,因而涉及的面广。

(4)从业人员流动性大,素质参差不齐。随着市场经济的不断增多,从业人员数量也随之增加,这些人员卫生知识匮乏,素质参差不齐,给卫生制度的落实和卫生监督工作的开展带来了一定困难。

二、公共场所卫生研究的内容

公共场所卫生涉及环境卫生学的诸多领域,包括大气卫生、饮用水卫生、室内空气卫生以及噪声、采暖、采光、照明、公共用品污染等。公共场所卫生就是研究自然或人为的各种公共场所中存在的环境卫生问题,阐明其对公众健康产生的影响,制订公共场所的卫生标准和卫生要求,制订改善公共场所卫生的措施,预防和控制疾病,保障公众健康。

三、公共场所的分类

根据国务院1987年4月1日发布的《公共场所卫生管理条例》,目前能依法进行卫生监督的公共场所有:

(1)住宿与交际类场所(8种):宾馆、饭馆、旅馆、招待所、车马店、咖啡馆、酒吧、茶座。

(2)洗浴与美容美发场所(3种):公共浴室、理发店、美容店。

(3)文化娱乐场所(5种):影剧院、录像厅(室)、游艺厅(室)、舞厅、音乐厅。

(4)体育与娱乐场所(3种):体育场(馆)、游泳场(馆)、公园。

(5)文化交流场所(4种):展览馆、博物馆、美术馆、图书馆。

(6)购物场所(2种):商场、书店。

(7)就诊与交通场所(3种):候诊室、候车(机、船)室、公共交通工具(汽车、火车、飞机、轮船)。

近年来,由于我国经济和社会的快速发展和国家相关职能的调整,已有部分公共场所不在卫生监督的范围之内:

(1)按照《国务院关于整合调整餐饮服务场所的公共场所卫生许可证和食品经营许可证的决定》(国发〔2016〕12号)的要求,取消地方卫生部门对饭馆、咖啡馆、酒吧、茶座4类公共场所核发的卫生许可证,有关食品安全许可内容整合进食品药品监管部门核发的食品经营许可证,由食品药品监管部门一家许可、统一监管。

(2)根据《国务院关于第六批取消和调整行政审批项目的决定》(国发〔2012〕52号)的要求,取消了对公园、体育场馆、公共交通工具所核发的卫生许可。

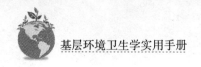

第二节　公共场所与人群健康

公共场所卫生工作的核心是创造良好、方便、舒适和卫生的环境,预防疾病,保障公众健康。公共场所属于生活环境,大多数具有围护结构,因而许多环境因素与居室、办公场所相似,空气中可以存在物理性、化学性、生物性及放射性因素。公共场所常见的危害健康事故主要包括:

(1)因微小气候或空气质量不符合卫生标准所致的虚脱或休克。

(2)饮水受到污染而发生介水传染病流行。

(3)放射性物质污染公共设施或场所造成的内照射或外照射健康损害。

(4)公共用品用具、卫生设施被污染所致的传染性疾病。

(5)意外事故造成的一氧化碳、氨气、氯气、消毒杀虫剂等中毒。

公共场所存在许多有共性的环境问题,但不同场所因结构、功能不同,存在的环境因素也不尽一致,因而产生的健康问题可以多种多样。例如,住宿与交际场所常因空调不洁引起军团菌病,集中空调通风系统有可能造成病原微生物播散,餐具消毒不彻底及饮食和饮水不卫生所导致的传染性疾病;洗浴和美容场所中公共用品用具污染引起皮肤癣、化脓性球菌感染、阴道滴虫病、肠道传染病、寄生虫病和性病等的传播和流行;文化娱乐场所中因空气污染引起呼吸系统疾病传播;体育与娱乐场所因水质污染引起脚癣、传染性软疣、流行性出血性结膜炎等传染病的传播。因此,针对不同公共场所对人群健康的影响应采取相对应的措施。

第三节　公共场所的卫生要求

为了加强对公共场所的卫生监督,创造更好的公共场所卫生环境,防止疾病的传播,保障人民的健康,我国卫生部于 1996 年发布了一系列《公共场所卫生标准》,对相应公共场所的经常性卫生要求、设计卫生要求、监测指标及限值都作了具体规定。2019 年 4 月,国家颁布了新的《公共场所卫生设计卫生规范》,新规范细化了公共场所的经常性卫生要求,增加了公共场所卫生管理和从业人员卫生要求的内容,故本节以新的《公共场所卫生设计卫生规范》为基础进行编写。

一、公共场所的基本卫生要求

(一)基本要求

(1)公共场所的设计应符合 GB 50352 的要求,并根据场所类别和卫生特征进行设计。

(2)公共场所物理因素、室内空气质量、生活饮用水、游泳池水、沐浴用水、集中空调通风系统、公共用品用具的卫生要求应满足 GB 37488 的要求。

(3)应急通道、安全出口应符合 GB50016 的要求。

(4)无障碍设施应符合 GB 50763 的要求。

(5)建筑装修材料应符合 GB 50325 等建筑装修材料有害物质限值标准的要求。不得使用国家禁止使用、限制使用的材料。

(6)隔声、吸声、隔振、减振设计应符合 GB 50118 的要求。

(二)基本卫生要求

1. 物品配置

(1)公共场所配置的卫生相关产品(包括消毒产品、涉水产品、杀虫剂、灭鼠剂、避孕套和供顾客使用的洗发液、沐浴液、烫发剂、染发剂、美容护肤类化妆品等)应执行进货验收制度,保证产品质量,标签标记规范。

(2)采购、出入库宜有记录,做到先进先出,索证、验收、出入库记录等资料保存 2 年。

(3)公共用品用具的配备数量应能满足经营需要,常见公共用品用具配备基本要求可参见相关文件。

2. 物品储存

公共用品用具应存放在储藏间或场所内符合卫生要求的区域,具体要求包括:

(1)物品应分类、分架存放,距墙壁、地面 10 cm 以上。

(2)清洗消毒过的公共用品用具应分类存放于保洁设施内。

(3)消毒剂、杀虫剂、灭鼠剂等有毒有害物品应储存于阴凉干燥通风处,专间存放或设置专柜,由专人负责管理。

3. 公共用品用具

(1)公共场所应严格执行公共用品用具换洗消毒规定,清洗消毒后的公共用品用具应符合 GB 37488 的要求。

(2)公共场所常见公共用品换洗消毒管理的基本要求可参见相关文件。

(3)公共场所可重复使用的杯具、拖鞋、美容美发工具、修脚工具等公共用品用具

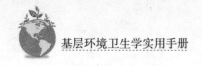

应每位顾客用后都进行清洗消毒，未经清洗消毒的用具不得供顾客使用。

（4）公共用品用具存放、运输应有效防止交叉污染和二次污染，已清洗消毒的用品用具存放容器和污染物品回收容器应分开专用，有标记标志。

4.通风换气

（1）公共场所应充分利用门窗进行自然通风，保持室内空气清新、无异味。

（2）使用集中空调的场所，空调运行期间新风系统、排风系统或设施应正常使用。

（3）人群密度高、自然通风条件不良、营业期间不便于采用自然通风方式的场所应安装机械排风系统或设施，营业期间保持正常使用，进风量应符合 GB 37488 的要求。

（4）使用燃气热水器提供热水的场所，热水器燃气瓶设置地点宜与使用热水的房间隔室安装。

（5）热水器应具有强排风功能，燃烧产生的气体应直接排到室外，保证场所空气质量符合 GB 37488 的要求。

（6）公共场所禁止吸烟，禁烟管理应符合国家相关法律法规的规定。

5.空调设施

（1）使用集中空调的场所，卫生指标及卫生管理应符合 GB 37488 和 WS 394 的要求。

（2）使用壁挂式、吸顶式、柜式、窗式等分散式空调设施的场所，宜设置与经营规模相适应的机械通风系统或设施，营业期间应能正常使用。

（3）分散式空调设施室内机组的滤网和散流罩应定期保洁，不得有积尘。

6.生活饮用水

（1）宜使用集中式供水单位供应的生活饮用水。

（2）自建供水设施使用单位应有专人负责卫生管理，水源卫生防护和供水过程卫生管理应符合《生活饮用水集中式供水单位卫生规范》的要求，水质符合 GB 5749 的要求，有日常管理记录和水质年度检测合格报告。

（3）二次供水设施使用单位应有专人负责卫生管理，设施的设计、管理和水质应符合 GB 17051 的要求，有日常管理记录和水质年度检测合格报告。

（4）公共交通工具上提供的生活饮用水水质应符合 GB 5749 的要求。

（5）采用分质供水方式的公共场所，制水工艺应符合卫生要求，水质符合 GB 5749 和相应标准规定的要求，使用的水质处理器应取得卫生许可批件，做好设备、管道日常管理和维护工作。

7.游泳池水、沐浴用水

(1)人工游泳场所、沐浴场所使用的原水水质应符合 GB 574 的要求。

(2)人工游泳场所池水循环净化、消毒、补水等设施设备应正常运行,每日补充足量新水,发生故障时应及时检修,游泳池水质应符合 GB 37488 的要求。儿童池营业期间应持续供给新水。

(3)游泳场所设置的强制通过式浸脚消毒池应能正常使用,池水 4 h 更换一次,游离性余氯含量应保持 5~10 mg/L。

(4)沐浴场所淋浴水,浴池水供应管道、设备、设施等系统的运行应避免产生死水区、滞水区,淋浴喷头、热水龙头应保持清洁。

(5)沐浴场所浴池水应循环净化处理,循环净化装置应能正常运行,营业期间每日补充足量新水,池水水质应符合 GB 37488 的要求。

8.卫生相关产品

(1)公共场所配置、使用的消毒产品、涉水产品、杀虫剂、灭鼠剂、避孕套、洗发液、沐浴液、烫发剂、染发剂和美容护肤类化妆品等产品质量应符合国家相关规定,不得配置、使用过期产品、劣质产品。

(2)美容店、美发店等场所供顾客使用的唇膏、眉笔等美容用品应个人专用,不得共用、混用。

9.卫生专间

(1)公共用具清洗消毒间应做到专间专用,不得擅自停用或更改房间用途,在清洗消毒间内不得从事与清洗消毒无关的活动;清洗、消毒、保洁设施应能正常使用,并保持整洁;有清洗消毒操作规程,配备消毒剂定量配制容器(化学法消毒)、洗消器材和工具;不得放置饮水机、制冰机、清扫工具、个人生活用品、杂物及其他无关物品。

(2)对清洁物品储藏间(备用品库房)的要求:公共场所应根据场所种类、规模合理设置清洁物品储藏间,或在场所内清洁区域设置清洁物品储藏区,数量和规模应能满足经营需要;公共用品宜与一次性拖鞋、牙刷、牙膏、肥皂、卫生纸、洗发液、沐浴液等耗损品分间存放;不得放置污染物品、清扫工具、个人生活用品、杂物及其他无关物品;环境应保持整洁,通风良好,室内无霉斑和积尘,设置病媒生物防治设施并正常使用,无病媒生物滋生。

(3)对公共用品洗涤房间(洗衣房)的要求:公共用品洗涤房间应专室专用,保持环境整洁;公共用品的洗涤、消毒、烘干设备和洗手、更衣、通风、照明、保洁设施应正常使用,做好日常维护工作。公共用品洗涤应做到分类清洗,清洁用品应及时存放到保洁设施内,清洁物品和污染物品的存放容器应严格分开,运输过

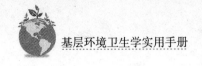

程应有效防止交叉污染、二次污染。

（4）对烫染发间（区）的要求：烫染发操作应在烫染发工作间（区）内进行；烫染发工作间（区）内机械排风设施应保持正常使用。

（5）对卫生间的要求：公共卫生间应及时清扫保洁，做到无积水、无积垢、无异味，上下水系统、洗手设施、机械排风设施应定期维护，保证正常使用；公共卫生间设置座式便器的应提供一次性衬垫；住宿场所客房卫生间应使用专用清扫工具对相应的洁具（脸池、浴缸、坐便器）进行清扫，并采用合适的方法对洁具表面进行消毒，消毒效果应符合卫生要求；应根据物品、用具的污染程度合理清扫，有效防止交叉污染、二次污染。

10. 公共用品用具的清洗消毒

（1）公共用品用具的消毒应选择合适的方法，清洗消毒过程规范，保证消毒效果。

（2）采用化学方法消毒，消毒池的容量、深度应能满足浸泡消毒的需要，保证消毒液有效浓度和浸泡时间，消毒后的用具应充分冲洗。

（3）采用消毒柜消毒应按照使用说明操作；采用蒸汽、煮沸方法消毒应保证消毒时间、消毒温度。

（4）清洗消毒后的公共用品用具应采取保洁措施，防止二次污染。

（5）公共用品用具的清洗消毒过程应有记录，包括消毒时间、人员、方法和消毒物品的种类、数量等。

11. 卫生清扫工具

（1）公共场所应配备吸尘器、拖把、抹布等用于卫生清扫的工具、设施、设备，数量充足，能满足清扫保洁工作的需要。

（2）卫生间清扫应配备专用工具、抹布和用于洁具（脸池、浴缸、坐便器）消毒的器材，并分别具有相应的存放容器。工具种类和抹布数量应与台面、墙面、地面、洁具（脸池、浴缸、坐便器）清扫相对应，工具、抹布的用途明确。

（3）应合理设置清扫工具存放房间或区域，卫生间清扫工具、抹布和存放容器应有明确的用途标示，清扫过程应有效防止交叉污染，不得混用、乱用。

12. 工作车管理

（1）住宿场所宜配备工作车，配置数量与场所经营规模相适应。

（2）客房数量 50 间以上的住宿场所应配备工作车，按每层楼或每 20 间客房设置 1 辆的比例配置。

（3）工作车内清洁的公共用品用具与一次性拖鞋、牙刷、牙膏、肥皂、卫生纸、洗发液、沐浴液等耗损品应分类、分层存放。

（4）使用过的公共用品用具（床单、枕套、被套、毛巾、杯具、拖鞋等）和废弃物应配置专用存放设施。

（5）工作车应采取卫生防护措施，合理设置清扫工具存放容器、抹布的存放位置，以有效防止交叉污染和二次污染。

13.外送清洗管理

（1）公共场所不具备床单、枕套、被套、毛巾、浴巾、浴衣等用品清洗消毒条件的，应选择为社会提供洗涤服务的单位进行清洗消毒。

（2）应选择持有工商营业执照，配备专业洗涤烘干设备，洗涤操作规程符合卫生要求的单位洗涤公共用品。

（3）应与洗涤服务单位签订洗涤合同，建立外送管理台账，有交接验收记录。

（4）洗涤后的公共用品应符合 GB 37488 的要求，储存、运输应有保洁措施。

14.病媒生物防治

（1）提倡使用物理方法防治，应根据当地病媒生物特点采取相应的防治措施，消除病媒生物滋生地，定期对场所内病媒生物的防治设施进行检查维护，保证正常使用。

（2）公共场所应配备垃圾桶（箱）、垃圾房、垃圾车等废弃物存放设施，数量充足，使用坚固、防水、防腐、防火的材料制作，内壁光滑，便于清洗。废弃物收集、存放、运输设施应采取加盖、装门等密闭措施，以防止不良气味溢散和病媒生物侵入。

15.环境清扫保洁

（1）公共场所应开展经常性的卫生清扫，保持场所环境整洁。

（2）公共场所卫生清扫应采取湿式清扫或其他合适的清扫方式，避免扬尘。

（3）公共场所内物品摆放应整齐有序，无乱堆乱放情形。

（4）地面无积尘、积水、污物，墙壁、天花板无蛛网、霉斑、脱落等情形。

（5）室内物品无积尘和不洁物。

（6）室内空气清新，无霉味、烟味和其他异味。

16.标志标记

（1）公共场所应在场所醒目位置设置禁烟标志，符合国家控烟管理机构的相关规定。

（2）住宿场所配备的脸盆、脚盆应有标记，明确标示用途。

（3）沐浴场所应在前厅吧台、更衣室入口等醒目处设置"禁止性病、传染性皮肤病患者沐浴"的警示性标志，标志符合固定耐用的要求。

（4）游泳场所应在入口、更衣等醒目处设置"禁止甲型病毒性肝炎、戊型病毒性肝炎、性病、传染性皮肤病、重症沙眼、急性结膜炎、中耳炎、肠道传染病、心脏病、精神病患者、酗酒者及其他不宜人群游泳"的警示性标志,标志符合固定耐用的要求。

(5)美发场所应设置头癣、皮肤病患者专用工具,独立存放,存放容器标示"头癣、皮肤病患者专用工具"字样。

(6)清洗消毒间、清洁物品储藏间、公共卫生间、烫染发间、洗衣房等功能房间宜设置固定标牌,明确房间用途。

(7)清洗消毒设施(消毒柜除外)、清洁物品存放设施、污染物品回收设施、有毒有害物品存放设施等应有相应的标记,以明确用途。

(8)客房卫生间清扫工具及其相应的存放容器应有标志标记,以明确用途。

(9)经过清洗消毒的公共用品用具宜采用适当的方式进行标记,使其与污染物品易于区别。

三、公共场所卫生指标及限值要求

1. 物理因素

(1)室内温度:公共浴室和游泳场(馆)冬季室内温度宜达到表 5-1 的要求,其他公共场所冬季采用空调等调温方式的,室内温度宜在 16～20 ℃;公共场所夏季采用空调等调温方式的,室内温度宜在 26～28 ℃。

表 5-1   **公共浴室和游泳场(馆)冬季室内温度要求**

场所类别			温度/℃
公共浴室	更衣室、休息室		≥25
	浴室	普通浴室(淋、池、盆浴)	30～50
		桑拿浴室	60～80
游泳场(馆)			池水温度±(1～2)

(2)相对湿度:带有集中空调通风系统的游泳场(馆)相对湿度不宜大于80%,其他带有集中空调通风系统的公共场所相对湿度宜在 40%～65%。

(3)风速:宾馆、旅店、招待所、理发店、美容店及公共浴室的更衣室、休息室风速不宜大于 0.3 m/s,其他公共场所风速不宜大于 0.5 m/s。

(4)采光照明:公共场所宜充分利用自然采光,室内游泳馆自然采光系数不宜低于 1/4,其他利用自然采光的公共场所室内自然采光系数不宜低于 1/8;游泳场(馆)游泳池区域的水面水平照度不应低于 200 lx,理发店、美容店工作面照度不应低于 150 lx,其他有阅读需求的公共场所照度不应低于 100 lx。

(5)噪声:对有睡眠、休憩需求的公共场所,环境噪声不应大于 45 dB(A 计权),且空调、排风设施、电梯等运行所产生的噪声对场所环境造成的影响不应高于设备设施关闭状态时环境噪声值 5 dB(A 计权);候诊室、候车(机、船)室及公共交通工具客舱环境噪声宜小于 70 dB(A 计权);影剧院、录像厅(室)、游艺厅、舞厅、音乐厅等娱乐场所及轨道交通站台环境噪声宜小于 85 dB(A 计权);其他场所的环境噪声宜小于 55 dB(A 计权)。

2.室内空气质量

(1)新风量、二氧化碳:对有睡眠、休憩需求的公共场所,室内新风量不应小于 30 m^3/(h·人),室内二氧化碳浓度不应大于 0.10%;其他场所室内新风量不应小于 20 m^3/(h·人),室内二氧化碳浓度不应大于 0.15%。

(2)细菌总数:对有睡眠、休憩需求的公共场所,室内空气细菌总数不应大于 1500 CFU/m^3 或 20 CFU/皿;其他场所室内空气细菌总数不应大于 4000 CFU/m^3 或 40 CFU/皿。注意,根据细菌总数的不同,采样方法应选取不同的限值要求。

(3)一氧化碳、可吸入性颗粒物(PM)、甲醛、苯、甲苯和二甲苯:公共场所室内空气中的一氧化碳、可吸入性颗粒物、甲醛、苯、甲苯和二甲苯的浓度应符合表 5-2 的要求。

表 5-2　　公共场所室内空气中一氧化碳、可吸入性颗粒物、甲醛、苯、甲苯和二甲苯的卫生要求

指标	要求
一氧化碳	≤10 mg/m^3
可吸入性颗粒物	≤0.15 mg/m^3
甲醛	≤0.10 mg/m^3
苯	≤0.11 mg/m^3
甲苯	≤0.20 mg/m^3
二甲苯	≤0.20 mg/m^3

(4)臭氧、总挥发性有机物(TVOC)和氡(^{222}Rn):公共场所室内空气中的臭氧、总挥发性有机物、氡浓度宜达到表 5-3 的要求。

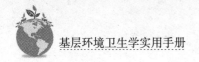

表 5-3　　　公共场所室内空气中的臭氧、总挥发性有机物、氡卫生要求

指标	要求
臭氧	≤0.16 mg/m³
总挥发性有机物	≤0.60 mg/m³
氡	≤400 Bq/m³

(5)氨:理发店、美容店室内空气中氨浓度不应大于 0.50 mg/m³,其他场所室内空气中氨浓度不应大于 0.20 mg/m³。

(6)硫化氢:使用硫磺泉的温泉场所室内空气中硫化氢浓度不应大于 10 mg/m³。

(7)地下空间室内空气质量:除地铁站台、地铁车厢外,公共场所是地下空间的,其室内空气质量应符合 GB/T 17216 的要求。

3. 生活饮用水

公共场所提供的生活饮用水应符合 GB 5749 的要求。

4. 游泳池水、沐浴用水

(1)人工游泳池水:人工游泳池水质指标应符合表 5-4 的要求,其原水及补充用水应符合 GB 5749 的要求;人工游泳池水温度宜在 23～30 ℃,三卤甲烷(THMs)浓度不宜高于 200 μg/L。

表 5-4　　　　　　　　　　人工游泳池水质指标卫生要求

指标	要求	备注
游泳池水浑浊度	≤1 NTU	—
pH 值	7.0～7.8	—
游离性余氯	0.3～1.0 mg/L	使用氯气及游离氯制剂消毒时要求
化合性余氯	≤0.4 mg/L	使用氯气及游离氯制剂消毒时要求
浸脚池游离性余氯	5～10 mg/L	—
臭氧	≤0.2 mg/m³	使用臭氧消毒时要求,水面上方 20 cm 空气中的浓度
氧化还原电位(ORP)	≥650 mV	采用氯和臭氧消毒时
氰尿酸	≤50 mg/L	使用二氯异氰尿酸钠和三氯异氰尿酸消毒时要求
尿素	≤3.5 mg/L	—

续表

指标	要求	备注
菌落总数	≤200 CFU/mL	—
大肠菌群/(CFU/100mL 或 MPN/100mL)	不得检出	—
其他毒理指标	按 GB 5749 执行	根据水质情况选择

（2）天然游泳池：天然游泳池的水质指标应符合表 5-5 的要求。

表 5-5　　　　　天然游泳池水质指标卫生要求

指标	要求
pH	6.0～9.0
透明度	≥30 cm
漂浮物质	无油膜及无漂浮物
有毒物质	按 GB383820021 类，Ⅱ类和Ⅲ类水或按 GB 3097—1997 第一类和第二类执行

（3）沐浴用水：沐浴用水中不得检出嗜肺军团菌，池水浊度不应大于 5 NTU，池水原水及补充用水应符合 GB 5749 的要求；沐浴池水温宜在 38～40 ℃。

5. 集中空调通风系统

公共场所集中空调通风系统应符合 WS 394 的要求。

6. 公共用品用具

公共用品用具应符合表 5-6 的要求，棉织品的 pH 值应在 6.5～8.5。

表 5-6　　　　　公共场所公共用品用具卫生要求

公共用品用具	外观	细菌总数	大肠菌群	金黄色葡萄球菌	真菌总数
杯具	表面光洁、无污渍、无水渍、无异味、无破损	≤5 CFU/cm²	不得检出	—	—
棉织品	清洁整齐、无污渍、无破损、无毛发、无异味	≤200 CFU/25 cm²	不得检出	不得检出	—
洁具	表面光洁、无污渍、无异味	≤300 CFU/25 cm²	不得检出	—	—

续表

鞋类	表面清洁、无破损、无污渍、无异味	≤300 CFU/25 cm²	—	—	≤50 CFU/50 cm²
美容美发工具	表面清洁、无异味	≤200 CFU/25 cm²	不得检出	不得检出	—
修脚工具	表面清洁、无异味	≤200 CFU/25 cm²	不得检出	不得检出	≤50 CFU/50 cm²
其他用品用具	表面清洁、无污渍、无破损、无异味	≤300 CFU/25 cm²	不得检出		

注:大肠菌群、金黄色葡萄球菌在与检验方法相对应的采样面积内不得检出。

四、公共场所集中空调卫生要求

除公共场所外,其余设置集中空调通风系统的公共建筑其室内温度、相对湿度、风速设计参数应满足《室内空气质量标准》(GB/T 18883—2002)的要求。

设置集中空调通风系统的设计参数应满足《公共建筑集中空调通风系统卫生规范》(DB32/T 2720—2014)的要求,如表5-7、表5-8、表5-9、表5-10所示。

表5-7　　　　　　　　　　新风量要求

	公共建筑		新风量(m³/h・人)
商业服务建筑	旅馆	3星级及3星级以上	≥30
		其他旅馆	≥20
	餐饮场所、商场、超市、金融信息结构的营业场所		≥20
	美容中心、洗浴中心		≥30
办公建筑	行政办公楼、商务写字楼		≥30
文化体育娱乐建筑	体育馆、游泳馆、健身房、音乐厅、影剧院		≥20
	图书馆、美术馆、游艺厅、歌舞厅		≥30
交通建筑	空港航站楼、铁路客运站、汽车客运站、港口客运站		≥30

续表

公共建筑		新风量(m³/h·人)
轨道交通站		采用通风系统开式运行时 ≥30
		采用通风系统闭式运行时 ≥12.6
教育卫生建筑	学校、医疗机构	≥30
居住建筑的公共使用部分	住宅、公寓	≥30

注:表中所列为常见的公共建筑,未列举公共建筑可参照执行。

(4)集中空调通风系统中易引起污染的部位或部件的卫生要求如表 5-8 所示。

表 5-8　　集中空调通风系统中易引起污染的部位或部件的卫生要求

部位或部件		卫生要求
新风口		保持清洁,周围无明显污染源
新风处理机和空气处理机	机房	保持清洁、干燥,不得存放杂物
	机组	部件完好,无明显的污染物,正常运行
盘 管		不得出现霉斑和明显积尘
凝结水盘和排水管	冷凝水管水封	不得漏水、堵塞
	排水管	保持通畅,无积水
	凝结水盘	无漏水、腐蚀、结垢、积尘和霉斑
加湿(除湿)设备	水源	符合《生活饮用水卫生标准》(GB 5749)中的要求
	设备	不得出现结垢、积尘和霉斑
风 管	管体	保持完好无损,不得有凝结水产生
	内部	不得有垃圾、动物尸体及排泄物
	检修(查)口	能正常开启和使用
送风口、回风口和排风口		风口及周边区域不得出现积尘、潮湿、霉斑或滴水现象,保持周边区域清洁
空气过滤器和过滤网		保持清洁,定期清洗或更换

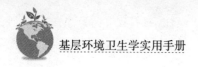

续表

部位或部件		卫生要求
冷却水系统	冷却塔内部保持清洁,做好过滤、缓蚀、阻垢、杀菌和灭藻(除藻)等日常性水处理工作	冷却塔内壁不得有污泥、苔藓、藻类
		冷却水经水过滤、缓蚀、阻垢等水质处理
		冷却水系统运行期间持续采取冲击性或连续性杀菌和灭藻(除藻)措施
		杀菌剂、灭藻剂贮存避光、通风、防潮。禁止露天存放
		确保杀菌剂投放量,其浓度水平应符合产品的使用说明

(5)集中空调通风系统送风质量应符合表 5-9 的要求。

表 5-9 送风卫生指标

项　目	要　求
PM_{54}	≤0.12 mg/m³
PM2.5	≤0.075 mg/m³
细菌总数	≤500 CFU/m³
真菌总数	≤500 CFU/m³
β-溶血性链球菌	不得检出
嗜肺军团菌(选测)	不得检出
其他致病菌(疾病流行时)	不得检出

(6)集中空调通风系统风管内表面、空气处理及输送设备表面的卫生应符合表 5-10 的要求。

表 5-10 风管内表面、空气处理设备及输送设备表面卫生指标

项　目	要　求
积尘量	≤20 g/m²
细菌总数	≤100 CFU/cm²
真菌总数	≤100 CFU/cm²
致病菌(疾病流行时)	不得检出

(7)冷却(凝)水和加湿用水:冷却塔、盘管、表冷器和加湿器使用或产出的冷却(凝)水和加湿用水不应检出嗜肺军团菌。

第四节　公共场所的卫生监测技术与方法

一、各类公共场所卫生监测频次与样本量要求

(一)宾馆、饭店、旅店、招待所等场所

1.空气卫生状况监测

(1)监测频次:空气质量监测为 1 d,上下午各监测 1 次;经常性卫生监测为随机监测。

(2)监测样本量:客房数量不超过 100 间的场所,抽取客房数量的 3‰～5‰进行监测;客房数量超过 100 间的住宿场所,抽取客房数量的 1‰～3‰进行监测。

2.饮用水卫生状况监测

(1)饮用水监测按 GB 5749—2006 执行。

(2)沐浴水监测频次:随机监测。

(3)沐浴水监测样本量:随机选择 5 个客房,各采集沐浴水样 500 mL。

(二)影剧院、音乐厅、录像厅(室)、游艺厅、歌舞厅等场所

1.影剧院、音乐厅、录像厅(室)等的空气状况监测

(1)监测频次:空气质量监测在场所监测 1 d,在 1 d 中监测 1～2 场,每场开映前 10 min、开映后 10 min 和结束前 10 min 各监测 1 次;经常性卫生监测只随机监测 1 场,开映前 10 min、开映后 10 min 和结束前 10 min 各监测 1 次。

(2)监测样本量:座位数量少于 300 个的场所布置 1～2 个监测点,座位数量 300～500 个的场所布置 2～3 个监测点,座位数量 501～1000 个的场所布置 3～4 个监测点,座位数量超过 1000 个的场所布置 5 个监测点。

2.游艺厅、歌舞厅等空气卫生状况监测

(1)监测频次:空气质量监测在场所监测 1 d,在 1 d 中营业的客流高峰和低峰时各监测 1 次;经常性卫生监测为随机监测。

(2)监测样本量:营业面积小于 50 m² 的场所布置 1 个监测点,营业面积 50～200 m² 的场所布置 2 个监测点,营业面积超过 200 m² 的场所布置 3～5 个监测点。

(三)公共浴室、游泳馆等场所

1.空气卫生状况监测

(1)监测频次:经常性卫生监测在场所营业的客流高峰时段监测 1 次。

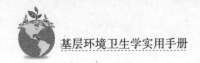

(2)监测样本量:营业面积小于 50 m² 的场所布置 1 个监测点,营业面积 50~200 m² 的场所布置 2 个监测点,营业面积超过 200 m² 的场所布置 3~5 个监测点(注:场所营业面积应按不同功能,如更衣室、休息室、浴室、游泳池等分别计算)。

2.游泳池水卫生状况监测

(1)监测频次:人工游泳场所经常性卫生监测在场所营业的客流高峰时段监测。

(2)监测样本量:儿童泳池布置 1~2 个采样点,成人泳池面积不超过 1000 m² 的布置 2 个采样点,成人泳池面积超过 1000 m² 的布置 3 个采样点。

(3)样品采集:在泳池水面下 30 cm 处采集水样 500 mL。

3.沐浴水卫生状况监测

(1)监测频次:经常性卫生监测为随机监测。

(2)监测样本量:随机选择 5 个淋浴喷头,各采集淋浴水样 500 mL;在沐浴池选择 3 个采样点,采集水面下 30 cm 处水样 500 mL。

(四)美容美发场所

(1)监测频次:空气质量监测为 1 d,在 1 d 的营业时间内监测 2~3 次;经常性卫生监测为随机监测。

(2)监测样本量:座(床)位数量少于 10 个的场所布置 1 个监测点,座(床)位数量 10~30 个的场所布置 2 个监测点,座(床)位数量 10~30 个的场所布置 2 个监测点,座(床)位数量超过 30 个的场所布置 3 个监测点。

(五)体育场(馆)

(1)监测频次:经常性卫生监测为随机监测。

(2)监测样本量:观众座位数量少于 1000 个的场所布置 2 个监测点,座位数量 1000~5000 个的场所布置 3 个监测点,座位数量超过 5000 个的场所布置 5 个监测点。

(六)展览馆、博物馆、图书馆、美术馆、商场、书店、候车(船、机)室、餐饮等场所

(1)监测频次:经常性卫生监测为场所营业的客流高峰时段随机监测 1 次。

(2)监测样本量:营业面积小于 200 m² 的场所布置 1 个监测点,营业面积 200~1000 m² 的场所布置 2 个监测点,营业面积超过 1000 m² 的场所布置 3 个监测点。

二、公共场所集中空调的卫生监测要求

各类公共场所内的集中空调通风系统卫生监测按卫生部《公共场所集中空

调通风系统卫生学评价规范》中要求的频次和样本量进行。

(1)监测频次:开放式冷却塔每年在使用前和使用中分别进行1次卫生检测;风管系统等设备及部件应每2年进行1次卫生检测。

(2)监测样本量:抽样比例不应少于空气处理机组对应的风管系统总数量的5%;不同类型的集中空调通风系统每类至少抽1套;每套应选择2~5个代表性部位;空调水系统的冷却水、冷凝水和空调加湿用水分别不应少于1个部位。

三、公共用品用具检测的样本量要求

公共用品用具的监测样本量按各类物品投入使用总数的3%~5%抽取。当某类用品用具投入使用总数不足30件时,此类物品的采样数量至少应为1件。

四、现场采样质量控制

为了保证现场采样操作的质量,需要遵循以下质控要求:

(1)每次检测前应对现场监测人员进行工作培训,内容包括监测目的、计划安排、监测技术的具体指导和要求、记录填写等,以确保工作质量。

(2)现场采样前,应详细阅读仪器的使用说明,熟悉仪器性能及适用范围,确保能正确使用监测仪器。

(3)仪器应定期进行检定,修理后的仪器应重新进行检定。每次连续监测前应对仪器进行常规检查。

(4)采样器的流量于每次采样之前进行流量校正。

(5)使用化学法现场采集样品时,应设空白对照,采平行样。

(6)对微生物采样时应无菌操作,采样用具(如采样器皿、试管、剪刀等)必须经灭菌处理,无菌保存。

五、样品送检要求

(1)采样前或采样后应立即贴上标签,每件样品应标记清楚(如名称、来源、数量、采样地点、采样人及采样年月日)。

(2)样品(特别是微生物样品)应尽快送实验室,防止运输过程中样品的损失或污染,存放样品的器具必须密封性好,小心运送。

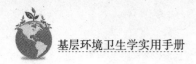

表 5-11　　公共场所卫生监测技术规范(GB/T 18204.6—2013)许可监测简表

公共场所种类		规模分类	布点数量(个)	频次	监测项目	备注
住宿场所	宾馆旅店招待所	客房间数≤100	客房数的3%~5%,最少2间,每间1个点	1日2次	空气质量公共物品集中空调饮水水质沐浴水质	用品每类的3%~5%,每类至少1件
		客房间数>100	客房数的1%~3%			
文化娱乐休闲场所	影剧院音乐厅录像厅	座位数<300个	1~2	1日1~2场,每场3次	空气质量集中空调	开映前10 min开映后10 min结束前10 min
		座位数≤500个	2~3			
		座位数≤1000个	3~4			
		座位数>1000个	5			
	游艺厅歌舞厅	营业面积≤50 m²	1	1日2次	空气质量集中空调	营业客流高峰和低峰各监测1次
		营业面积≤200 m²	2			
		营业面积>200 m²	3~5			
公共浴室、游泳场馆	场馆的室内空气监测	营业面积≤50 m²	1	客流高峰时段监测1次	空气质量集中空调	营业面积应按不同功能区(如更衣室、休息室、浴室、游泳池等)分别计算
		营业面积≤200 m²	2			
		营业面积>200 m²	3~5			
	游泳池	儿童池	1~2	1次	游泳场(池)水质	客流高峰时段监测1次水面下30 cm采样500 mL
		成人池面积≤1000 m²	2			
		成人池面积>1000 m²	3			
	沐浴水		随机5个采集500 mL水样			
	沐浴池		3个采样点,水下30 cm采水500 mL			
	美容店美发店	座(床)位数≤10	1	1日2~3次	空气质量集中空调公共用品	营业时间内
		座(床)位数≤30	2			
		座位数>30	3			
	体育场(馆)	观众座<1000个	2	随机监测	空气质量集中空调	
		1000~5000个	3			
		观众座>5000个	5			

续表

公共场所种类	规模分类	布点数量(个)	频次	监测项目	备注
展览馆、博物馆、图书馆、美术馆、商场(店)、书店、候车室、餐饮等场所	营业面积≤200 m²	1	随机监测	空气质量集中空调	营业高峰时就餐场所和等候室测水
	200～1000 m²	2			
	营业面积>1000 m²	3			

注:(1)经常性监测:只进行1次,高峰时间段采样,应当采集平行样品。
　　(2)评价监测:连续3天,必须采集平行样品。
　　(3)其他公共场所按照专业特点,参照以上的要求进行监测。

公共场所集中空调通风系统	系统新风	同类型系统风管数量的5%,异类型系统每类至少1套	1次	新风量	(1)监测每套2～5个风口 (2)评价每套3～5个风口 (3)微生物每风口测1点 (4)PM10每风口测3点 (5)手工擦尘每套6点 (6)机器采尘每套3点 (7)评价采水平行双样
	系统新风			PM10、微生物	
	风管内表面			积尘、微生物	
	冷却水冷凝水	各1点		嗜肺军团菌	

第五节　公共场所集中空调通风系统卫生监测技术及方法

公共场所集中空调通风系统卫生监测项目有空调系统新风量、冷却水冷凝水中的嗜肺军团菌、空调送风中的可吸入颗粒物、细菌总数、真菌总数、β-溶血性链球菌、送风中嗜肺军团菌(选做)及空调风管积尘量、细菌总数和真菌总数。上述检测项目采用抽样法检测,抽样应具有随机性、代表性和可行性。

一、公共场所集中空调通风系统新风量的测定

空调系统的新风量采用风管法测定,即直接在新风管上测定。

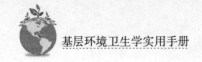

(一)原理

在设备处于正常运行或在规定的工况条件下,测定空调通风系统的进风管某一断面面积及该断面的平均风速,计算出该断面的平均风速和进风量。如果一套系统有多个新风管,每个新风管均要测定新风量,全部新风管风量之和即为该套系统的总新风量,根据系统服务区域内的人数,便可得出新风量结果。

(二)测点断面和测点

1.测量断面位置

测量断面应选在气流平稳的直流段,避开弯头和断面急剧变化的部位。

2.测孔位置

(1)在选定的测量断面上开设测孔。测孔内径应不小于 Dg32,孔外焊接短管,管长应不大于 30 mm。不使用时用盖板、管堵或管帽封闭。

(2)对圆形管道,测孔位置应设在包括各测孔点在内的互相垂直的直径线上,如图 5-1 所示。

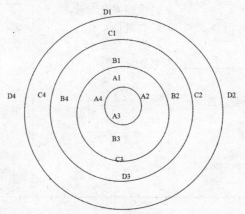

图 5-1　圆形风管位置布点

(3)对矩形管道,测孔位置应设在包括各测定点在内的延长线上,如图 5-2 所示。

A1	A2	A3	A4
B1	B2	B3	B4
C1	C2	C3	C4
D1	D2	D3	D4

图 5-2　矩形风管位置布点图

3. 测点位置和数目

(1)圆形管道:将风管分成适当数量的等面积同心环,测点选在各环面积中心线与垂直的两条直径线的交点上,圆形风管测点数如表 5-12 所示。对直径小于 0.3 m、流速分布比较均匀对的风管,可取风管中心一点作为测点。气流分布对称和比较均匀的风管可只取一个方向的测点进行检测。

表 5-12　　　　　　　　　圆形风管测点数

风管直径/m	环数/个	测点数(两个方向共计)
≤1	1～2	4～8
>1～2	2～3	8～12
>2～3	3～4	12～16

(2)矩形风管测点位置和数量:将风管断面分成适当数量的等面积矩形(最好是正方形),各矩形中心即为测点。矩形风管的测点数量如表 5-13 所示。

表 5-13　　　　　　　　　矩形风管测点数量

风管断面面积/m²	等面积矩形个数/个	测点数/个
≤1	2×2	4
>1～4	3×3	9
>4～9	3×4	12
>9～16	4×4	16

4. 测量步骤

(1)测量风管检测断面面积,按图 5-1 或图 5-2 所示分环/分块确定监测点。

(2)皮托管法测定新风量测量步骤如下:检查微压计显示是否正常,微压计与皮托管连接是否漏气;将皮托管全压出口与微压计正压端连接,静压管出口与微压计负压端连接。将皮托管插入风管内,在各测点上使用皮托管的全压测孔对着气流方向,偏差不应超过 10°,测量出各点动压。重复测量一次,取算数平均值。将玻璃温度计或电阻温度计插入风管中心点处,封闭测孔,待温度稳定后读数,测量出新风温度。调查机械通风服务区域内的设计人流量和实际最大人流量。

(3)风速计法测定新风量步骤如下:按照热电风速仪使用说明书调整仪器;将风速仪放入新风管内测量各测点风速,以全部测点风速的算数平均值作为平均风速。将玻璃温度计或电阻温度计插入风管中心点处,封闭测孔,待温度稳定后读

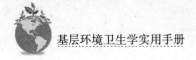

数,测量出新风温度。调查机械通风服务区域内的设计人流量和实际最大人流量。

5.结果计算

(1)皮托管法测量新风量的计算公式为:

$$Q = \frac{\sum_{i=1}^{n}(3600 \times S \times 0.076 \times K_p \times \sqrt{273+t} \times \sqrt{\overline{P_d}})}{P}$$

式中,Q 为新风量,单位为立方米每人小时[m³/(人・h)];n 为一个机械通风系统内新风管的数量;S 为新风管测量断面面积,单位为平方米(m²);K_p 为皮托管系数;t 为新风温度,单位为摄氏度(℃);P_d 为新风动压值,单位为帕(Pa);P 为服务区人数,取设计人流量与实际最大人流量两个数中的高值,单位为人。

(2)风速计法测量新风量的计算公式为:

$$Q = \frac{\sum_{i=1}^{n}(3600 \times S \times \overline{V})}{P}$$

式中,Q 为新风量,单位为立方米每人小时[m³/(人・h)];n 为一个机械通风系统内新风管的数量;S 为新风管测量断面面积,单位为平方米(m²);V 为新风管中空气的平均速度,单位为米/秒(m/s);P 为服务区人数,取设计人流量与实际最大人流量两个数中的高值,单位为人。

二、冷却水、冷凝水的采样

(1)将采样广口瓶用前灭菌。

(2)每瓶中加入 0.1 mol/L 的硫代硫酸钠溶液 0.3~0.5 mL,中和样品中的氧化物。

(3)水样采集位置:冷却水采样点设置在距塔壁 20 cm,页面下 10 cm 处,冷凝水采样设置在排水管或冷凝盘处。

(4)每个采样点依无菌操作取水样约 500 mL。

(5)采集的样品 2 d 内送达实验室,不必冷冻,但要避光和防止受热,室温下储存不应超过 15 d。

三、空调送风中可吸入颗粒物的测量

(一)原理

当光散射在空气中悬浮的颗粒物上时,可产生散射光。在颗粒物性质一定的条件下,颗粒物的散射光强度与其质量浓度成正比。通过测量散射光强度,应用质量浓度转换系数 k 值,可求得颗粒物质量浓度。

(二)检测点布置

(1)每套空调系统选择 3～5 个送风口进行检测,送风口面积小于 $0.1\ m^2$ 的设置 1 个检测点,送风口面积在 $0.1\ m^2$ 以上的设置 3 个监测点。

(2)风口设置 1 个测点在送风口中心位置,设置 3 个测点的在送风口对角线四等分的三等分点上布点。

(3)检测点在送风口散流器下风方向 15～20 cm。

(三)空调系统送风中 PM10 的测定结果

一个系统中 PM10 的测定结果按该系统全部检测的送风口 PM10 质量浓度的算术平均值给出。

四、空调送风中的细菌总数

(一)原理

集中空调通风系统送风中的样品数,计数在营养琼脂培养基上经 35～37 ℃,48 h 培养所增长发育的嗜中温性需氧和兼性厌氧菌落数。

(二)监测点布置

(1)采样点:每套空调系统选择 3～5 个送风口进行检测,每个风口设置 1 个监测点,一般在设在送风口下方 15～20 cm、水平方向向外 50～100 cm 处。

(2)采样环境条件:采样时,集中空调通风系统应在正常运转条件下,并关闭门窗 15～30 min,尽量减少人员活动幅度和频率,记录室内人员的数量、温湿度与天气状况。

(3)采样方法:无菌操作,使用撞击式微生物采样器以 28.3 L/min 的流量采集 5～15 min。

(三)检验步骤

将采集后的营养琼脂平皿置于 35～37 ℃培养 48 h,菌落计数。

(四)结果报告

(1)送风口细菌总数测定结果:菌落总数,记录结果并按稀释比与采气体积换算成 CFU/m^3(每立方米空气中的菌落形成单位)。

(2)空调系统送风中细菌总数的测定结果:一个空调系统送风中细菌总数的测定结果按该系统全部检测的送风口细菌总数测定值中的最大值给出。

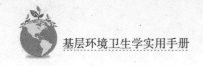

五、空调送风中真菌总数

(一)原理

集中空调通风系统送风中样品,计数在沙氏琼脂培养基上经 28 ℃、5 d 培养形成的菌落数为真菌总数。

(二)监测点布置

(1)采样点:每套空调系统选择 3～5 个送风口进行检测,每个风口设置 1 个监测点,一般设在送风口下方 15～20 cm、水平方向向外 50～100 cm 处。

(2)采样环境条件:采样时集中空调通风系统应在正常运转条件下,并关闭门窗 15～30 min,尽量减少人员活动幅度和频率,记录室内人员数量、温湿度与天气状况。

(3)采样方法:无菌操作,使用撞击式微生物采样器以 28.3 L/min 的流量采集 5～15 min。

(三)检验步骤

将采集真菌后的沙氏琼脂培养基平皿置于 28 ℃培养 5 d,逐日观察并与第 5 天的记录结果。若真菌数量过多可采用第 3 天的计数结果,并记录培养时间。

(四)结果报告

(1)送风口真菌总数测定结果:菌落总数,记录结果并按稀释比与采气体积换算成每立方米空气中的菌落形成单位(CFU/m^3)。

(2)空调系统送风中真菌总数测定结果:一个空调系统送风中细菌总数的测定结果按该系统全部检测的送风口真菌总数测定值中的最大值给出。

六、空调送风中的 β-溶血性链球菌

(一)原理

集中空调通风系统送风中的样品,经 35～37 ℃、24～48 h 培养,在血琼脂平板上形成的典型菌落为 β-溶血性链球菌。

(二)监测点布置

(1)采样点:每套空调系统选择 3～5 个送风口进行检测,每个风口设置 1 个监测点,一般在设在送风口下方 15～20 cm、水平方向向外 50～100 cm 处。

(2)采样环境条件:采样时集中空调通风系统应在正常运转条件下,并关闭门窗 15～30 min,尽量减少人员活动幅度和频率,记录室内人员数量、温湿度与天气状况。

(3)采样方法:无菌操作,使用撞击式微生物采样器以 28.3 L/min 流量采集

5～15 min。

(三)检验步骤

(1)培养方法:采样后的血琼脂平板在 35～37 ℃下培养 24～48 h。

(2)结果检查:培养后,在血琼脂平板上形成灰白色、表面突起,直径 0.5～0.7 mm 的细小菌落,菌落呈透明或半透明,表面光滑有乳光;镜检为革兰氏阳性无芽孢球菌,圆形或卵圆形,呈链状排列,受培养或操作条件影响链的长度在 4～8 个细胞至几十个细胞;菌落周围有明显的 2～4 mm 界限分明、完全透明的溶血环。符合上述特征的为 β-溶血性链球菌。

(四)结果报告

(1)送风口 β-溶血性链球菌测定结果:菌落总数,记录结果并按稀释比与采气体积换算成 CFU/m^3。

(2)空调系统送风中 β-溶血性链球菌测定结果:一个空调系统送风中 β-溶血性链球菌的测定结果按该系统全部检测的送风口 β-溶血性链球菌测定值中的最大值给出。

七、空调送风中嗜肺军团菌

(一)原理

采用液体冲击法采集集中空调通风系统送风中的气溶胶,样品经培养在 GVPC 琼脂平板上生成典型菌落,并在 BCYE 琼脂平板上生长而在 BCYE-CYE 琼脂平板不生长,进一步生化试验和血清学实验坚定确认的菌落为嗜肺军团菌。

(二)采样

(1)采样点:每套空调系统选择 3～5 个送风口进行检测,每个风口设置 1 个测点,一般设在送风口下方 15～20 cm、水平方向向外 50～100 cm 处。

(2)将采样吸收液 20 mL 倒入微生物气溶胶采样器中,然后用吸管加入矿物油 1～2 滴。

(3)将微生物气溶胶浓缩器与微生物气溶胶连接,按照微生物气溶胶浓缩器和微生物气溶胶采样器的流量要求,调整主流量和浓缩流量。

(4)按浓缩器和采样器说明书操作,每个气溶胶样品采集空气量 1～2 m^3。

(5)将采样洗手液 20 mL 倒入微生物气溶胶采样器中,然后然后用吸管加入矿物油 1～2 滴;在相同采样点重复步骤(3)(4)。

(6)采集的样品不必冷冻,但要避光和防止受热,4 h 内送实验室检验。

(三)结果报告

(1)采样点测定结果:两种吸收液中至少有一种吸收液培养出嗜肺军团菌,

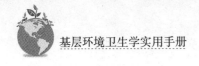

即为该采样点嗜肺军团菌阳性。

（2）一套系统测定结果：一套系统中任意一个采样点的嗜肺军团菌检测结果为阳性，则该空调系统送风中嗜肺军团菌的测定结果为阳性。

八、空调风管内表面积尘量

（一）原理

采集风管内表面规定面积的全部积尘，以称重法得出风管内表面单位面积的集尘量，表示风管的污染程度。

（二）采样

（1）采样点数量：机器人采样每套空调系统至少选择 3 个采样点，手工擦拭法采样每套空调系统至少选择 6 个采样点。

（2）采样点布置：机器人采样在每套空调系统的风管（如送风管、回风管、新风管）中选择 3 个代表性采样断面，每个断面设置一个采样点。手工擦拭采样在每套系统的风管中选择 2 个代表性采样断面，每个断面在风管的上面、底面、侧面各设置一个采样点；如确实无法在风管中采样，可抽取该套系统全部送风口的 3％～5％且不少于 3 个作为采样点。

（3）风管打孔：在风管采样时将维修孔、清洁孔打开或现场开孔，在送风口采样时将风口拆下。

（4）采样：使用定量采样机器人或手工法在确定位置、规定的面积内采集风管表面全部积尘，表面积尘较多时用刮式法采样，积尘较少不适宜刮式法采样时用擦拭法采样，并将积尘样品完好带出风管。

（5）影像资料的制备：用机器人对每个采样点所代表的风管区域内表面情况进行录像，并将其制作成录像带或光盘等影像材料。

（三）检验步骤

（1）将采样材料放在 105 ℃的恒温箱内干燥 2 h 后放入干燥器内冷却 4 h，或直接放入干燥器中存放 24 h，放入密封袋用天平称量出初重。

（2）将采样后的积尘样品进行编号，并放回原密封袋中保管，送实验室。

（3）将样品按步骤（1）处理、称重，得出终质量。

（4）各采样点的积尘样品终质量与初质量之差为各采样点的积尘质量。

（四）结果计算

（1）采样点积尘量：根据每个采样点积尘质量和采样面积，换算成每平方米风管内表面的积尘量。

（2）风管污染程度：取各个采样点积尘量的平均值为风管污染程度的测定结

果,以 g/m²(每平方米风管内表面积尘的质量)表示。

九、空调风管内表面微生物

(一)原理

集中空调通风系统风管内表面采集的样品,计数在营养琼脂培养基上经 35~37 ℃、48 h 培养所生长发育的嗜中温性需氧和兼性厌氧菌落的总数为细菌总数;计数在沙氏营养琼脂培养基上经 28 ℃、5 d 培养所形成的菌落总数为真菌总数。

(二)采样

(1)采样点数量:机器人采样每套空调系统至少选择 3 个采样点,手工擦拭法采样每套空调系统至少选择 6 个采样点。

(2)采样点布置:机器人采样在每套空调系统的风管(如送风管、回风管、新风管)中选择 3 个代表性采样断面,每个断面设置一个采样点。手工擦拭采样在每套系统的风管中选择 2 个代表性采样断面,每个断面在风管的上面、底面、侧面各设置一个采样点;如确实无法在风管中采样,可抽取该套系统全部送风口的 3%~5%且不少于 3 个作为采样点。

(3)使用定量采样机器人或人工法的确定位置、规定的面积内采样,表面积尘较多时用刮式法采样,积尘较少不适宜刮式法时用擦拭法采样。整个采样过程应无菌操作。为避免人工采样对采样环境的影响,宜用机器人采样。

(三)检验步骤

(1)刮试法采集的样品:将采集的积尘样品无菌操作称取 1 g,加入 Tween-80 水溶液中,稀释 10 倍,取适宜稀释度 1 mL,倾注法接种平皿。

(2)擦拭法采集的样品:将擦拭物无菌操作加入 Tween-80 水溶液中,稀释 10 倍,取适宜稀释度 1 mL,倾注法接种平皿。

(3)培养和计数。

(四)结果报告

(1)风管表面细菌总数、真菌总数测定结果:菌落计数,记录结果并按稀释比换算成 CFU/25 cm²(每 25 cm² 风管表面菌落形成单位)

(2)空调系统风管表面微生物测定结果:一个空调系统风管内表面细菌总数、真菌总数的测定结果分别按该系统全部检测的风管表面细菌总数、真菌总数测定值中的最大值给出。

第六章 土壤卫生

  土壤是人类生活的一种极其宝贵的自然资源,它承载一定的污染负荷,具有一定的环境容纳量。但是污染物一旦超过土壤的最大容量将会影响在土壤中生存的动植物,继而通过生态系统食物链危害牲畜乃至人类健康。2014年,环保部和国土资源部发布的《全国土壤污染状况调查公报》表明,全国土壤总的点位超标率为16.1%。从土地利用类型看,耕地土壤的点位超标率高于其他土地利用类型,点超标率为19.4%,以18亿亩耕地面积计算,中国约有3.49亿亩耕地被污染,耕地土壤的主要污染物为镉、镍、铜、砷、汞、铅、滴滴涕和多环芳羟等。因此,掌握土壤污染基线对保证居民健康具有重要意义。

  土壤卫生工作是为了保证人群健康,研究土壤环境与人体健康的关系,制定卫生规范。土壤卫生表面上离百姓生活较远,实际上却与每个人的身体健康息息相关,粮食中的重金属含量、蔬菜中的农药残留、饮用水源的安全情况,都与土壤卫生有关。

第一节 土壤污染对健康的影响

  目前对土壤污染原因较为一致的认识是人类行为造成了土壤重金属、农药、石油污染,使土壤酸化、营养元素流失,进而破坏土壤生态系统、降低作物产量,并通过"土壤-植物-人体"或通过"土壤-水-人体"间接被人体吸收,对人体健康形成危害。

一、重金属污染的危害

  从环境污染方面说,重金属主要是指汞(Hg)、镉(Cd)、铅(Pb)、铬(Cr)以及类金属砷(As)等生物毒性显著的元素,也包括具有一定毒性的如锌(Zn)、铜(Cu)、钴(Co)、镍(Ni)、锰(Mn)、钼(Mo)、锡(Sn)、钒(V)等元素。重金属污染是土壤无机污染物中比较突出的问题,主要是由于土壤微生物不能分解重金属,造成重金属积累并转化为毒性更大的化合物,甚至通过食物链在人体内蓄积,严重危害人体健康。

(一)镉污染

镉可通过消化道、呼吸道进入人体,进入人体后主要与富含半胱氨酸的胞浆蛋白结合,形成金属硫蛋白,蓄积于肾、肝、胰、甲状腺和毛发。镉代谢后,80%从粪便排出,20%从尿液排出。镉的生物半衰期为 16~33 年。

痛痛病又称"骨痛病",最初发生在日本富山县神通川流域,系因居民长期食用"镉米",饮用含镉的水所致的慢性镉中毒,为日本的第一公害病。患者全身疼痛,日夜呼叫,故名"痛痛病"。

我国的《环境镉污染健康危害区判定标准》(GB/17221—1998)中指出:

(1)有明确的工业镉污染源和环境长期受到含镉工业废弃物的污染,当地饮用水、灌溉水和自产粮食、蔬菜食品或单项或多项超过国家标准的地区为观察区。

(2)一直居住在镉污染区并食用当地自产粮食、蔬菜等主要食品的非流动居民,平均每日镉摄入量达到 300 μg,年龄 25~54 岁的长期定居居民为调查人群。

(3)三项健康危害指标同时达到判定值的受检者,为镉污染所致慢性早期健康危害的个体,并列为追踪观察对象。

(4)三项健康危害指标同时达到判定值的受检者人数占受检总人数的联合反应率达到判定值的,确认该污染区镉已构成对当地定居人群的慢性早期健康危害。

同时,我国的《职业性镉中毒诊断标准》中又指出:

(1)慢性轻度中毒:除尿镉增高外,可有头晕、乏力、嗅觉障碍、腰背及肢体痛等症状,实验室检查发现有以下任何一项改变时,可诊断为慢性轻度镉中毒:

①尿 β_2-微球蛋白(β_2-MG)含量在 9.6 $\mu mol/mol$ 肌酐(1000 $\mu g/g$ 肌酐)以上。

②尿视黄醇结合蛋白(RBP)含量在 5.1 mol/mol 肌酐(1000 $\mu g/g$ 肌酐)以上。

(2)慢性重度中毒:除慢性轻度中毒的表现外,出现慢性肾功能不全,可伴有骨质疏松症、骨质软化症。

目前,诊断镉中毒的主要参考依据除尿镉增高外还包括:

①尿 β_2-MG、RBP 等低分子量蛋白排出增多。

②早期镉中毒时,尿中低分子量蛋白质 β_2-MG、RBP、白蛋白以及尿 β-N-乙

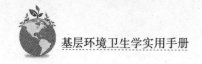

酰-葡萄糖氨酶(NAG)等都是肾损伤较为理想的生物标志物。

③尿 MT 分子量比 β_2-MG 更小,具有较高的灵敏度,先于尿蛋白总量和肾小球滤过率(GFR)的变化;随着肾损伤的加重,尿 MT 与 β_2-MG 和尿 MT 的含量可作为镉暴露的生物标志物。

④慢性镉中毒患者尿中溶菌酶、氨基葡萄糖苷酶、核糖核酸酶、碱性磷酸酶、γ-谷氨酰转移酶、中性肽链内切酶等尿酸改变,并且从理论上讲,尿酶测定比尿蛋白测定更灵敏,定位也更准确,但由于对尿酶的保存条件、反应条件、激活因子、抑制因子等细节还不甚清楚,故测定方法的规范化和质量控制问题还没有完全解决。

(二)铊污染

铊(Tl)是英国科学家克鲁斯于 1861 年发现的元素。是一种银白色稀有柔软金属,易溶于硝酸和浓硫酸溶液,燃烧时会发出艳丽的绿色,常温下铊表面易氧化成深灰色薄膜,加热至 100 ℃可氧化成黑色氧化铊,易溶于硝酸和硫酸。在自然界中铊的独立矿物不多,大多以一价形式(Tl^+)存在,且表现为强烈的亲疏性。在已发现的近 40 种含铊矿物中,主要是硫化物和少量的硒化物。世界范围土壤中铊的含量为 0.1～0.8 mg/kg,平均约 0.2 mg/kg。根据我国 34 个省(区、市)853 个土壤样本的铊背景值调查,范围为 0.29～1.17 mg/kg,平均约为 0.58 mg/kg。

环境中的铊进入水体和土壤后,经过水生生物、陆地生物的富集作用,进入人体产生危害。一般情况下,铊对成人最小致死量约为 12 mg/kg,人摄入后 2 h 血铊达到最高值,24～48 h 血铊浓度明显降低。在人体内以肾脏中含量最高,其次是肌肉、骨骼、肝、心、胃肠、脾、神经组织,皮肤和毛发中也有一定量铊。铊主要通过肾和肠道排出。

铊的急性危害多出现在突发事件中。1996 年 5 月,天津市东丽区军粮城一家装卸公司 6 名装卸工人在装卸钒土完工后,进浴室洗澡,6 名工人无一例外竟都发生大量脱发,后查明该车厢原系危险品运载车厢,车厢四壁查到金属铊的存在。另外,1994 年清华大学、1997 年北京大学、2007 年中国矿业大学分别发生了铊投毒事件,加强对剧毒铊物质的管理是高等院校实验室必须完善的工作。环境中铊污染对人群健康的影响主要为慢性危害,但表现多样,包括周围神经炎、视神经萎缩和肾、肝、胃肠道损害及皮肤萎缩,症状有乏力、食欲缺乏、恶心、足跟疼、感觉障碍、视力障碍、脱发等。其中短时间内头发全部脱光是铊中毒最早也是最显著的症状。1960 年,在我国贵州一个叫"回龙村"的村子里,出现一种奇怪的症状,患者最明显的特征就是在一个星期内头发全部掉光,这在民间俗称"鬼剃头"，后被证实为铊中毒。

铊对生殖功能的影响为睾丸萎缩、性欲和性交能力降低。铊的致畸作用为胎盘吸收率增高，胸骨和枕骨缺失、肾盂积水和椎体缺陷。铊的致突变作用为抑制骨髓细胞的有丝分裂、致细胞染色体畸形和断裂以及姊妹染色单体交换率升高、致小鼠骨髓多染红细胞微核和精子畸形率增高。

铊中毒的解毒药是普鲁士蓝，治疗主要以对症支持治疗为主，大量 B 族维生素保护肝、肾、心脏等脏器。对重度中毒者需使用肾上腺糖皮质激素，可考虑血液透析或血液灌流等治疗。急性口服中毒时用 1% 的碘化钠溶液洗胃，然后用胶体普鲁士蓝口服解毒，使其结合铊从肠道排出，注射巯乙胺溶液亦有缓解症状作用。此外，服用钾盐亦可促使铊由尿排出。

（三）铬中毒

铬在土壤环境中主要以三价铬（Cr^{3+} 和 CrO_2）和六价铬（CrO_4^{2-} 和 $Cr_2O_7^{2-}$）等形式存在。三价铬主要存在于于土壤与沉积物中，六价铬主要存在于水中，但易被 Fe^{2+} 和有机物等还原。三价铬比较稳定，三价铬化合物由消化道吸收的少，毒性不大。纽约大学医学中心环境学系的研究结果表明，经口腔摄入六价铬约有 10% 会被机体吸收，被人体吸收的六价铬约有 10% 可能在人体内停留达 5 年之久。而六价铬因具有强氧化性和腐蚀性，又有透过生物膜的作用，其毒性较强，比三价铬毒性大 100 倍。英国的调查显示，一般人群从空气、水和食物中摄入的铬总量为 $78\sim106~\mu g/d$，从食物中的摄入量占总摄入量的 93%～98%，从水中的摄入量占 1.9%～7.0%，从空气中的摄入量很小。铬渣污染在我国 20 多个省市均有报道，铬渣中六价铬含量占 1% 左右。六价铬易溶于水，经长期雨水冲淋，使大量六价铬渗漏和流失，所以容易经过土壤进入农作物而危害居民健康。因此控制土壤中铬污染水平，对人体健康至关重要。

铬对人与动物的健康也是有利有弊。二价铬是人体的必需微量元素，是构成葡萄糖耐量因子（CTF）的重要成分。铬与其他必需元素一样，摄取过量，非但无益还有害。铬在人体内有蓄积作用，体内过量的铬主要积聚在肝、肾、内分泌腺体，通过呼吸道进入的则易积存在肺中，并能影响体内氧化还原过程和水解过程。铬在人体内的生物半衰期为 27 d，80% 经肾脏排泄，小部分由粪便排出，乳汁和人毛发也可检出铬。

1. 铬的致癌作用

人群调查和动物实验表明，长期暴露于铬污染条件下，肿瘤发病率增加。早在 20 世纪 30 年代，德国、美国和英国等国家的学者进行了流行性病学调查，结果显示，长期接触六价铬化合物的人群患口腔炎、齿龈炎、鼻中隔穿孔、皮肤铬溃

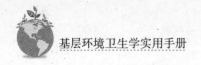

疡、变态反应性皮炎者及肺癌等疾病的概率高于一般人群。

2. 铬的诱变作用

六价铬在 Ames 试验、哺乳动物细胞诱变试验、染色体畸变试验中均表现出了诱变作用。职业性接触铬酸盐工人末梢血中的微核异常率显著高于对照人群,并呈现暴露-反应关系。而三价铬在细菌诱变试验中几乎均为阴性,在培养的哺乳动物各项诱变试验(DNA 合成、DNA 损伤、正向突变和姐妹染色单体交换)中也呈阴性。

3. 铬的致畸作用

以氯化铬($CrCl_3$)腹腔注射受孕小鼠可见胎仔体质量下降、畸胎增多,并呈剂量-反应关系,提示三价铬化合物具有致畸作用。

其他铬中毒的症状包括铬疮;皮肤及黏膜损害,表现为接触性皮炎,湿疹和溃疡,鼻黏膜可发生充血、糜烂、溃疡以以致鼻中隔穿孔;全身影响可出现头痛、消瘦、贫血、肾功能障碍、支气管哮喘、肺癌和皮肤癌。

二、农药污染的危害

农药污染问题最突出的是高毒性农药,尤其是持久性有机污染物(POPs)的污染。POPs 现在几乎已遍及地球的每个角落,由于其具有长期残留性、生物蓄积性、半挥发性和高毒性,日益严峻地威胁着人类的健康和生命安全以及全球生态系统,是人类面临的一个紧迫的环境问题。我国人大常委会于 2004 年 5 月 17 日正式批准《关于持久性有机污染物的斯德哥尔摩公约》生效。该公约确定的优先消除的 12 种 POPs 为艾氏剂、氯丹、狄氏剂、异狄氏剂、七氯、灭蚁灵、毒杀酚、DDT、六氯代苯、多氯联苯、二噁英和多氯代二苯并呋喃(简称"呋喃")。其中,前 9 种主要作为杀虫剂广泛用于农业。农药污染土壤产生的危害以慢性危害、间接危害为主。

(一)土壤污染引起急性中毒

这种情况非常罕见,曾有报道,有人食用被毒鼠强污染的黏土上长出的苋菜,出现中毒症状,感到头晕、恶心、出虚汗。这表明高毒性物质在土壤的残留可能会对作物产生污染而引发中毒。

(二)慢性危害

农药可在体内不断蓄积,对人体健康构成潜在威胁。有机氯农药已禁用多年,但 2008 年,研究者在我国深圳湾海域的鱼体内依然检出了 DDT,鱼类 DDT 的平均含量为(123.7 ± 100.6)ng/g(鲜重)或(3238.2 ± 2209.5)ng/g(脂重),肉食性的鱼类 DDT 含量较高。农药在人体内不断积累,短时间内虽然不会引起人体出现明显急性中毒症状,但可产生慢性危害,如美国科学家已研究发现,DDT被人体吸收后会分解产生 DDE,一种类似雌激素的化学物质。DDT 能干扰人体内激素的平衡,影响男性生育力。在加拿大开展的一项研究显示,由于食用杀虫剂污染的鱼类及猎物,致使儿童和婴儿表现出免疫缺陷症,他们的耳膜炎和脑膜炎发病率是美国儿童的 30 倍。农药慢性危害还表现为如有机磷和氨基甲酸酯类农药可抑制胆碱酯酶活性,破坏神经系统的正常功能,可降低人体免疫力,从而影响人体健康,致使其他疾病的患病率及死亡率上升。

(三)致癌、致畸、致突变

有流行病学调查显示,长期接触农药的农民肝癌发病率明显增高。还有研究发现,DDT 被人体吸收后使体内雌激素水平偏高则是引发乳腺癌的一大诱因。中华人民共和国农业部公告第 199 号《国家明令禁止使用的农药》命令公布18 种农药禁止使用,包括六六六(HCH)、滴滴涕(DDT)、毒杀芬(camphechlor)、二溴氯丙烷(dibromochloropane)、杀虫脒(chlordimeform)、二溴乙烷(EDB)、除草醚(nitrofen)、艾氏剂(aldrin)、狄氏剂(dieldrin)、汞制剂(mercurycompoungs)、砷(arsena)、铅(acetate)类、敌枯双、氟乙酰胺(fluoroacetamide)、甘氟(gliftor)、毒鼠强(tetramine)、氟乙酸钠(sodiumfluoroacetate)、毒鼠硅(silatrane)。其中,二溴氯丙烷可引发男性不育,对动物有致癌、致突变作用。二溴乙烷可使人、畜致畸和致突变。杀虫脒对人有潜在的致癌威胁,对动物有致癌作用。

三、持久性有机污染物的危害

持久性有机污染物是一类对全球环境和人类健康影响非常巨大的化学物质,已引起全世界的广泛关注。2001 年 5 月 23 日,来自 126 个国家的代表在瑞典签署了旨在控制和消除 POPs 影响的《关于持久性有机污染物的斯德哥尔摩公约》。该公约确定的优先消除的 12 种 POPs 为艾氏剂、氯丹、狄氏剂、异狄氏剂、七氯、灭蚁灵、毒杀酚、DDT、六氯代苯、多氯联苯、二噁英和呋喃。这些POPs 中,有 9 种是有机氯杀虫剂,1 种为工业化学物质,2 种为垃圾焚烧产物和工业生产的副产物。

(一)我国持久性有机污染物污染的概况

我国土壤环境中 POPs 的来源主要包括以下几个方面:

(1)生产过程中产生的 POPs 或从事 POPs 相关的化工、农药生产企业的厂区或周边区域。

(2)一些长期使用有机氯农药的农田仍有较高的浓度残留。

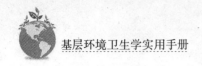

（3）堆放、填埋区域的 POPs 物质泄漏。

（4）工农业生产不断发展导致的新 POPs 问题（如石化、交通问题导致的多环芳烃问题，垃圾燃烧导致的二噁英问题等）。

我国作为农业大国，曾大量生产和使用有机氯农药，主要有 DDT、毒杀酚、六氯苯、氯丹和七氯。据统计，1970 年我国共使用 DDT、六六六、毒杀酚等有机氯农药 1.917×10^5 t，占农药总用量的 80%；到 20 世纪 80 年代初，我国有机氯农药使用量仍占农药总用量的 78%。我国累计使用 DDT 约 4.0×10^5 t，占世界总用量的 21%。

我国目前保留有 DDT 农药登记和六氯苯的生产，DDT 主要用于生产农药三氯杀螨醇，六氯酚主要用于生产五氯酚（木材防腐剂）和五氯酚钠（灭钉螺药）。目前五氯酚及其钠盐年产量约 10^4 t。国产五氯酚钠和五氯酚产品中的杂质多氯二苯并-对-二噁英（PCDDs）和多氯二苯并呋喃（PCDFs）的平均含量分别为 $15.76 \sim 27.47$ mg/kg 和 $2.26 \sim 4.74$ mg/kg。仅此，目前我国 PCDDs 和 PCDFs 的年产量已经超过 100 kg，加上五氯酚钠和五氯酚生产过程中废渣所含更高浓度的 PCDDs 和 PCDFs，总生成量可达 4.4 t 和 5.7 t。

我国学者已开始对我国境内 POPs 污染状况进行全面调查和监测。我国境内的水体、底泥、沉淀物等环境介质以及农作物、家畜家禽、野生动物甚至人体组织、乳汁、血液中均有检出 POPs 的报道。

(二)持久性有机污染物的特性

POPs 是指能持久存在于环境中，并可借助大气、水、生物体等环境介质进行远距离迁移，通过食物链富集，对环境和人类健康造成严重危害的天然或人工合成的有机污染物质。国际上公认 POPs 具有以下四个重要特性：

（1）持久性。POPs 物质因具有抗光解、化学分解和生物降解性，能够在水体、底泥和土壤环境中存留数年、数十年甚至上百年。例如，二噁英类在土壤和沉淀物中可存留数十年到百年。

（2）蓄积性。POPs 物质因其具有高亲脂性和高疏水性，在有机体的脂肪组织中蓄积，可达到相当的高度，并通过食物链危害人类健康。

（3）迁移性。POPs 可通过风和水流向遥远的地区扩散，能从水体或土壤以蒸发形式进入大气环境或附着在大气颗粒物上，通过大气环流远距离迁移，导致全球范围的污染，POPs 易从温暖地区向寒冷地区迁移，这可以很好解释为什么在远离污染源的北极圈也可检测到 POPs。

（4）高毒性。POPs 在低浓度时也会对生物体造成伤害，其中毒性最强的是二噁英类，POPs 还具有生物放大效应，环境中低浓度的 POPs 可通过食物链逐渐蓄积在人体内达到相当高的浓度而产生危害。

(三)持久性有机污染物对健康的危害

POPs 可通过多种途径进入人体,在体内的脂肪组织、肝脏器官组织及胚胎中积聚,产生毒性。动物实验表明,POPs 可对包括肝、肾等脏器及神经系统、内分泌系统、生殖系统、免疫系统等产生急性和慢性毒性,并具有明显的致癌、致畸、致突变等作用。

不少 POPs 物质具有内分泌干扰作用,能够从多个环节上影响体内天然激素正常功能的发挥,影响改变免疫系统和内分泌系统的正常调节功能,引发女性的乳腺癌、子宫内膜异位等,男性发生睾丸癌、前列腺癌、性功能异常、生精功能障碍、精子数量减少、生育障碍等,对 TCDD 进行的多种生物致癌式样均呈阳性,而且已经证明,TCDD 与人类多种肿瘤发生有关,如乳腺癌、睾丸癌、血液癌等。1997 年,国际癌症研究机构(IRAC)发布公告,将毒性最大的二噁英类化合物 2,3,7,8-TCDD 分类为已知人类致癌物。

POPs 干扰机体的生殖内分泌功能,引起雌性动物卵巢功能障碍,抑制雌激素的作用,使雌性动物不孕、胎仔减少、流产等。低剂量的二噁英能使胎鼠产生腭裂和肾盂积水。给予二噁英的雄性动物会出现精细胞减少、成熟精子退化、雄性动物雌性化等。POPs 可引起母体生殖内分泌紊乱,可导致胚胎发育异常和出生缺陷,并可影响出胎仔的存活和正常发育。POPs 还可以通过胎盘和授乳传递给胎儿和婴儿,而影响其发育。二噁英类化合物可引起严重的出生缺陷,如越南有数以万计的儿童因受到战争毒剂的危害,在身体和智力上存在明显缺陷。

四、生物性污染的危害

土壤生物污染是指一个或几个有害的生物种群,从外界环境侵入土壤,大量繁衍,破坏原来的生态平衡,对人体健康或生态系统产生不良的影响。引起土壤质量下降的现象。土壤的生物性污染仍然是当前土壤污染的重要危害,影响面广。

(一)引起肠道传染病和寄生虫病

据调查,上海市郊蔬菜的大肠菌群检出率为 13.7%,最高可达 12800 个/g,寄生虫卵检出率为 11.9%,近三成蔬菜受到不同程度的生物污染。用作肥料的人畜粪便更是惊人,细菌含量竟高达 $10^8 \sim 10^9$ 个/g。1942 年武尔坎地区伤寒的流行就是由居民点附近的土壤被含有致病菌的粪便污染所造成的,在去除了这些粪便之后,伤寒的流行才停止下来。

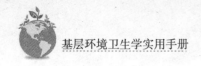

(二)引起钩端螺旋体病和炭疽病

有些人畜共患的传染病或与动物有关的疾病也可通过土壤传播给人。例如,患钩端螺旋体病的猪、牛和羊等动物就可以通过粪尿中的病原体污染土壤。钩端螺旋体在中性或弱碱性的土壤中能存活几个星期,还可以通过黏膜、伤口和被浸软的皮肤侵入人体,使人致病。炭疽杆菌能形成芽孢以抵抗恶劣环境,可在土壤中生活几年甚至几十年。

(三)引起破伤风和肉毒中毒

破伤风杆菌和气性坏疽杆菌等致病菌则多来自动物粪便,尤其是马粪。当人们受伤时,受污染土壤中的破伤风杆菌通过接触而使人患破伤风,伤口越深越有利于破伤风杆菌在厌氧环境下生长,甚至可能危及生命。

第二节　土壤卫生和土壤环境质量标准

土壤卫生防护主要任务是控制污染土壤的污染源,即有效地降低污染物的排放,需要在控制土壤污染的国家环境政策与法规、技术标准等方面不断完善。另外是污染土壤的修复技术,其关键问题是污染物在土壤与其他环境和生物介质之间的通量及其调控技术。

土壤卫生标准是指土壤中有害物质的最高容许浓度。为了监督和评价土壤中有害物质的水平,特别是具有蓄积性和不易降解的、危害较大的有害物质,迫切需要制定土壤卫生标准。其卫生标准的制定比较复杂,往往需要在有关环境卫生标准的基础上进行土壤卫生标准的研制。我国于 20 世纪 80 年代末制定并颁布了《土壤中砷的卫生标准(GB 8915—1988)》和《土壤中铜的卫生标准(GB 1728—1989)》。

(一)制定土壤卫生标准的原则

(1)不影响人体健康。在该标准的范围内,土壤不致使农作物、水和空气超过各自的卫生标准而影响健康。

(2)不影响土壤自净。土壤微生物对污染物的净化起关键作用,如果进入土壤中的有害物质太多,将危害土壤微生物的活性,从而影响土壤的自净作用。因此,制定土壤卫生标准要保证土壤自净过程的正常进行。

(二)土壤卫生标准

(1)土壤中砷的卫生标准。我国土壤中砷的卫生标准为 15 mg/kg(以全砷计)。

（2）土壤中铜的卫生标准。土壤中铜的卫生标准值是根据土壤中铜的阳离子交换量的大小决定的，换算成 mg/kg 的表示方法如表 6-1 所示。

表 6-1　　　　　　　　　　土壤中铜的卫生标准

土壤中铜的阳离子交换量（毫克当量/100 g 干土）	<10	10～20	>20
土壤中的最高容许浓度	50 mg/kg	150 mg/kg	300 mg/kg

（3）国外有关土壤中有害物质最高容许浓度。除用上述系统研究方法外，应积极引进国际标准或国外先进标准，再在国内加以验证、补充和修订。国外有关土壤中有害物质的最高容许浓度如表 6-2 所示。

表 6-2　　　　　　　土壤中有害物质的最高容许浓度　　　　　　单位：mg/kg

有害物质	最高浓度	有害物质名称	最高容许浓度
DDT	1.0	毒莠定	0.05
六六六	1.0	马拉硫磷	2.0
丙体六六六	1.0	砷	12～15
聚氯蒎烯	0.5	铜	125
西维因	0.05	镉	1.0
扑草净	0.5	铅	20
美曲磷酯	2.0	汞	2.0
聚氯茨烯	0.5		
铬（六价）	0.05		

二、土壤环境质量标准

我国现行的《土壤环境质量农用地土壤污染风险管控标准标准》（GB 15618—2018）是由生态环境部发布的、该标准规定了农用地土壤污染风险筛选值和管控值，以及监测、实施与监督要求。

土壤功能和保护目标划分为三类，规定不同应用功能的土壤执行不同标准值。其中，Ⅰ类主要适用于国家规定的自然保护区（原有背景重金属含量高的除外）、集中式生活饮用水水源地、茶园、牧场和其他保护地区的土壤，执行为保护区域自然生态、维持自然背景的土壤环境质量的限制值（一级标准）；Ⅱ类主要适用于一般农田、蔬菜地、茶园、果园、牧场等土壤，执行为保障农业生产、维护人体健康的土壤限制值（二级标准）；Ⅲ类主要适用于林地土壤及污染物容量较大的

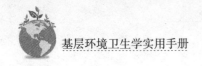

高背景值土壤和矿产附近等地的农田土壤(蔬菜地除外),执行为保障农业生产和植物正常生产的土壤临界值(三级标准)。至于当地土壤属于何种功能类别,应由环境保护部门会同卫生等部门研究划定,执行相应级别的土壤环境质量标准。从粮食安全到营养安全是必然的历史进程。目前,对土壤的研究也正从环境质量的研究重点逐渐转移到土壤健康质量的研究上来,其根本问题在于如何使土壤这一自然资源保证和促进人体健康。

第三节 土壤卫生监测

土壤卫生监测的任务是要查明土壤的卫生状况,阐明其对环境的污染和居民健康可能产生的影响,为保证生态环境和保障人体健康提出卫生要求和防护措施的依据。对个别复杂问题要做专题调查。土壤卫生监测的内容包括污染源调查、土壤污染状况调查与监测、土壤污染对居民健康影响的调查。

(一)污染源的调查

查清污染来源和特点,要调查污染源的性质、数量、生产过程、净化设施、污染物的排放规律以及影响因素等。要随时掌握各污染源的污染方式、污染范围、生产规模和净化措施的变化情况,还要随时掌握新出现的土壤污染来源,以便弄清污染性质、范围和危害,为治理提供线索,指明方向。

(二)土壤污染现状调查与监测

根据土壤监测目的,土壤环境监测有四种主要类型:区域土壤环境背景监测、农田土壤环境质量监测、建设项目土壤环境评价监测和土壤污染事故监测[按国家环境保护总局颁布的《土壤环境监测技术规范》(HJ/T 166－2004)中的规定]。

1.采样点的选择和采样方法

土壤监测时,采样点的分布应根据污染特点决定。电源污染时应以污染源为中心向周围不同方向布设采样点。面源污染时,则可将整个调查区划分为若干个等面积的方格,每个方格内采一个土样。详细调查时可以 2.5～25 公顷设一个采样点,粗略调查时可以 1000 公顷设 1 个点。采样深度根据调查目的而不同,表层采样可可取 0～20 cm 深的土样,用金属采样筒打入土内采样。深层采样深度为 1.0 m,用土钻采样。

2.土壤环境背景调查监测

当地天然土壤背景资料是评价土壤污染状况的基础。背景调查的主要内容是各化学元素的背景值和放射性物质背景值的监测。背景调查的采样点必须是当地未受污染的天然土壤,并应包括当地各种不同类型的土壤。

3. 化学污染的调查监测

对污染土壤的有毒有害化学物质的调查,不仅要调查监测土壤中化学物质的含量,还要监测当地各种农作物的含量,以观察该污染物在农作物中的富集情况。例如,氟污染应以茶叶为指示植物,镉污染应以稻米为指示植物等以观察土壤对各种化学污染物的容纳量,估计污染的危害程度。化学污染物在农作物中的残留是土壤污染调查的重要内容。另外,还必须监测化学污染物深入土壤的深度、迁移到地下水中的浓度和扩散到空气中的浓度等,以估计其对周围环境的污染程度。

4. 生物性污染的调查监测

生物性污染状况调查常用的监测指标有以下几种:

(1)大肠菌值:发现大肠菌的最少土壤克数称为"大肠均值",它是代表人群粪便污染的主要指标,也是代表肠道传染病危险性的主要指标。

(2)产气荚膜杆菌值:其也是代表粪便污染的指标,因为产气荚膜杆菌可以芽孢的形态在土壤中,存活时间比大肠菌群长,所以研究它和大肠菌在土壤中数量的消长关系就可以判定土壤受粪便污染的时间长短。例如,土壤中产气荚膜杆菌多(或产气荚膜杆菌值小)而大肠菌相对较少,则表明土壤污染是陈旧的。反之,表明是新鲜污染,危害性较大。

(3)蛔虫卵数:它对判定土壤污染有重要意义,因为它可以直接说明在流行病学上是否对人体健康有威胁。根据蛔虫卵在土壤中的不同发育阶段以及活卵所占的百分比来判断土壤的自净程度。例如,大部分蛔虫卵是死卵表明土壤已达到自净,危险性较小。土壤生物性污染污染的评价指标及其卫生状况分级如表 6-3 所示。

表 6-3　　　　　　　　　土壤卫生状况评价指标

卫生状况	大肠菌值	产气荚膜杆菌值	蛔虫卵(个/kg)
清洁土壤	>1.0	>0.1	0
轻度污染	1.0~0.01	0.1~0.001	<10
中度污染	0.01~0.001	0.001~0.0001	10~100
重度污染	>0.001	>0.0001	>100

(三)土壤污染对居民健康影响的调查

土壤污染对居民健康的影响是间接的长期的慢性危害。对个体的健康状况

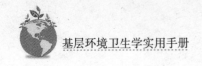

往往表现不明显,需要在大规模的人群中进行流行病学调查。

1. 患病率和死亡率的调查

调查污染区和对照区居民与土壤污染有关的各种疾病的患病率和死亡率。也可以收集和利用现有的死亡和基本统计资料,如卫生部门的人口死亡统计、疾病统计、医院病历统计等。将污染区居民与对照区居民的健康状况进行对比分析,以分析土壤与居民健康的关系。

2. 居民询问调查

了解居民对土壤污染的主观感受及对生活条件影响的反映,进行统计分析。

3. 居民健康检查

选择一定数量有代表性的居民进行临床检查,以及生理、生化和免疫功能等健康状况指标的检测,以便发现居民健康状况的变化与土壤污染的关系。

4. 有害物质在居民体内蓄积水平的调查

常用人体生物材料监测,应针对污染物质选择敏感指标。一般选用头发、血、尿、乳汁、唾液等,以判定体内蓄积水平和危险程度。

土壤污染对居民健康影响的调查范围应当与土壤污染调查监测的范围相一致,同时要选择对照人群做对比分析。

第四节　国家农村环境卫生项目土壤采集与处理

一、土壤样品的采集

土壤样品的采集是土壤分析最重要的步骤之一,是关系到分析结果和由此得出的结论是否正确的一个先决条件。

土壤是一个极其复杂的不均一群体,它具有自然变异(母质、发育等)以及外来因素引起的变异(耕作制度、施肥等),故采样稍有不慎,极容易导致无意义的分析结果,有可能出现采样误差大于分析误差。

土壤采样必须具有一定的代表性,要根据分析目的的不同而采用不同的采样方法和处理方法。

(一)农田土壤检测布点原则与方法

农田土壤监测点是指人类活动产生的污染物进入土壤并累积到一定程度引起或怀疑引起土壤环境质量恶化的土壤样点。

土壤环境监测有区域土壤环境背景监测、农田土壤环境质量监测、建设项目土壤环境评价监测和土壤污染事故监测四种主要类型。应根据土壤检测目的，确定布点的原则与方法。

(二)布点数量

全国农村环境卫生监测农村土壤卫生调查要求每个监测点采集村中农田土壤1份。

二、样品采集

(一)混合土壤的采集

采样点的分布要尽量均匀和随机布点,采样时,采集5~20 cm深的表层土壤,在1 m² 范围内按照5点取样法采集土壤混合为一个样品。用于蛔虫卵检测的样品总量不少于50 g用于重金属检测的样品总量为1000 g左右。

(二)采样准备

1.组织准备

组织具有一定野外调查经验,熟悉土壤采样技术规程、工作负责的专业人员组成采样组。采样前组织学习有关业务技术工作方案。

采样物质准备包括采样工具、器材、文具及安全防护用品等。

(1)工具类:铁铲、铁镐、土铲、土钻、土刀、木片及竹片等。

(2)器材类:罗盘、高度计、卷尺、标尺、容重圈、铝盒、样品袋、标本盒、照相机以及特殊仪器和化学试剂。

(3)文具类:样品标签、记录表格、文具夹、铅笔等小型用品。

(4)安全防护用品:工作服、雨衣、防滑登山鞋、安全帽、常用药品等。对长距离大规模采样尚需车辆等运输工具。

2.技术准备

(1)样品位置图(或工作图)。

(2)样品分布一览表,内容包括编号、位置、土类、母质母岩等。

(3)各种图件:包括交通图、地质图、土壤图、大比例的地形图(标有居民点、村庄等标记)。

(4)采样记录表,土壤标签等。

3.现场踏勘,野外定点,确定采样地块

(1)样点位置图上确定的样点受现场情况干扰时,要作适当的修正。

(2)采样点应距离铁路或主要公路300 m以上。

(3)不能在住宅、路旁、沟渠、粪堆、废物堆及坟堆附近设采样点。

(4)不能在坡地、洼地等具有从属景观特征地方设采样点。

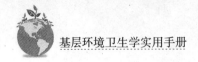

(5)采样点应设在土壤自然状态良好,地面平坦,各种因素都相对稳定并具有代表性的面积在1~2公顷的地块。

(6)采样点一经选定,应作标记,并建立样点档案供长期监控用。

4.采样现场记录

采样的同时,由专人填写土壤标签、采样记录,并汇总存档。

采样记录应包括采样点编号、采样地点、采样点土地类型、经纬度和海拔、土壤样品颜色、质地、湿度、根系情况和样品重量、采样时间、采样人等,能够填写《全国农村环境卫生监测工作方案》附表5土壤采集与检测结果报告表的所需要的各项信息。

(1)土壤颜色。土壤颜色可采用门赛尔比色卡比色,也可按土壤颜色三角表进行表述。颜色描述可采用双名法,主色在后,副色在前,如黄棕、灰棕等。颜色深浅还可以冠以暗、淡等形容词,如深棕、暗灰等。

(2)土壤质地。土壤质地分为砂土、壤土(沙壤土、轻壤土、中壤土、重壤土)和黏土,野外估测方法为取小块土壤,加水潮润,然后揉搓,搓成细条并弯成直径为2.5~3 cm的土环,据土环表现的形状确定质地。其区分如下:

①砂土:不能搓成条。

②沙壤土:只能搓成短条。

③壤土:能搓成直径为3 cm的条,但容易断裂。

④中壤土:能搓成完整的细条,弯曲时容易断裂。

⑤重壤土:能搓成完整的细条,弯曲成圆圈时容易断裂。

⑥黏土:能搓成完整的细条,能弯曲成圆圈。

(3)土壤湿度。土壤湿度的野外估测,一般可分为五级:

干:土块放在手中,无潮润感觉。

潮:土壤放在手中,有潮润感觉。

湿:手捏土块,在土团上塑有手印。

重潮:手捏土块时,在手指上留有湿印。

极潮:手捏土块时,有水流出。

(4)植物根系含量的估计。植物根系含量的估计可分为五级:

无根系:在该土层中无任何根系;

少量:在该土层每50 cm² 内少于5根。

中量:在该土层每50 cm² 内有5~15根。

多量:在该土层每50 cm² 内多于15根。

根密集:在该土层中根系密集交织。

(5)石砾含量以石砾占该土层的体积百分数估计。

5.采样注意事项

测定重金属的样品,尽量用竹铲、竹片直接采取样品,或用铁铲、土钻挖掘后,用竹片刮去与金属采样器接触的部分,再用竹片采取样品。将所采土样装入塑料袋内,外套布袋。填写土壤标签一式两份,一份放入袋内,另一份扎在袋口。

采样结束后应在现场逐项逐个检查,如采样记录表、样品登记表、样袋标签、土壤样品、采样点位图标等有缺项、露项和错误处,应及时补齐和修正后方可撤离现场。

(三)样品运输

样品装运前必须逐件与样品登记表、样品标签和采样记录进行核对,核对无误后分类装箱。

样品在运输中严防样品的损失、混淆或玷污,并派专人运输,按时送至实验室。接受者与送样者双方在样品登记表上签字,样品记录由双方各存一份备查。

三、样品的制备

(一)制样工作室与制样工具及容器

1.制样工作室

制样工作室分设风干室和研磨室。风干室朝南(严防阳光直射土壤),通风良好,整洁,无尘,无挥发性化学物质。

2.制样工具及容器

风干用白色搪瓷盘及木盘。粗粉碎用木槌、木滚、木棒、有机玻璃棒、有机玻璃板、硬质木板、无色聚乙烯薄膜;磨样用玛瑙研磨机(球磨机)或玛瑙研钵、白色瓷研钵;过筛用尼龙筛,规格为2~100目。

(二)样品制备

1.样品风干

采回来的样品,首先要剔去土壤以外的侵入物,如植物残根、昆虫尸体和砖石块;还有新生体,如铁锰结核、半风化体、石灰结核等(这些量如果大,要称重、记录,保存以备专门分析用),然后及时进行风干,以抑制土壤微生物活动和防止发生化学变化。

将土壤样品弄成碎块,平铺在干净的纸上(严禁用旧报纸铺衬),摊成薄层,放于室内阴凉通风处晾干,经常加以翻动,加速干燥。当土壤半干时将大土块锤碎(尤其是水稻土)。切忌阳光直接暴晒,风干场所要防止酸、碱等气体及灰尘污

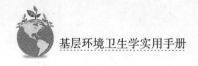

染,测量微量元素的土壤最好放在塑料板上。

2.土样的研磨

将样品混匀,用"四分法"弃去多余的土样,然后仔细地挑去石块、植物残体(如根、茎、页等)、新生体和侵入体,然后研磨,全部通过 2 mm 筛(10 目)。混匀后,装瓶备用。注意事项:

(1)过筛时不能把留在筛子上的土样倒掉,必须全部通过 0.25 mm 筛(60 目)。

(2)取 10 目土样时,不可以随便挖取部分 10 目土样来研磨,否则不同粒径的土壤自然分配不均匀,将降低取出土壤的代表性。

(3)强调要全部通过,不允许将难以磨细而属于土壤的土粒部分弃去。

(4)绝对不允许用一套筛子从 10 目到 100 目,用一次性通过土样的办法来作为不同孔径的土壤样品。

(5)研磨的工具与周围环境要保持干净整洁。

(三)样品保存

土壤样品的保存按样品名称、编号和粒径分类保存。预留样品在样品库造册保存。分析取用后的剩余样品,待测定全部完成数据报出后,也移交样品库保存。分析取用后的剩余样品一般保留半年,预留样品一般保留 2 年。特殊、珍稀、仲裁、有争议样品一般要永久保存。

样品库应保持干燥、通风、无阳光直射、无污染;要定期清理样品,防止霉变、鼠害及标签脱落。样品入库、领用和清理均需记录。

(四)采样、制样质量控制

1.样品采集的质量控制

进行合理的现场踏勘,并审查采样点的设置和采样时段选择的合理性和代表性,分别制定翔实的采样方案。样品采集时,严格按照采样位置、数目等要求进行采样。在采样过程中要注意防止污染,认真做好采样记录,并妥善保管好样品。

2.样品运输和储存中的质量控制

在采样现场样品必须逐件与样品登记表、样品标签和采样记录进行核对,核对无误后分类装箱。运输过程中严防样品的损失、混淆和沾污。由专人将土壤样品送到实验室,送样者和接样者双方同时清点核实样品,并在样品交接单上签字确认,样品交接单由双方各存一份备查。在储存和运输过程中,注意防止污染,妥善进行保管。

3.样品制备的质量控制

制样工作室要求分设风干室和磨样室。样品分装使用干净清洁工具,不可以造成二次污染。可采用具塞磨口玻璃瓶、具塞无色聚乙烯塑料瓶或特制牛皮纸袋等。制样者与样品管理员同时核实清点、交接样品,在样品交接单上双方签字确认。制样过程中采样时的土壤标签与土壤始终放在一起,严禁混错,样品名称和编码始终不变。制样工具要严防交叉污染。

第五节　国家农村环境卫生项目现场调查及信息收集

一、基本情况信息收集

(一)监测县基本情况

1. 人口数与户数

(1)全县总人口数是人口统计中最基本的指标,指项目县辖区范围内一定时点所有的有生命活动的个人的总和。它不分性别,不分年龄,不分民族,包括监测县城镇和乡村人口。全县总人口数可从该县发布的有关统计年鉴或年报中采集。总人口数一般指上一年度的统计数据。

(2)全县总户数是以家庭成员关系为主、居住在一处共同生活的人组成的,包括城关镇总户数和农村总户数。总户数可从该县发布的上一年度统计年鉴或年报中采集。

(3)农村人口数和城镇人口数。本项目所指农村人口数指除城关镇人口外的人口总数,即全县总人口数减去城关镇人口数后的人口总和。

城关镇人口数指县城所在地的镇的人口数,全县总人口数减去农村人口数即为城关镇人口数。

收集的农村人口数和城关镇人口数一般指上一年度的统计数据,可从该县发布的有关统计年鉴或年报中采集。

注:统计年鉴中,把居住在市镇的人口划为城市人口,把居住在乡村的人口划为乡村人口。本项目所述农村人口数包括除县城所在地城关镇人口以外的所有乡镇、村的人口。与统计年鉴说法不同。

(4)城关镇户数和和农村总户数。

农村总户数＝全县总户数－城关镇总户数

城关镇总户数即县城所在地城镇总户数。城关镇总户数和农村总户数可从该县发布的有关统计年鉴或年报中采集。

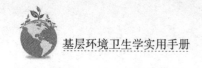

2.全县乡镇数、行政村数

全县乡镇数、行政村数指项目县按行政区划划分的所有乡镇、行政村的总和。该数据可从该县发布的有关统计年鉴中采集。

3.全县上一年度GDP

全县上一年度GDP指项目县在上一年度生产的所有最终产品和劳务的市场价值。该数据可从该县发布的有关统计年鉴或年报中采集。

4.农民人均纯收入

农民纯收入指农村居民当年从各个来源渠道得到的总收入,相应地扣除获得收入所发生的费用后的收入总和。

农民人均纯收入指按农村人口平均的农民纯收入,反映的是一个国家或地区农村居民收入的平均水平。该数据可从该县发布的有关统计年鉴或年报中采集。

5.正在实施的与农村环境卫生综合整治相关的规划、项目

农村环境卫生综合整治相关的规划、项目主要包括新农村建设、美丽乡村建设、改善农村人居环境建设、农村社区建设、国家慢病示范区创建以及其他如农村饮用水水源保护、农村生活垃圾和污水处理、禽畜养殖废弃物资源化利用和污染防治等相关的规划和项目。

有关信息可以从当地乡村办(新农村建设、美丽乡村建设、改善农村人居环境建设、农村社区建设)、爱卫办(卫生城镇、卫生村创建)、卫计局或卫计委、CDC(国家慢病示范区创建)、环保部门(农村饮用水水源保护、农村生活垃圾和污水处理、禽畜养殖废弃物资源化利用和污染防治等相关的规划和项目)等单位或部门中收集。

注:其他类参考环境保护部、财政部印发的《全国农村环境整治"十三五"规划》。

6.垃圾处理情况

(1)调查表填写。

全县有垃圾处理厂(场)_____个(数量要与表格中填写的情况对应),如有填下表(空格部分不足可另附纸张填写)

分类	名称	建成时间	设计处理能力（吨/天）	实际处理能力（吨/天）	覆盖范围内人口数		处理方式
					县城（万人）	县城以外（万人）	
垃圾	1						
	2						
	...						

注:(1)本表信息来源为项目县的住建或环保等主管部门。
　　(2)处理方式指填埋、焚烧、焚烧填埋、再利用(只填写1种主要方式)。
　　(3)实际处理能力为按天估算出的平均值。

(2)表内数据关系。

①垃圾处理厂覆盖县城人口数总和≤全县县城人口数

②设计处理能力≥实际处理能力

(3)相关定义。

生活垃圾处理厂(场):指已建成投入使用,通过了环境影响评价文件审批的生活垃圾处理场(GB 16889—2008《生活垃圾填埋场污染控制标准》)。其处理方式包括填埋、焚烧、焚烧填埋、再利用。只涉及垃圾转运的,不能算作垃圾处理厂(场)。

填埋:指在陆地上选择合适的天然场所或人工改造出的合适场所,把固体废物用土层覆盖起来的技术。

焚烧:利用高温破坏、改变垃圾的组成和结构,使垃圾体积减小,并使之无害化。经焚烧处理后,体积一般可减少80%~90%,其中的有害物质和病菌基本被除去。焚烧后的固形物可用于制作建筑用砖等。

焚烧填埋:垃圾焚烧后的固形物不作其他处理直接填埋。

再利用:通过对垃圾进行分类,将可回收利用的垃圾,如金属、玻璃、纸质品、塑料等分拣后专门处理,后续再进行焚烧等处理。

7.污水处理情况

(1)调查表填写。

全县有污水处理厂_____个(数量要与表格中填写的情况对应),如有填下表(空格部分不足可另附纸张填写)

分类	名称	建成时间	设计处理能力（吨/天）	实际处理能力（吨/天）	覆盖范围内人口数		处理方式
					县城（万人）	县城以外（万人）	
污水	1						
	2						
	...						

注:(1)本表信息来源为项目县的住建或环保等主管部门。

(2)处理工艺分为一级处理、二级处理、三级处理。

(3)实际处理能力为按天估算出的平均值。

(2)表内各数据的关系。

①污水处理厂覆盖县城人口数总和≤全县县城人口数

②设计处理能力≥实际处理能力

(3)相关定义。

污水:指生产和生活活动中排放的水的总称。引自《污水综合排放标准》(GB 8978—1996)。

污水处理:指采取物理的、化学的或生物等级处理方法将污水中所含的污染物分离出来或将其转化为无害物,从而使污水得到净化的过程。

现代污水处理技术,按处理程度可分为一级处理、二级处理和三级处理。

一级处理:主要去除污水中呈悬浮状态的固体污染物质,物理处理法大部分只能达到一级处理的要求。经过一级处理的污水,BOD 一般可去除 30% 左右,达不到排放标准。一级处理属于二级处理的预处理。

二级处理:主要去除污水中呈胶体和溶解状态的有机污染物质(BOD,COD物质),去除率可达 90% 以上,能使有机污染物达到排放标准。

三级处理:进一步处理难降解的有机物以及可导致水体富营养化的氮、磷等可溶性无机物。主要方法有生物脱氮除磷法、混凝沉淀法、砂滤法、活性炭吸附法、离子交换法和电渗分析法等。

完整的三级污水处理过程:通过粗格栅的原污水经过污水提升泵提升后,经过格栅或者砂滤器,之后进入沉砂池,经过砂水分离的污水进入初次沉淀池,以上为一级处理(即物理处理);初沉池的出水进入生物处理设备,有活性污泥法和生物膜法(其中,活性污泥法的反应器有曝气池、氧化沟等;生物膜法包括生物滤池、生物转盘、生物接触氧化法和生物流化床等),生物处理设备的出水进入二次沉淀池,二沉池的出水经过消毒排放或者进入三级处理,一级处理后到此为二级处理;三级处理包括生物脱氮除磷法、混凝沉淀法、砂滤法、活性炭吸附法、离子交换法和电渗析法。二沉池的污泥一部分回流至初次沉淀池或者生物处理设备,一部分进入污泥浓缩池,之后进入污泥消化池,经过脱水和干燥设备后,污泥被最后利用。

(二)监测乡镇基本情况

1.乡镇建制类型与人口

可通过乡镇政府有关人员了解监测乡镇的建制类型、辖区内行政村的数量和人口情况、乡镇政府所在地人口情况。

(1)乡镇建制类型。根据调查结果填写"建制镇"或"非建制镇"。乡镇建制类型调查应注意建制镇与集镇的区别。

建制镇:指经省、自治区、直辖市人民政府批准设立的镇。

集镇:指乡、民族乡人民政府所在地和经县人民政府确认由集市发展而成的作为农村一定区域经济、文化和生活服务中心的非建制镇。

(2)乡镇辖区人口情况。根据调查结果填写乡镇辖区内户籍总人口数和总户数。

乡镇辖区:指乡、镇、街道所辖区域以及类似乡级单位所辖区域。类似乡级单位,指有自己的管辖区域,且与乡级政府具有类似管理职能的单位,如开发区、农场等。

(3)乡镇所在地人口情况。根据调查结果填写乡镇所在地户籍总人口数和总户数。

乡镇所在地:指乡(镇)人民政府、街道办事处和类似乡级单位管理机构所在地的村级地域。

村级地域:指居民委员会、村民委员会所辖地域以及类似村级单位所辖的地域。

类似村级单位包括类似居委会和类似村委会。其中,类似村委会指以农业活动为主的生活区,如农、林、牧、渔场及其他以农业活动为主的生活区。

2.乡镇所在地公共厕所

乡镇所在地公共厕所的调查对象是乡镇所在地现有的公共厕所。调查范围包括新建、改建供社会公众使用的固定式公共厕所,公共场所设置的公共卫生间,学校、机关、企事业单位等对外开放、可供社会公众使用的厕所。

学校、机关、企事业单位等设置的不对社会公众开放、仅供内部工作人员使用的厕所不属于本次监测公共厕所的范围。

(1)相关定义。公共厕所:指在公众活动场所设置的供社会公众使用的固定

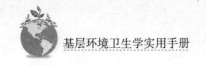

式厕所,按是否依附于其他建筑物而分为独立式和附属式。

卫生厕所公厕:满足厕所有墙、有顶,厕坑及贮粪池不渗漏,厕内清洁,无蝇蛆,无臭或基本无臭,粪便不裸露,贮粪池密闭,出粪口有盖的卫生厕所要求,并具备有效降低粪便中生物性致病因子的传染性设施。

目前,符合无害化卫生厕所公厕条件的公厕类型包括三格化粪池式、双瓮漏斗式、三联通沼气池式、粪尿分集式、双坑交替式以及具有完整上下水道系统的水冲式等6种模式。其他类型的公共厕所常见的有东北地区常见的深坑式公共厕所、西北地区常见的阁楼式公共厕所以及很多地区修建的不同类型的公共厕所模式。只要是获得国家认可的公厕类型,都可以归入"其他类型"的公共卫生厕所。

非卫生厕所公厕:不满足卫生厕所公厕规定的一项或数项条件,在公众活动场所设置供社会公众使用的固定式厕所。

(2)调查计数。

公厕总数=卫生厕所公厕数量+非卫生厕所公厕数量

卫生厕所公厕数量应包括无害化卫生厕所公厕和其他类型卫生厕所公厕。

公共厕所的计数以独立厕屋为一座公厕计数,同一独立厕屋内的不同性别、母婴、无障碍卫生间等都作为同一个公厕计数。

3.乡镇所在地垃圾、污水处理

乡镇所在地垃圾、污水处理:乡镇所在地垃圾无害化处理和污水集中处理的情况。

(1)生活垃圾无害化处理率。

生活垃圾无害化处理率:指地区范围内经无害化处理的生活垃圾数量占本地区生活垃圾产生总量的百分比。

生活垃圾无害化处理量:采用卫生填埋、焚烧、堆肥以及经分选、消毒、加工利用生活垃圾量。

生活垃圾无害化处理方法有卫生填埋、焚烧、堆肥等。

注:生活垃圾集中收集后的集中堆弃、自然填埋和焚烧等污染环境的垃圾处理方法,不属于生活垃圾的无害化处理,此类方法所处理的垃圾量也不能计入生活垃圾无害化处理量。

可向乡镇政府、城市建设和环保部门了解有关情况。根据相关信息计算、填写所调查乡镇所在地生活垃圾无害化处理率。

如无法收集具体信息或数据,可通过本地区产生的生活垃圾纳入县级或市级垃圾处理设施集中处理量,或实现垃圾通过垃圾转运系统(组保洁、村收集、乡转运、县处理的模式)进行集中处理的量来推算本地区生活垃圾无害化处理率。

生活垃圾无害化处理率统计方法推荐质量比;如无法获取质量数据,可采用体积比或家庭数量比。

相关定义如下:

卫生填埋:指按卫生填埋工程技术标准处理城市生活垃圾的方法,其填埋场地具备防止污染地下水、空气和周围环境、防止沼气爆炸的设施,并符合相应的环境标准,有别于裸卸堆弃和自然填埋等可能污染环境的方法。

生活垃圾填埋场垃圾渗滤液排放必须满足《生活垃圾填埋污染控制标准》所规定的排放限值和排放要求;不达标的,不得认定为无害化处理。

焚烧:指在一定温度下,生活垃圾经自燃或助燃的方法焚烧,达到减量化和无害化的处理方法,其产生的热能可以利用。焚烧厂要具备防止污染地下水、环境空气和周围环境的设施。

堆肥:指生活垃圾按一定形状,控制适当温度,使垃圾在堆存中发酵、生物分解的无害化、资源化处理方法。堆肥场要具备防止污染地下水、空气和周围环境的设施。

(2)生活污水处理率。

生活污水处理率,指污水处理厂二级或二级以上处理且达到排放标准的生活污水量与生活污水排放总量的百分比。

二级或二级以上处理:指在一级处理的基础上,增加活性污泥或生物膜等生化处理工艺及其由此衍变出的 AB 法处理工艺与相应的处理设施;有专门的管理机构和管理措施,处理后的出水水质要达到《城镇污水处理厂污染物排放标准》的要求。

注:仅有地下污水管网,可以进行生活污水收集、存储,但所连接的污水处理厂、处理系统尚未进入正常运行,或处理后的出水水质达不到《城镇污水处理厂污染物排放标准》要求的相应处理量按零计。

可向乡镇政府、城市建设和环保部门及有关部门了解有关情况,根据相关信息计算、填写所调查乡镇所在地生活污水处理率。

可采用供水系数法计算本地区生活污水处理率。

向当地水务或污水处理厂了解用水量与排水量情况,确定当地供水系数(用水量与排水量之比),一般为排水量的80%～90%。

通过居民生活用水量与供水系数确定污水排水量。

确定集中污水处理厂处理量、生活污水处理量、工业污水处理量。

生活污水处理率＝生活污水排水量/生活污水集中污水处理厂处理量。如

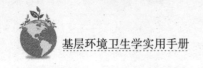

无法获取具体信息和供水系数,可以按当地纳入地区污水地下管网(公共污水处理管网或小型集中处理系统)家庭数量与总户数的比例推算当地生活污水处理率。

生活污水处理率统计方法推荐质量比;如无法获取质量数据,可采用体积比或家庭数量比。

相关定义如下:

污水处理厂污水处理量:指经过城市集中污水处理厂二级或二级以上处理的污水量。

污水排放总量:指生活污水、工业污水排放总量。

二、监测点信息情况收集

1. 基本情况

(1)被调查者信息。被调查者信息包括姓名、在村内任职情况和联系电话。以上信息需如实在调查表上进行填写。

为确保监测点基本信息真实、可靠,被调查者应当比较熟悉该监测点(行政村)的基本信息,能较全面掌握行政村有关情况,如村委会主任或村支书等。需要核对联系电话号码的真实性,以便过后需要补充调查有关信息时可以通过电话进行问询。

(2)监测点类型。监测点即选择的行政村。在乡或镇政府所在地的村(镇),在①项打√;不在乡或镇政府所在地的村(镇),则在②项打√。

(3)户及人口信息。户及人口信息包括全行政村总户数(户)、贫困家庭户(数),全村户籍人口(人)、常住人口(人)、贫困人口(人)。

注:该信息可从该村村委或村政务中心有关报表中采集,还可从参加新农合医保登记表或其他登记表中获取相关真实信息。

(4)上一年度全村人均纯收入(元)。

纯收入:指农村居民当年从各个来源渠道(打工收入、种田、种果、养殖及其他副业等)得到的总收入,相应地扣除获得收入所发生的费用后的收入总和。

农民人均纯收入:指按农村人口平均的农民纯收入。

注:该指标需要被调查者认真核算,若该村有上年度的有关报表数据,也可以采纳。

(5)经济来源以哪一类为主?

在充分沟通的情况下,在①~⑥项选择其中1项打√,只能单选。若选择第⑥项需要具体填写主要经济来源的名称。

(6)村内垃圾是否通过垃圾转运系统集中处理？

集中处理：指村内垃圾通过组保洁、村收集、乡转运、县处理模式进行处理。

(7)是否对生活污水处理？

氧化塘：又称"稳定塘或生物塘"，是一种利用菌藻的共同作用处理废水中的有机污染物的天然净化能力对污水进行处理的构筑物的总称。

人工湿地：指由人工建造和控制运行的与沼泽地类似的地面，将污水、污泥有控制地投配到经人工建造的湿地上，污水与污泥在沿一定方向流动的过程中，主要利用土壤、人工介质、植物以及微生物的物理、化学、生物三重协同作用，对污水、污泥进行处理的一种技术。

注：信息来源为村委会，同时可结合实地考察数据。

(8)村内道路状况。道路路面硬化率，就是道路路面中已硬化面积与总面积之比。硬化路面就是在已经形成的道路路面上覆盖硬化层，如沥青、混凝土等。

(9)村与乡镇中心距离。村与乡镇中心距离指监测点行政村村委会距离乡镇中心的距离。在第①～④项中，按照实际距离选择1项打√。

(10)是否卫生村？

卫生村包括①省级卫生村、②市级卫生村、③非卫生村。如是，问询后可以通过查看有关牌匾或预先在县爱卫办了解、掌握有关情况后再进行选择，根据实际情况在第①～③项中选择1项打√。

(11)是否为规划或项目建设的试点村？

规划或项目建设的试点村，指县或乡镇级政府或政府有关部门正在村中开展有关规划或项目的试点建设、实施等。问询后，在①新农村建设、②美丽乡村建设、③改善农村人居环境建设、④农村社区建设、⑤卫生城镇创建、⑥其他（请说明）选择相应项打√，可以多选；若选择第⑥项，需要具体填写项目名称。

注：应查验有关牌匾或爱卫办等相关部门的批文。

2.饮用水基本情况

(1)集中式供水人数与分散式供水人数。

集中式供水：自水源集中取水，通过输配水管网送到用户或者公共取水点的供水方式，包括为用户提供日常饮用水的供水站和为公共场所、居民社区提供的分质供水以及自建设施供水，设计供水覆盖人口在20人及以上。

分散式供水：用户直接从水源取水，未经任何设施或仅有简易设施，是设计供水覆盖人口低于20人的供水方式。

注：调查村人口数＝调查村饮用集中式供水人数＋调查村饮用分散式供水人数

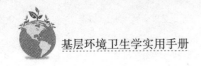

(2)集中式供水单位基本信息填写。填写供水工程名称时,要填写村中集中式供水工程的规范全称。若村中集中式供水来自2个或多个集中式供水工程(含本村内供水和本村外供水),应将所有工程逐一填写。若同一供水工程覆盖多个被调查村,则该工程名称、位置、建成时间、水源类型、供水方式要相同。

位置:工程位置在本村的填写1;在本乡镇其他村的填写2;在本县其他乡镇的填写3;在外县的填写4。

建成时间:如供水工程于2010年5月建成,则填写2010年5月。

实际供水规模(吨/天):按照供水工程全年(上年)供水量除以365天换算。

水源类型:

①深井:以深层地下水为水源,第一个不透水层以下的地下水。

②泉水:以地下水天然出露至地表或地下水含水层露出地表的水。

③浅井:以浅层地下水为水源,第一个不透水层以上的地下水。

供水方式:

①完全处理:至少包含混凝、沉淀、过滤、消毒4个水处理步骤。

②沉淀过滤:在重力作用下,水中固体颗粒物或其他杂质被沉积在水底,从而使固体及其他杂质与液体分离的过程。

③仅消毒:指杀灭外环境中病原微生物的方法。在水处理过程中,只采用消毒处理方法。通常采用二氧化氯、氯化消毒、紫外线和臭氧等消毒方式。

④未处理:以地表水或地下水为水源,不经过任何水处理方式,直接通过输配水管网送到用户。

⑤沉淀:水中悬浮颗粒依靠重力作用从水中分离出来的过程。

⑥过滤:以具有孔隙的粒状滤料层,如石英砂等,截留水中的杂质,从而使水获得澄清的工艺过程。

是否连续供水:

①连续供水:除正常检修外,一年所有时间都能供水。

②定时供水:每天供水1次、2次或多次,供水间隔时间基本相同。

③不定时供水:每天供水1次、2次或多次,供水间隔时间不固定。

(3)分散式供水信息。

主要水源类型:

①深井:以深层地下水为水源,第一个不透水层以下的地下水。

②泉水:以地下水天然露出地表,或地下水含水层露出地表的水。

③浅井:以浅层地下水为水源,第一个不透水层以上的地下水。

主要取水方式：

①机器取水：通过机械动力，不需要人力作用的取水方式。

②手压泵：通过人力手动的方式改变容器内流体的压力或输送流体的机械取水的方式。

③人力取水：通过人力，而不是机器或机械的取水方式。

3.厕所建造使用情况

（1）相关定义。

厕所：指供人们大小便的场所，由厕屋、便器、贮粪池等组成。

无厕所户：指这个家庭既没有室内厕所，也没有室外（包括院外）厕所，家庭成员大小便只能到村中的公共厕所，或者只能在室外随地解决的家庭。

非卫生厕所：也叫"简易厕所"。这种厕所不符合卫生厕所和无害化卫生厕所的特征，更达不到粪便无害化处理的目的，仅是供人们大小便的场所。

卫生厕所：指厕屋（有墙、有顶）内清洁、无臭、无蝇蛆，贮粪池不渗、不漏、密闭有盖，适时清除粪便并进行无害化处理的场所。卫生厕所的类型主要包括阁楼式厕所和深坑防冻式厕所等，不含随意排放粪污的水冲式厕所。

无害化卫生厕所：是卫生厕所的加强版，满足厕所有墙、有顶，厕坑及贮粪池不渗漏，厕内清洁、无蝇蛆、无臭或基本无臭，粪便不裸露，贮粪池密闭，出粪口有盖的卫生厕所要求，在规范应用时，具备减少、去除或杀灭粪便中的病原微生物使其达到无传播危害的卫生厕所，也称"无害化卫生厕所"。包括三格池式、双瓮式、粪尿分集式、双坑交替式厕所和具有完整下水道系统及小型粪污集中处理系统的水冲式厕所，以及粪尿集中清运处理系统等。采用联村、联户等形式的小型粪污集中处理系统，以及通过抽粪车等对粪尿集中清运处理系统，都推荐作为无害化厕所的类型。

公共厕所：在公众活动场所设置供社会公众使用的固定式厕所，按是否依附于其他建筑物而分为独立式和附属式。学校厕所属于公共厕所的一种。

粪便无害化：通过直接处理或转运后处理，可有效去除和杀灭粪便中的病原体，达到粪便无害化的卫生要求，不会对环境造成污染。

（2）厕所类型的判定。

判定一个厕所是否为非卫生厕所，主要是看这个厕所是否有墙、有顶、有门（或帘），厕坑是否密闭有盖。如果以上指标中有一项不具备，基本可以判定为非卫生厕所。对有墙、有顶、有门（或帘），厕坑密闭有盖的厕所，应询问厕所的户主：厕所厕坑是否进行了防渗漏处理。如果未进行防渗漏处理，则应判定为非卫生厕所。

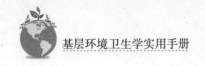

按照《农村户厕卫生规范》(GB 19379—2012)的规定,目前农村符合无害化卫生厕所条件的户厕和校厕包括三格化粪池式、双瓮漏斗式、三联通沼气池式、粪尿分集式、双坑交替式和具有完整上下水道系统的水冲式等 6 种模式。

除以上 6 种卫生厕所模式外,各地研发的农村户厕建设新技术以及适合本地区的技术改良模式,技术指标和效果评价都应符合无害化卫生户厕要求,包括生物处理模式、四格式、沼气池式厕所以及通过加强管理满足粪便无害化要求的深坑防冻式厕所等,这些都应归入其他类型。

(3)村内户厕情况。

全村卫生厕所户数＝使用无害化卫生厕所的户数＋使用其他类型卫生厕所(非无害化卫生厕所)的户数,即全村卫生厕所户数应等于表中各种具体类型卫生厕所户数的和。

全村总户数＝使用无害化卫生厕所的户数＋使用其他类型卫生厕所(非无害化卫生厕所)的户数＋使用非卫生厕所的户数＋无厕所户数

(4)村内公厕情况。村内公厕情况应根据现成调查的实际情况填写。其中,"村内现有公厕主要问题"可多选。根据调查结果,依序选择最为突出的 3 项问题。

4. 垃圾、污水情况

(1)生活垃圾相关定义。

随意堆放:村内垃圾无专人管理,无管理制度,各居民户产生的生活垃圾随意放置,处于无序状态。

定点堆放:村内规定有相对固定的垃圾堆放点,各居民户产生的生活垃圾自行转运到固定堆放点。

统一收集:有专人或兼职人员定期到各居民户收集生活垃圾,并统一转运到固定堆放点或运输至专业垃圾处理部门处理。

填埋:指在陆地上选择合适的天然场所或人工改造出的合适场所,把固体废物用土层覆盖起来的技术。

焚烧:利用高温破坏、改变垃圾的组成和结构,使垃圾体积减小,并使之无害化。经焚烧处理后,体积一般可减少 80%～90%,其中的有害物质和病菌基本被除去。焚烧后的固形物可用于制作建筑用砖等。

高温堆肥:是将人粪尿、禽畜粪尿和秸秆等堆积起来,使细菌和真菌等大量繁殖,并利用细菌和真菌等将有机物分解,释放出能量,形成高温。

再利用:通过对垃圾进行分类,将可回收利用的垃圾,如金属、玻璃、纸质品、塑料等分捡后专门处理,后续再进行焚烧等处理。

(2)生活污水相关定义。

生活污水:指居民在日常生活汇总排出的废水[《废水类别代码》(HJ 520—2009)]。按废水来源分为黑水和灰水。

黑水指除浴池、淋浴、手盆、洗涤槽排水以外的从厕所排出的废水及排泄物。

灰水指除厕所排放的废水和粪尿外的来自自家用浴缸、淋浴、洗手池和厕所洗涤槽等的家庭生活污水[《水质词汇第七部分》(HJ 596.7—2010)]。

生活污水处理:指通过排水管网汇集并输送到污水处理厂或氧化塘、人工湿地等进行处理。

随意排放:生活污水排放无统一收集的管网,处于无序排放状态。

明沟:露天下水道。明沟排水系统由田间排水沟网、骨干泄水沟、泄水建筑物和排水枢纽及容泄区组成。

暗沟:指地面以下引导水流的沟。

管道:指通过集中建设,各居民户房前屋后统一铺设专用收集管道,用于收集、运输生活污水。

直接排放:工业企业、养殖企业的污水未经任何处理或只经简单处理(达不到对有毒有害物质或微生物有效处理)后排放。

处理后排放:工业企业、养殖企业在厂内收集污水后,按生态环境保护部门的要求,经过厂内设置的污水处理设备处理后污水再排放。

5.环境卫生管理

(1)监测点保洁员。向监测点被调查者询问该行政村环境卫生管理工作是否设有保洁员。如有,再询问是专职保洁员还是兼职保洁员,并询问具体人数。根据实际询问结果在附表2中的相应空格处进行填写。

专职、兼职保洁员,指具有劳动合同、劳动协议、雇佣契约的保洁员。必须向专职、兼职保洁员付报酬。

(2)环境卫生管理制度。通过现场查看如宣传栏、村委公告栏、村委有关文件档案材料等查证监测点有没有制定环境卫生管理制度。若有,则在①打√;若没有,则在②打√。

(3)是否做过专门的规划。检查该行政村是否制定过关于环境卫生改善或环境卫生管理的规划。若有,则在①打√;若无,则在②打√。

需通过现场查看如村委有关文件档案材料,或者宣传栏或村委公告栏等进行证实。

(4)是否开展环境卫生相关宣传教育。通过现场查看如宣传栏、村委公告栏以及印发的其他相关宣传材料等证实监测点有没有开展环境卫生相关宣传教

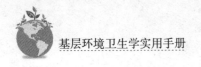

育。若是,则在①打√;若否,则在②打√。

(5)环境卫生经费投入。环境卫生经费投入,指将上级财政或有关部门拨款,以及村本级集体经济收入等用于改善该行政村环境卫生设施,包括水源卫生防护、建造卫生厕所、村道硬化、垃圾和污水处理设施建设等方面的经费投入。可向被调查对象详细追溯到前几年,计算年平均数。

三、入户调查信息收集

1. 基本情况

(1)调查者信息。填写信息包括姓名、年龄(岁)、性别、联系方式、民族、文化程度等。在民族项,如是汉族,在①项打√;如果是少数民族,在②项打√。在文化程度项,根据实际情况在①~⑤项之间选择真实项打√即可。

注:被调查人最好是对家庭有关情况较熟悉的户主或家庭主妇。应详细填写有关信息,准确记录电话号码,如有缺项或疑义,可方便过后补充问询。

(2)户基本情况。

1)家庭人口数和常住人口数。

家庭人口数:指以家庭成员关系为主、居住一处共同生活的人数总和,包括长时间和临时外出人口。

常住人口数:指全年经常在家或在家居住5个月以上的人口,包括常住该地而临时外出的人口。

按照实际年龄情况分别填写1岁以下和5岁以下人口数量(5岁以下人口包含了1岁以下人口)。

注:家庭人口数和常住人口数均不包括临时寄住的人口。

2)家庭主要收入来源。

家庭主要收入来源:指当年从各个来源渠道得到的总收入中占主要收入(如50%以上)的来源项,在各项收入构成中选择最多项。包括①农业、②养殖业、③工业、④外出务工、⑤其他(请说明),在①~⑤之间选择主要来源项打√。

3)上一年度家庭收入和上一年度家庭医药费支出。

家庭收入:填写纯收入,指家庭上一年度总收入中,扣除从事生产和非生产经营费用支出、缴纳税款和上交承包集体任务金额以后剩余的金额,可直接用于生产性、非生产性建设投资、生活消费和积蓄的那一部分收入。

医药费支出:指家庭成员用于医疗活动的个人支出,包括门诊、住院、自购药物(不含保健品)等花费,同时需扣除可报销部分。

4)两周家庭成员出现腹泻、腹痛和发热情况。

腹泻:指排便次数超过平时习惯的频率(每日 2～3 次以上),大便性状较平日稀薄,水分增加。

腹痛:指各种原因引起的腹腔内外脏器的病变,表现为腹部的疼痛。

发热:致热原的作用使体温调定点上移而引起的调节性体温升高(超过 0.5 ℃),通常腋窝体温超过 37.4 ℃即可定为发热。

注:两周家庭成员出现腹泻、腹痛和发热,指两周内的新发病例,如果一人两次发病间隔 7 天以上,则计为 2 人次。

5)最近两周家庭成员中新发肠道传染病的人次。

最近两周家庭成员中新发肠道传染病的人次,指最近两周内家庭成员有经过医院诊断的伤寒副伤寒、甲型肝炎、细菌性痢疾和其他感染性腹泻等肠道传染病病例的人次。对感染性腹泻病例,一人两次发病间隔 7 天以上,则计为 2 人次。

6)家庭成员中患以下疾病的人数。

"以下疾病"包括高血压、糖尿病、冠心病、脑卒中、恶性肿瘤、其他(如精神病、肺结核、肺源性心脏病等,需写出具体病名)。

注:计入患病人数应为经专业医疗机构诊断确诊的病例,而非被调查对象的个人判定。

7)家里使用的主要燃料。

家里使用的主要燃料包括①柴、②煤、③煤气、④天然气、⑤沼气、⑥电、⑦其他(需要填写实际燃料名称,如"草"),通过现场查看和询问,在①～⑦选择其中 1 项打√即可。

如果家里同时使用煤气和电,比如烧开水用电热壶,煮饭使用电饭锅,但炒菜和洗澡用的热水使用的是煤气,则应当选择主要项③煤气,在此处打√。

8)家里每年有多少秸秆会在田里就地焚烧?

根据现场询问结果,在①绝大部分(2/3 以上)、②一半左右、③少部分(少于 1/3)、④从不在田里焚烧中选择 1 项打√即可。

注:调查员需先询问家里有没有在田里种植农作物。如果有,则询问种植的农作物秸秆是如何处理的,是直接焚烧还是用于其他用途。

9)农膜废弃物的处理方式。

农膜废弃物的处理方式包括:①焚烧、②随意丢弃田间地头、③回收利用、④不使用农膜、⑤其他,请说明。在其中选择 1 项打√即可。

注:调查员需先询问家里种植农作物有没有使用农膜。如果有,再确定农膜废弃物的处理方式。

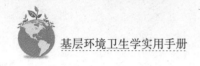

10)家庭饮用水类型。

家庭饮用水类型,指家庭中主要的(80%为此类型)饮用水供水类型。根据现场查看结果,在①沟/塘/渠/河水、②井水、③水窖水、④泉水、⑤集中式供水、⑥其他,请说明中选择1项打√即可。

可能会出现农户家庭同时使用集中式供水和分散式供水(分散式供水如井水、泉水、河水、水窖水等),且两者用量相当的情况,此时选择用于厨房烹饪的供水类型打√即可。

11)家庭饮水习惯。

家庭饮水习惯指家庭人员日常饮水的习惯,包括直接喝生水、喝开水、喝瓶装水、或桶装水等。根据现场查看情况,在①~⑤中选择1项打√即可。

如果有两种以上类型,则填写主要的饮水习惯(50%以上为此类型)。

12)饭前便后是否洗手。

询问家庭家庭成员是否具有饭前便后洗手的情况,在①饭前洗手、②便后洗手、③都洗、④都不洗、⑤不一定中选择1项打√即可。

当被调查人说明家庭成员无固定洗手习惯,或有其他四种选项以外的其他洗手情况时,应选"不一定"。

2.厕所与粪便无害化

在调查的过程中,调查员首先要明确被调查家庭使用的是卫生厕所还是非卫生厕所或无厕户。如果一个家庭修建了多个厕所,且其中有卫生厕所,则以使用卫生厕所家庭计。

使用卫生厕所家庭填写(一)使用卫生厕所家庭的相关内容,非卫生厕所和无厕所家庭填写(二)使用非卫生厕所家庭的相关内容。

(1)使用卫生厕所家庭。使用卫生厕所家庭填写的相关内容如下:

1)厕室内情况。至于厕室是否清洁、是否有臭味等2项内容的调查是一项主观判断较强的内容,调查员应参考《农村户厕卫生规范》(GB 19379)的要求和现场的实际情况开展评价工作。

一般来说,只要满足:①厕屋整体结构完整,室内清洁、无粪便暴露,基本无臭、无蝇,厕室经常打扫;②地面无积水、痰迹和垃圾;③大便池内无积粪、粪迹,小便池内无积尿和尿垢;④墙壁、顶棚、门窗、灯具、洗手池保持整洁;⑤厕所室内应基本无蝇;⑥定期对洗手盆、门把手等进行消毒等条件,即可判定厕室清洁。

关于厕所臭味的判定调查员一般应遵循4级臭味强度表示法和判定原则(见表6-3)。在我们开展的此项调查中,满足1、2两项条件的,可以选择无臭味;满足3、4两项的,则可以判定为有臭味。

表 6-3   4 级臭味强度和判定原则

臭味等级	判定原则
1	无臭味
2	微有臭味
3	明显臭味
4	强烈臭味

2)现有卫生厕所使用的感受。主要是了解建造和使用卫生厕所后,对居民家庭卫生状况、日常生活、卫生习惯、粪便处理和农业用肥等的影响和主观感受,建造、使用和管理存在的问题及改进需求。

如果调查员根据被调查者提出建造、使用和管理存在的问题及改进需求,而判断为"不满意",应说明具体情况。

(2)使用非卫生厕所家庭。使用非卫生厕所和无厕所家庭的相关内容:

1)家庭厕所数量。有厕所家庭,以家庭实际建造使用厕所的数量计,包括正在使用和已经建成尚未投入使用的厕所数量。无厕户以 0 计,家庭厕所数量填写"0"。

2)建成使用时间。多厕所家庭填写最新建成使用家庭厕所的时间。无厕户则不需填写。

(3)相关定义。

粪便无害化处理:指减少、去除或杀灭粪便中的肠道致病菌、寄生虫卵等病原体,并能控制蚊蝇孳生、防止恶臭扩散的处理技术。其处理产物应满足土地处理与农业资源化利用的卫生要求。

高温堆肥:指粪便无害化处理的一种方式,这种方式是以粪便和生活垃圾有机物为原料,在有氧条件下,经微生物降解使堆温超过 50 ℃并能维持一定时间的处理方法。

3.垃圾、污水信息收集

(1)家庭生活垃圾产生量(单位:kg/d)。家庭生活垃圾产生量可以每星期垃圾总量除以 7 d 来计算日产生量值。

垃圾丢弃地点:①垃圾箱/池,②房子周围的固定点,③随意丢弃。

注:垃圾丢弃地点指被调查者家庭垃圾的主要丢弃地点。垃圾丢弃地点为单项选择。

(2)相关定义。

生活污水:指居民在日常生活汇总排出的废水《废水类别代码》(HJ 520—

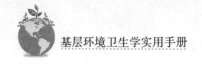

2009）。按废水来源，分为黑水和灰水。黑水指除浴池、淋浴、手盆、洗涤槽排水以外的从厕所排出的废水及排泄物。灰水指除厕所排放的废水和粪尿外的来自自家用浴缸、淋浴、洗手池和厕所洗涤槽等的家庭生活污水。参见《水质词汇第七部分》（HJ 596.7—2010）。

随意排放：生活污水排放无统一收集的管网，处于无序排放状态。

明沟：露天下水道。明沟排水系统由田间排水沟网、骨干泄水沟、泄水建筑物和排水枢纽及容泄区组成。

暗沟：指地面以下引导水流的沟。

管道：指通过集中建设，各居民户房前屋后统一铺设有专用收集管道，用于收集、运输生活污水。

4.农药使用

（1）相关定义。

农药：根据2017年3月16日颁布，6月1日起实施的新《农业管理条例》，农药是指用于预防、控制危害农业、林业的病、虫、草、鼠和其他有害生物以及有目的地调节植物、昆虫生长的化学合成或者来源于生物、其他天然物质的一种物质或者几种物质的混合物及其制剂。

农药包装废弃物：指用于农业、林业生产或者其他用途的农药使用后被废弃的农药包装物，直接接触的包括塑料、玻璃、金属、纸等材质的瓶、罐、桶、袋等。

（2）农药暴露后的症状。

口干：就是自觉口舌或口腔干燥，是口腔内唾液缺乏所引起的一种症状。

疲倦乏力：表现为自觉十分疲劳、肢体软弱无力。生理状态下，乏力在休息或进食后可缓解，而病理性乏力则不能恢复正常。

恶心：为上腹部不适和紧迫欲吐的感觉。可伴有迷走神经兴奋的症状，如皮肤苍白、出汗、流涎、血压降低及心动过缓等，常为呕吐的前奏（一般恶心后随之呕吐，但也可仅有恶心而无呕吐，或仅有呕吐而无恶心）。

呕吐：是一种胃的反射性强力收缩，通过胃、食管、口腔、膈肌和腹肌等部位的协同作用，迫使胃内容物由胃、食管经口腔急速排出体外。恶心、呕吐可由多种迥然不同的疾病和病理生理机制引起。两者可或不相互伴随。

恶心和呕吐：是临床上最常见的症状之一。恶心是一种特殊的主观感觉，表现为胃部不适和胀满感，常为呕吐的前奏，多伴有流涎与反复的吞咽动作；呕吐是胃的一种反射性强力收缩，通过胃、食管、口腔、膈肌和腹肌等部位的协同作用，迫使胃内容物由胃、食管经口腔急速排出体外。恶心、呕吐可由多种迥然不同的疾病和病理生理机制引起，两者可或不相互伴随。

其他不适：

①局部刺激症状接触部位皮肤充血、水肿、皮疹、瘙痒、水泡，甚至灼伤、溃疡。以有机氯、有机磷、氨基甲酸酯、有机硫、除草醚、百草枯等农药作用最强。

②神经系统表现对神经系统代谢、功能，甚至结构的损伤，引起明显神经症状。常见有中毒性脑病、脑水肿、周围神经病而引起烦躁、意识障碍、抽搐、昏迷、肌肉震颤、感觉障碍或感觉异常等表现。以杀虫剂，如有机磷、有机氯、氨基甲酸酯等农药中毒常见。

③心脏毒性表现对循环系统的毒性作用，如有机氯、有机磷、百草枯、磷化锌等农药中毒，常致心电图异常（ST-T 波改变、心律失常、传导阻滞）、心源性休克甚至猝死。

④消化系统症状多数农药口服可引起化学性胃肠炎，出现恶心、呕吐、腹痛、腹泻等症状，如砷制剂、百草枯、有机磷、环氧丙烷等农药可引起腐蚀性胃肠炎，并有呕血、便血等表现。

5.病媒生物

(1)相关定义。

病媒生物：能通过生物和（或）机械方式将病原生物从传染源或环境向人类传播的生物，也指一类可以将病原从自然界或其他人或动物传染给健康人的一类小动物。常见的有蚊、蝇、蟑、鼠、蜱、螨、蚤、臭虫、虱、螺等。根据我国的传统和习惯，爱国卫生系统关注的病媒生物，主要指蚊、蝇、蟑、鼠。

孳生地：适宜于蚊、蝇、蟑、鼠等病媒生物世代繁衍生活的物质或场所。

蟑螂：属半翅目昆虫。渐变态，即整个生活史包括卵、若虫和成虫 3 个时期。

卵鞘：雌性蟑螂产卵时将卵产在胶质囊内，形成的豆荚状卵块称为"卵鞘"。卵在卵鞘中，呈窄长形，乳白色，半透明，排成整齐的两列。不同种类卵鞘中的卵数量有所不同。小蠊的卵鞘一般情况呆在雌虫腹部末端直至幼虫孵化。大蠊属的雌虫会分泌黏液，将卵鞘附着在安全、隐蔽的墙壁等环境中自然孵化。

活卵鞘：指还没有孵化出幼虫的卵鞘。

空卵鞘：幼虫已从卵鞘中孵化出，剩下的卵鞘为空卵鞘。

空卵鞘壳：蟑螂已从鞘里羽化出，所留的空鞘为空卵鞘壳。从外观看，卵鞘开口、不饱满；手感质轻。

若虫：从卵孵化，经数次脱皮，直至发育到翅、性器官成熟可以交配繁殖前的阶段都称为"若虫"。若虫形状类似成虫，无翅，大小随蜕皮的次数逐渐增大，性器官不成熟。

成虫：若虫经最后一次蜕皮，性器官成熟，长出翅膀即羽化为成虫。

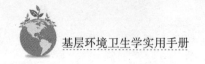

蟑迹:指在观察场所发现的蟑螂尸体及残存的肢、体、翅、蜕皮、粪便、空卵鞘等。

蚊幼虫:蚊虫是完全变态类昆虫,整个生活史包括卵、幼虫、蛹和成虫4个时期。其中,幼虫阶段也称"孑孓"。孑孓身体细长,相对头部或腹部而言,胸部较为宽大,游泳时身体一屈一伸,俗称"跟头虫""倒栽"。蚊幼虫经若干次蜕皮成长至蛹。蛹形如豆号,是蚊子从幼虫到成虫的中间阶段。蛹在水中孵化成成蚊。

鼠迹:指由于鼠类活动在观察场所留下的鼠粪便、鼠尸体、鼠毛、鼠咬痕、鼠洞、鼠道、鼠爪印、盗土等。

积水容器:有积水的容器。

阳性容器:蚊虫整个生活史中卵、幼虫、蛹都生活在水中。有卵、幼虫、蛹存在的容器为阳性积水容器,也就是阳性容器。

蚊虫阳性率:指在观察的100积水容器中发现有蚊幼虫、蛹的积水容器,以百分率表示。

厨房面积:调查家户厨房的面积。如为共用则以没有物理阻隔房间的全部面积计。

蟑螂成、若虫、空卵鞘侵害率:指在100间房间(以15 m²/间折算)或100处空间内发现蟑螂成、若虫的阳性间(处)数,以百分率表示。

(2)监测的准备工作。

监测工具:卷尺或测距仪、计步器、手电筒、镊子、长吸管、白色方盘、水网、500 mL水勺、放大镜、计算器、封口袋、记号笔、采样管等。

(3)病媒生物的监测方法。

病媒生物孳生地:观察房屋四周情况,记录房屋周围病媒生物孳生地,根据表中9个选项分别确认有无,有该孳生地的在对应选项上打√(可多选)。

蟑螂数、活卵鞘数及蟑迹数:进入被调查农户家庭厨房,用卷尺或者测距仪测量厨房的长与宽,计算面积并填写(长与宽单位是m,保留1位小数,计算结果填写整数)。用手电筒配合照明观察蟑迹,如蟑螂粪、死尸、残尸、空卵鞘壳、活卵鞘等,重点观察碗柜缝隙、厨房灶壁的缝隙、案桌下、水池下、放杂物的橱柜等处。记录蟑螂数、活卵鞘数及蟑螂粪、死尸、残尸、空卵鞘壳等蟑迹数。

鼠迹:在厨房内借助手电筒进行肉眼观察。检查房间内有无活鼠、鼠尸、鼠爪印、鼠粪、鼠咬痕、鼠洞、鼠道、鼠毛等鼠迹。光线昏暗的室内或一些角落需要手电进行照明。对于一些肉眼不易判断的鼠迹,如小家鼠的鼠粪、鼠毛等,需要使用镊子等工具取样后仔细加以鉴别。

苍蝇:在厨房内,用肉眼观察是否有苍蝇飞舞,观察苍蝇的数量有多少,确定厨房有无苍蝇侵害。

蚊虫幼虫:观察房屋周围(30 m 范围内)有多少个积水容器,在表上填写数量,并且观察每一个积水容器中是否有蚊虫幼虫,并记录有蚊幼的容器数量。积水容器的类别有缸、罐、树洞、竹筒、盆景及废弃的快餐盒、饮料瓶、废旧轮胎等可能积水的器具,也包括可以积水的坑洼积水。观察蚊虫幼虫时可用肉眼直接观察。若不易直接观察时,可用幼虫吸管法。

幼虫吸管法:对于小型容器,直接将水倒入白色方盘进行观察;对于特殊容器(如树洞等),直接用长吸管把水吸到白色方盘内观察;对于大容器积水,用水网捞捕幼虫(蛹),倒扣在盛有水的白色方盘内观察。

蚊虫幼虫的判断:让盘内水静置一到两分钟,用肉眼或放大镜观察水面。蚊幼虫呼吸时,一般会浮在水面;游泳时,身体会剧烈地左右扭动,在水中上下垂直游动。库蚊、伊蚊幼虫呼吸时,身体与水面成一角度;蚊幼虫呼吸时,身体与水面平行,惊扰后会马上潜入水底,平静后又会浮上水面。

注:调查时不能现场判断的,如鼠迹、蟑迹、蚊幼等可以取样回实验室观察确认。调查过程中随时拍照以便后期存疑时可回溯。

四、农村学校环境卫生信息收集

需详细填写学校的全名,并冠以什么县、什么乡镇字样,如海林县樟木林镇中学;除标明县、乡镇外,还需要标明村,如海林县樟木林镇中心小学或海林县樟木林镇红林村小学。

被调查者信息包括姓名、职务和联系电话,应如实填写。

被调查者应选择对学校环境卫生管理工作较熟悉者,如校长、教务处主任或总务处主任。需准确记录其电话号码,以便后期可以确认或补充问询信息。

1.学校基本情况

(1)学校类型:包括①村小、②中心小学、③初中、④九年一贯制学校。根据实际情况在选择项打√即可。九年一贯制学校:指该校的小学和初中施行一体化教育,小学毕业后可直升本校初中,年级为1~9年级。

(2)学生人数。学生人数指截至调查日在校就读的学生总数,包括寄宿生和非寄宿生、男生和女生。分别填写男生、女生和寄宿生的数量。

(3)教职工数。教职工数指截至调查日全校教职工数,包括男教职工和女教职工、编制内和编制外教职工,但不包括临时聘用人员。

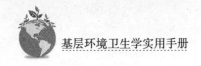

2.学校供水情况

(1)学生主要饮水方式(80%以上的学生采取该方式):①学校提供开水、②桶装水或净水器水、③自己带水、④直接饮用自来水、⑤其他,请说明。

注:估算学校所有学生各种饮水方式的构成,如有一种饮水方式在80%以上,则选择该方式。如没有任何一种方式达到80%,则可以选择2种主要饮水方式。

(2)校内供水情况:①无集中式供水、②学校自备集中式供水、③村镇水厂供水、④村镇水厂+自备集中式供水、⑤其他,请说明。

无集中式供水:通过机器、手压泵、人力取水的方式,无供水管网。

学校自备集中式供水:供水来自学校内部,专用于学校师生用水的集中式供水系统,无学校外集中式管网供水连接。

村镇水厂供水:学校师生的用水由村级或镇级水厂供应。

村镇水厂+自备集中式供水:学校师生的用水既由村级或镇级水厂供应,也由自备集中式供水供应。

(3)自备集中式供水水源:①地表水、②浅井水、③泉水、④深井水。

地表水:包含江河、湖泊、水库、沟塘、溪水及其他地表水,其他水源与前述说明相同。

浅井水:以浅层地下水为水源,第一个不透水层以上的地下水。

泉水:以地下水天然出露至地表,或地下水含水层露出地表的水。

深井水:以深层地下水为水源,第一个不透水层以下的地下水。

(4)自备集中式供水处理方式:①完全处理、②沉淀过滤、③仅消毒、④未处理

完全处理:至少包含混凝、沉淀、过滤、消毒4个水处理步骤。

沉淀过滤:在自然或外力作用下,水中固体颗粒物或其他介质被沉积在水底,固体及其他物质与液体分离的过程。

仅消毒:一般有消毒设施,且采用液氯或漂白粉、高纯二氧化氯(以亚氯酸盐或者氯酸钠、硫酸和还原剂为原料)、复合二氧化氯(以氯酸盐为原料)、臭氧、紫外线、一氯胺、次氯酸钠等消毒剂。

未处理:以地表水或地下水为水源,不经过任何水处理方式,直接通过输配水管网送到用户。

3.厕所卫生

厕所计数:设置有男、女厕所的一栋建筑算一座厕所,男、女厕所分设的两栋建筑也算一座厕所。

（1）厕所使用维护和管理。

专人管理：由专门的保洁员负责管理。

学生参与管理：没有保洁员，但由学生参与管理。

无人管理：既没有保洁员，也没有学生参与管理。

（2）厕所周围 5 m 内可用水龙头数：用皮尺丈量厕屋与水池的最近距离，统计 5 m 内的水龙头数。

（3）厕室内和厕所周围洗手池是否备有肥皂。厕所 5 m 内无洗手池，则选择无洗手池。如有洗手池，则通过询问了解是否备有肥皂。

（4）目前学校厕所使用问题。目前学校厕所使用问题，可多选。根据调查结果，依序选择最为突出的 3 项问题。

第七章 大气卫生

大气圈是指包围在地球表面,并随着地球旋转的空气层。大气是生活在地球上生命体的必需物质,并保护他们免遭来自外层空间的有害影响。植物进行光合作用所需的二氧化碳、动物和人呼吸所需的氧气以及固氮菌所用的氮都由大气提供。此外,大气还行使着把水分从海洋输送到陆地的功能。人通过呼吸与外界进行气体交换,从空气中吸收氧气,呼出二氧化碳,以维持生命活动。一个成年人通常每天呼吸 2 万多次,吸入 $10\sim15\ m^3$ 的空气。因此,空气的清洁程度及其理化状态与人类健康的关系十分密切。

第一节 大气的特征及其卫生学意义

一、大气的组成

自然状态下的大气是由混合气体、水汽和悬浮颗粒组成。除去水汽和悬浮颗粒的空气称为干洁空气。

(1)干洁空气的主要成分包括氮(N_2)、氧(O_2)、二氧化碳(CO_2)、氩(Ar)、氖(Ne)、氦(He)等。

(2)水汽。大气中的水汽比氮、氧等主要成分少得多,但其含量在大气中随时间、地域以及气象条件的不同变化很大。

(3)悬浮颗粒。自然状态下的大气悬浮颗粒主要来源于岩石的风化、火山爆发、宇宙落物以及海水溅沫,它的含量、种类以及化学成分都是变化的。

二、大气的结构

随着距地面的高度不同、大气层的物理和化学性质有很大的变化。按气温的垂直变化特点,可将大气层自下而上分为对流层、平流层、中间层。

三、大气的物理性状

大气的物理性状主要有太阳辐射、气象条件和空气离子等。

(一)太阳辐射

太阳辐射是产生各种天气现象的根本原因,同时也是地表上光和热的源泉。紫外线具有致色素沉着、红斑、抗佝偻病、杀菌和免疫增强作用。可见光综合作用于机体的高级神经系统,能提高视觉和代谢能力,平衡兴奋和镇静作用,提高情绪与工作效率,是生物生存的必需条件。红外线的生物学作用基础是热效应,适量的红外线可促进人体新陈代谢和细胞增生,具有消炎和镇静作用。

(二)气象因素

气象因素与太阳辐射综合作用于机体,对机体的冷热感觉、体温调节、心血管功能、神经功能、免疫功能和新陈代谢功能有调节作用。

(三)空气离子

大气中带电荷的物质统称为"空气离子"。根据空气离子的大小以及运动速度对其分类,近地表大气中存在的空气离子有轻离子和重离子两类。新鲜的清洁空气中轻离子浓度高,而污染的空气中轻离子浓度低。一般认为,空气阴离子对机体具有镇静、催眠、镇痛、镇咳、降压等作用,而阳离子作用则相反。

第二节　大气污染对人体健康的影响、调查以及卫生防护措施

大气污染物主要通过呼吸道进入人体,小部分污染物也可以降落至食物、水体或是土壤,通过食物或饮水,经过消化道进入体内,儿童还可以经直接食入尘土而由消化道摄入大气污染物。有的污染物可通过直接接触黏膜、皮肤进入机体,脂溶性的物质更易经过完整的皮肤而进入体内。

由于呼吸道各部分的结构不同,对外源性化学物质的阻留和吸收也不相同。一般来说,进入的部位愈深,扩散的面积愈大,停留时间愈长,机体的吸收量就愈大。外源性化学物质被肺泡吸收后,不经过肝脏的代谢转化即被运送到全身发挥作用,因此,经呼吸道吸收的物质对机体的危害往往较大。

一、大气污染对健康的危害

大气污染对健康的危害主要包括急性危害、慢性影响、引起肺癌等。

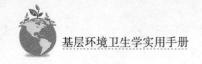

（一）急性危害

大气污染物的浓度在短期内急剧升高，可使当地人群因吸入大量的污染物而引起急性中毒，按其形成的原因可以分为烟雾事件和生产事故。

1. 烟雾事件

根据烟雾形成的原因，烟雾事件可以分为煤烟型烟雾事件和光化学型烟雾事件。

（1）煤烟型烟雾事件：主要由燃煤产生的大量污染物排入大气，在不良气象条件下不能充分扩散所致。自 19 世纪末开始，世界各地曾经发生过许多起大的烟雾事件。著名的有马斯河谷烟雾事件、多诺拉烟雾事件以及伦敦烟雾事件。

（2）光化学型烟雾事件：是由汽车尾气中的氮氧化物（NO_x）和碳氢化合物（HC_x）在日光紫外线的照射下，经过一系列的光化学反应生成的刺激性很强的浅蓝色烟雾所致，其主要成分是臭氧、醛类以及各种过氧酰基硝酸酯，这些通称为"光化学氧化剂"。

光化学型烟雾在世界许多大城市都曾经发生过，如美国的洛杉矶和纽约，日本的东京和大阪，澳大利亚的悉尼，印度的孟买以及我国的兰州、成都、上海、北京等地。

煤烟型烟雾事件与光化学型烟雾事件的发生除与污染物的种类有关外，还受当时的气候和气象条件等的影响。

2. 事故性排放引发的急性中毒事件

事故造成的大气污染急性中毒事件一旦发生，后果通常十分严重，代表性事件有博帕尔毒气泄漏事件和切尔诺贝利核电站爆炸事件。

（二）慢性影响

（1）影响呼吸系统功能。大气中的 SO_2、NO_2、硫酸雾、硝酸雾及颗粒物不仅能产生急性刺激作用，还可长期反复刺激机体引起咽炎、喉炎、眼结膜炎和气管炎等。呼吸道炎症反复发作，便可造成气道狭窄，气道阻力增加，肺功能不同程度的下降，最终形成慢性阻塞性肺疾病（COPD）。

（2）降低机体免疫功能。在大气污染严重的地区，居民唾液溶菌酶和 SLgA 的含量均明显下降，血清中的其他免疫指标也有下降，表明大气污染可使机体的免疫功能降低。

（3）引起过敏反应。除花粉等过敏源外，大气中某些污染物如甲醛、SO_2 等可通过直接或间接的作用机制引起机体的过敏反应。

（4）其他。大气的颗粒物中含有多种有毒元素，如铅、镉、铬、氟、砷、汞等。对美国 28 个大城市的调查发现，大气中镉、锌、铅以及铬浓度的分布与这些地区的心脏病、动脉硬化、高血压、中枢神经系统疾病、慢性肾炎等疾病的分布趋势一致。一些工厂如铝厂、磷肥厂和冶炼厂排出的废气中含有高浓度的氟,可引起当地居民慢性氟中毒。含铅汽油可污染公路两旁的大气及土壤,对儿童的中枢神经系统等产生危害。

(三)肺癌

近几十年来,国内外许多研究表明,大气污染程度与肺癌的发生和死亡率呈正相关。与农村人群相比,城市人群的肺癌死亡率较高,提示大气污染是肺癌发生的危险因素之一。我国的研究发现,上海、沈阳和天津等大城市居民肺癌死亡率与大气中苯并芘浓度有显著的相关关系。空气中的砷、苯并芘等污染物已被毒理学实验或流行病学研究证实具有致癌作用。但是,大多数有关大气污染和肺癌关系的流行病学研究属于不同地区或不同时期的大气污染与人群肺癌死亡率之间的相关性研究,而一些前瞻性研究不支持大气污染对人群肺癌死亡率有直接影响的观点。美国癌症协会曾对约 50 万名男性居民进行前瞻性调查,未观察到所在地区大气污染程度与无职业暴露的居民肺癌死亡率之间的关系。我国上海曾对居住在不同大气污染程度的市中心、近郊以及远郊的 22 万成人按吸烟习惯分组,进行了为期 5 年的前瞻性研究,这项研究提示吸烟与大气污染可能有协同作用。

二、大气污染对健康影响的调查

大气污染对健康影响的调查及监测包括查明大气污染来源、污染状况监测和对居民健康造成的各种危害。

(一)污染源的调查

了解并掌握各类大气污染源排放的主要污染物,排放量以及排放特点;检查有关单位执行环境保护法规和废气排放标准的情况及废气回收利用和净化的效果;进一步分析该污染源对大气污染的贡献和对居民健康可能造成的危害。

污染源可分为点源、面源和线源三种类型,不同的污染源调查方法也不相同。

(二)污染状况的监测

1. 采样点的选择

采样点的选择和布置与调查监测的目的和污染源的类型有关,一般有点源监测和区域性污染监测两种方式。

2. 采样时间

应结合气象条件的变化特征,尽量在污染物出现高、中、低浓度的时间内

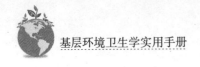

采集。

3. 监测指标

对一个区域进行监测时，一般常用 SO_2、PM10、TSP 等。有条件时可增加 PM2.5、NO_2、CO_2、PAH 等，还可以选监测区域内的主要污染物。

4. 采样记录

采样时应做好记录，包括采样地点、采样时间、采气量、周围环境，以及天气状况和气象条件。

5. 监测结果的分析与评价

分别计算不同平均浓度的均值或中位数的标准差或 95% 可信限；分别比较各种平均浓度的最大值和最低值，并计算最大值的超标倍数；分别计算 1 h 平均浓度和日平均浓度的超标率；比较各地区和各个时期的污染状态；计算大气环境质量指数，对环境质量进行综合评价。

(三)人群健康调查

根据不同的调查目的和大气质量资料，制订出具有针对性的调查计划，包括调查内容、现场要求、研究范围、调查对象、研究方法、测定指标、资料整理和分析方法等。如果人群调查研究工作涉及伦理学问题，应该在开展工作前获得所在机构或上级伦理委员会的批准。

1. 暴露评价

获得大气污染物暴露的手段很多，如通过当地的大气监测数据、问卷调查、直接测量、个体暴露测定以及生物材料监测等。每种方法都有各自的优缺点，因此在人群健康调查研究中常同时采用多种暴露评价方法。

2. 健康效应测定

健康效应测定的方法也很多，应注意所选方法或指标尽可能地简便易行，适应现场受检人数多、工作量大的特点。

3. 资料统计

可根据卫生统计学和流行病学的方法进行统计分析。根据资料的主要项目按不同地区分类进行统计，比较分析污染区与对照区之间有无显著性差异；要用相关、回归与多因素分析找出大气污染程度与居民健康（各项指标和疾病）调查结果之间的相关关系。当前，多因素分析除经典的逐步回归方法以外，常采用条件或非条件 Logistic 回归模型进行多因素分析，测出相关因素。在研究大气污染对健康的急性影响时，使用时间序列分析方法，把每日的环境监测资料（如大气颗粒物）和死亡（或医院住院）资料联系起来，这样就可监测该地区大气污染是否对健康构成危害。

三、大气卫生防护措施

大气污染的程度受到能源结构、工业布局、交通管理、人员密度、地形、气象和植被等自然因素和社会因素的影响。因此,针对大气污染必须坚持综合防治的原则。在我国目前财力有限、技术条件比较落后的情况下,加强环境管理显得尤为重要。在城市或区域性大气污染防治中,采取合理的规划措施和工艺措施是十分关键的。

(一)规划措施

(1)合理安排工业布局,调整工业结构。

(2)完善城市绿化系统。

(3)加强居住区内局部污染的管理。

卫生部门应与有关部门配合,对居住区内饭店、公共浴室的烟囱、废品堆放处及垃圾箱等可能污染室内外空气的污染源加强管理。

(二)工艺和防护措施

(1)改善能源结构,大力节约能耗。

(2)控制机动车尾气污染。

(3)改进生产工艺,减少废气排放。

第三节　大气中主要污染物对人体健康的影响

一、二氧化硫

(一)来源

一切含硫燃料的燃烧都能产生二氧化硫(SO_2)。大气中的 SO_2 主要来自固定污染源,其中约 70% 来自火力发电厂等的燃煤污染,约 26% 来自有色金属冶炼、钢铁、化工、炼油和硫酸厂等生产过程,其他来源仅占 4% 左右。小型取暖锅炉和民用煤炉是地面低空 SO_2 污染的主要来源。

SO_2 在大气中可被氧化成 SO_3,再溶于水汽中形成硫酸雾。SO_2 还可先溶于水汽中生成亚硫酸雾,然后再氧化成硫酸雾。硫酸雾是 SO_2 的二次污染物,对呼吸道的附着和刺激作用更强。硫酸雾等可凝成大颗粒,形成酸雨。

(二)健康影响

SO_2 是水溶性的刺激性气体,易被上呼吸道和支气管黏膜的富水性黏膜所吸收。黏膜中的 SO_2 转化为亚硫酸盐或亚硫酸氢盐后吸收入血迅速分布于全身。SO_2 可刺激呼吸道平滑肌内的末梢神经感受器,使气管或支气管收缩,气道阻力和分泌物增加。因此,人在暴露于较高浓度的 SO_2 后,很快会出现喘息、气短等症状以及 1 秒用力呼气容积(FEV1)等肺功能指标的改变。但是,个体对 SO_2 的耐受性差异较大。

目前还难以确定 SO_2 对人群健康影响的阈浓度。最近的研究发现,在很低的大气 SO_2 污染水平范围(年平均浓度低于 $50~\mu g/m^3$,日平均浓度低于 $125~\mu g/m^3$)内,SO_2 浓度的增加可引起总死亡率、心血管疾病和呼吸系统疾病死亡率的上升以及慢性阻塞性肺疾病(COPD)等呼吸系统疾病的急诊人数增多。实验研究证实,吸附 SO_2 的颗粒物是过敏反应原,能引起支气管哮喘。SO_2 还有促癌作用,可增强苯并芘的致癌作用。

(三)防治措施

(1)以采用少污染的工艺技术为上策,主要的治理技术包括排烟脱硫,高烟囱排放,燃料脱硫和使用低硫煤等。

(2)国家环境保护总局制订了"二氧化硫污染控制区和酸雨控制区"的综合防治规划。

二、颗粒物

(一)来源

大气中的颗粒物可来自自然界的风沙尘土、火山爆发、森林火灾和海水喷溅等。人类的生产和生活活动中使用的各种燃料如煤炭、液化石油气、煤气、天然气和石油的燃烧构成了大气颗粒物的重要来源。

颗粒物是我国大多数城市的首要污染物,是影响城市空气质量的主要因素。近年来,大气 PM2.5 污染受到广泛的关注。2013 年 1 月,我国多地遭遇大范围持续雾霾和严重空气污染,74 个城市空气质量总体超标天数比例为 68.4%,严重污染的比例达到 30.2%,其中 PM2.5 超标尤其严重,平均超标率为 68.9%,最大日均值达到 766 $\mu g/m^3$。PM2.5 已成为我国排名第四的健康危险因素。2010 年,我国约有 120 万居民的提前死亡与 PM2.5 污染相关,约占我国居民死亡总数的 1/9。世界银行 2007 年估算,我国每年因大气 PM2.5 相关的健康危害所造成的经济损失高达 5200 亿元人民币,PM2.5 等大气污染的健康危害已成为公共卫生领域的突出问题。

(二)健康影响

(1)颗粒物对呼吸系统的影响。大量的颗粒物进入肺部,对局部组织有堵塞作用,可使局部支气管的通气功能下降,细支气管和肺泡的换气功能丧失。吸附着有害气体的颗粒物可以刺激或腐蚀肺泡壁,长期作用可使呼吸道防御功能受到损害,发生支气管炎、肺气肿和支气管哮喘等。

(2)颗粒物的致癌作用。国内外的大量研究表明,颗粒物的有机提取物有致突变性,且以移码突变为主,并可引起细胞的染色体畸变、姊妹染色体单体交换以及微核率增高,诱发程序外 DNA 合成。

(3)颗粒物对健康的其他影响。近年来的一些研究发现,大气颗粒物污染对人体死亡率有急性影响。据估计,大气 PM2.5、PM10 浓度每增加 $10\ \mu g/m^3$,引起总死亡率增加的 RR 分别为 1.015 和 1.0074。此外,队列研究还发现,大气颗粒物污染对人群死亡率也有慢性影响。大气 PM2.5、PM10 浓度每增加 $10\ \mu g/m^3$,引起总死亡率增加的 RR 分别为 1.14、1.07 和 1.10。

(三)防制措施

1.控制污染

(1)改善能源结构和燃料结构,发展水电等清洁能源。

(2)改革生产工艺,采用新型的除尘设备进行清洁生产,减少工业生产中烟尘的排放。

(3)采取严格措施,控制汽车尾气排放,特别是使用以柴油为燃料的机动车。

(4)发展区域集中供暖,减少分散烟囱。

(5)加强对工地、道路扬尘的管理,对裸露地面进行绿化和铺装。

2.加强环境监测和健康影响评价

建立更为广泛的城市大气颗粒物,尤其是细颗粒物污染监测网。在弄清我国大气颗粒物污染与人群健康的剂量反应关系的基础上,完善现有的大气颗粒物环境质量标准,建立保护易感人群、防止颗粒物污染对健康危害的预警系统。

三、氮氧化物

(一)来源

大气中的氮氧化物(NO_x)主要指二氧化氮(NO_2)和氧化亚氮(NO)。大气中的氮受雷电或高温作用,易合成 NO_x。火山爆发、森林失火以及土壤微生物分解含氮有机物都会向环境释放 NO_x。尽管自然界氮的循环产生的 NO_x 大于人为活动的排放量,但是由于其广泛分布于大气层,所以大气中 NO_x 的本底很低。NO_2 自然本底的年均浓度为 $0.4\sim9.4\ \mu g/m^3$。

各种矿物燃料的燃烧过程中均可产生 NO_x。机动车尾气是城市大气 NO_x 污染的主要来源之一。随着机动车数量的增加,我国一些大城市的大气 NO_x 污染水平呈明显上升趋势。NO_2 是光化学烟雾形成的重要前体物质,有刺激性,与烃类共存时,在强烈的日光照射下,可以形成光化学烟雾。此外,大气中的 NO_2 与多环芳烃发生硝基化作用,可形成硝基多环芳烃。

(二)健康影响

NO_2 的毒性比 NO 高 4~5 倍。有关 NO_x 健康影响的评价多来自于对 NO_2 的研究结果。大气 NO_2 污染对机体的呼吸系统可产生急性或慢性的不良影响。

NO_2 较难溶于水,故对上呼吸道和眼睛的刺激作用较小,主要作用于深部呼吸道、细支气管及肺泡。目前还没有足够的流行病学证据来说明空气 NO_2 暴露与人群健康危害发生的剂量反应关系。一些研究提示,长期暴露于年平均浓度高于 50~70 $\mu g/m^3$ 的 NO_2 下,儿童的呼吸系统症状会显著增加,肺功能也会受到一定程度的损害。一些时间序列分析研究发现,大气中的 NO_2 浓度与人群死亡率的增加有关。NO_2 与大气中的 SO_2 和 O_3 分别具有相加和协同作用,造成呼吸道阻力增加以及对感染的抵抗力降低。

(三)防制措施

(1)控制并减少机动车尾气排放,同时控制来自工业污染源的 NO_x 排放。

(2)加强环境监测和预报,预防光化学烟雾的发生。

四、一氧化碳

(一)来源

一氧化碳(carbon monoxide,CO)是含碳物质不完全燃烧的产物,无色、无臭、无刺激性。大气中的 CO 主要来源于机动车尾气、炼钢、铁、焦炉、煤气发生站、采暖锅炉、民用炉灶、固体废弃物焚烧排出的废气。近年来,随着一些大城市机动车数量的急剧增加,机动车尾气排放的 CO 对大气 CO 污染的分担率明显增加。例如,广州市机动车尾气排放的 CO 对大气 CO 污染的分担率已从 1988 年的 63% 上升至 1994 年的 88.8%。

(二)健康影响

CO 很容易通过肺泡、毛细血管以及胎盘屏障。吸收入血后,80%~90% 的 CO 与血红蛋白结合形成碳氧血红蛋白(COHb)。CO 与血红蛋白的亲和力比氧大 200~250 倍,形成 COHb,其解离速度比氧合血红蛋白慢 3600 倍,影响血液的携氧能力。此外,COHb 还影响氧合血红蛋白的解离,阻碍氧的释放,引起组织缺氧。暴露于高浓度的 CO 时,吸收入血的 CO 还可与肌红蛋白、细胞色素氧化酶以及 P450 结合。血中 COHb 含量与空气中 CO 的浓度呈正相关,正常人的 COHb 饱和度为 $0.4\% \sim 2.0\%$,贫血者略高。

与其他空气污染物不同,除职业因素外,因取暖不当,造成的室内 CO 浓度过高所致的 CO 急性中毒也经常发生。急性 CO 中毒以神经系统症状为主,其严重程度与血中 COHb 含量有关。流行病学调查发现,CO 暴露与人群心血管疾病的发病率和死亡率增加有关。低浓度 CO 暴露还可诱发冠心病心律不齐、心血管异常等。

(三)防制措施

(1)改进燃料的组成和结构,装置可催化尾气中 CO 的净化器,控制机动车尾气的排放。

(2)控制固定污染源的 CO 排放。

(3)冬季取暖季节应加强通风换气,室内避免吸烟。

五、臭氧

(一)来源

臭氧(O_3)是光化学烟雾主要成分,其刺激性强并为强氧化物,属于二次污染物。光化学烟雾是大气中的 NO_2 和烃类物质,在太阳紫外线的作用下,经过光化学反应形成的浅蓝色烟雾,是一组混合污染物。O_3 约占烟雾中光化学氧化剂的 90% 以上,是光化学烟雾的指示物。

(二)健康影响

O_3 的水溶性较小,易进入呼吸道的深部。但是,由于它的高反应性,人吸入的 O_3 约有 40% 在鼻咽部被分解。人短期暴露于高浓度的 O_3 可出现呼吸道症状、肺功能改变、气道反应性增高以及呼吸道炎症反应。大气中的 O_3 为 $210 \sim 1070\ \mu g/m^3$ 时可引起哮喘发作,导致上呼吸道疾病恶化,并刺激眼睛,使视觉敏感度和视力下降;高于 $2140\ \mu g/m^3$ 可引起头痛、肺气肿和肺水肿等。流行病学研究发现,大气中的 O_3 浓度每升高 $25\ \mu g/m^3$,人群呼吸系统疾病的入院率将增加 5%;每升高 $100\ \mu g/m^3$,成人及哮喘患者的呼吸系统症状将增加 25%。

动物实验发现,O_3 可降低动物对感染的抵抗力,损害巨噬细胞的功能。O_3 还能阻碍血液的输氧功能,造成组织缺氧,并使甲状腺功能受损,骨骼早期钙化。O_3 还可损害体内某些酶的活性和产生溶血反应。O_3 对微生物、植物、昆虫和哺乳动物细胞具有致突变作用。目前尚无证据表明 O_3 有致癌作用。

(三)防制措施

(1)控制并减少机动车尾气排放。

(2)加强对大气 NO_x 污染、光化学烟雾形成条件的监测,建立光化学烟雾发

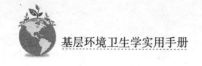

生的预警系统。

六、铅

(一)来源

城市大气中铅污染的主要来源是含铅汽油的使用。含铅汽油燃烧后,85%的铅排入大气,机动车尾气排放对大气铅污染的贡献率高达 80%~90%。此外,来自铅锌矿开采冶炼、铅冶炼厂、蓄电池厂等的含铅废气是城乡大气环境铅污染的又一重要来源。大气铅污染对城乡居民,尤其是儿童的健康已产生了不良的影响。工业含铅烟尘、某些含铅涂料的使用以及室内煤制品的燃烧会造成室内空气的铅污染。

(二)健康影响

人体铅暴露的途径是多方面的,儿童还可通过手-口方式从大气中降落的含铅尘土、室内墙壁、学习用品或玩具中脱硫的含铅油漆皮摄入铅。母亲孕期和哺乳期的铅暴露也可增加婴幼儿体内的铅含量。吸收入体内的铅约 90% 贮存于骨骼中,主要经尿(占 76%)和粪排出。血铅值反映近期铅的摄入量,常作为铅内暴露水平的重要指标。

铅是全身性的毒物,可以影响多个系统,对神经系统、消化系统、造血系统、泌尿系统、心血管系统、免疫系统和内分泌系统均有不良影响。近年来,人们十分关注环境铅污染对儿童健康的影响。儿童的户外活动多,单位体质量呼吸次数、体表面积、饮水量和食物摄入量都高于成人。儿童铅中毒主要表现为注意力不集中、记忆力降低、缺乏自信、抑郁、淡漠或多动、强迫行为、学习能力和学习成绩低于同龄儿童等。环境铅暴露还可引起儿童视觉运动反应时间延长、视觉辨别力下降、听力下降、脑干听觉诱发电位改变、听觉传导速度降低等。

处于器官发生、发育阶段的胎儿对铅的作用十分敏感。母体内的铅可以通过胎盘进入胎儿体内,造成母源性铅中毒或过量铅吸收。母亲孕期长期暴露于高浓度的铅可导致新生儿出现低出生体重、贫血、出生缺陷、死产等。

(三)防治措施

(1)推广使用无铅汽油,降低大气中铅污染的程度。

(2)加强饮用水和食品中铅污染的监测。

(3)加强健康教育,保护儿童和孕妇等高危险人群。

(4)在铅污染地区注意儿童铅中毒,并及时进行驱铅治疗。

七、多环芳烃

(一)来源

大气中的多环芳烃(PAH)主要来源于各种含碳有机物的热解和不完全燃烧,如煤、木柴、烟叶和石油产品的燃烧,烹调油烟以及各种有机废物的焚烧等。尽管不同类型污染源产生的 PAH 种类有所不同,但不同地区大气中的 PAH 谱差别不大。

(二)健康影响

大气中的大多数 PAH 吸附在颗粒物表面,尤其是直径小于 5 μm 的颗粒上。大颗粒物上的 PAH 很少。PAH 可与大气中的其他污染物反应形成二次污染物。PAH 中有强致癌性的多为 4~7 环的稠环化合物。由于苯并芘(BaP)是第一个被发现的环境化学致癌物,而且致癌性很强,故常以其作为 PAH 的代表。BaP 占大气中致癌性多环芳烃的 1‰~20‰。BaP 是唯一经吸入染毒实验被证实可引起肺癌的 PAH。同时暴露于香烟烟雾、石棉、颗粒物等可增强 PAH 的致癌活性。BaP 需要在体内经代谢活化后才能产生致癌作用。流行病学研究显示,肺癌的死亡率与空气中 BaP 水平呈显著正相关。采用线性多阶段模型得出,大气中的 BaP 的浓度为 1.2 ng/m^3、0.12 ng/m^3、0.012 ng/m^3 时,终生患呼吸系统癌症的超额危险度分别是 10^{-4}、10^{-5}、10^{-6}。国内经多年研究发现,云南宣威肺癌高发的主要危险因素就是燃烧烟煤所致的室内空气 BaP 污染。

(三)防制措施

防止并控制大气和室内空气环境的污染,控制吸烟。我国环境空气质量标准 BaP 的日平均限值为 0.01 μg/m^3。

八、二噁英

二噁英(dioxin)是一类有机氯化合物,包括多氯二苯并-对-二噁英(PCDDs)和多氯二苯并呋喃(PCDFs),共 210 种。二噁英中,以 2,3,7,8-四氯-二苯并-对-二噁英(2,3,7,8-TCDD)的毒性最强,研究也最多。

(一)来源

大气环境中的二噁英 90%来源于城市和工业垃圾焚烧。含铅汽油、煤、防腐处理过的木材以及石油产品、各种废弃物特别是医疗废弃物在燃烧温度低于 300~400 ℃时容易产生二噁英。聚氯乙烯塑料、纸张、氯气以及某些农药的生产环节,钢铁冶炼,催化剂高温氯气活化等过程都可向环境中释放二噁英。二噁英还作为杂质存在于一些农药产品如五氯酚、2,4,5-T 等中。城市和工业垃圾

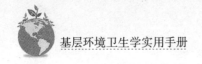

焚烧过程中二噁英的形成机理仍在研究之中。

大气中的二噁英浓度一般很低。与农村相比,城市、工业或离污染源较近区域的大气中含有较高浓度的二噁英。在一些特殊情况下,经呼吸途径暴露的二噁英也是不容忽视的。排放到大气环境中的二噁英可以吸附在颗粒物上,沉降到水体和土壤,然后通过食物链的富集作用进入人体。食物是人体内二噁英的主要来源。经胎盘和哺乳可以造成胎儿和婴幼儿的二噁英暴露。

(二)健康影响

二噁英是环境内分泌干扰物的代表。它们能干扰机体的内分泌,产生广泛的健康影响。二噁英能引起雌性动物卵巢功能障碍,使雌性动物不孕、胎仔减少、流产等。低剂量的二噁英能使胎鼠产生腭裂和肾盂积水。给予二噁英的雄性动物会出现精细胞减少、成熟精子退化、雄性动物雌性化等。流行病学研究发现,在生产中接触 2,3,7,8-TCDD 的男性工人的血清睾酮水平降低、促卵泡激素和黄体激素增加,提示它可能有抗雄激素和使男性女性化的作用。

二噁英有明显的免疫毒性,可引起动物胸腺萎缩、细胞免疫与体液免疫功能降低等。二噁英还能引起皮肤损害,在暴露的实验动物和人群可观察到皮肤过度角化、色素沉着以及氯痤疮等的发生、二噁英染毒动物可出现肝脏肿大,实质细胞增生与肥大,严重时发生变性和坏死。

2,3,7,8-TCDD 对动物有极强的致癌物。用 2,3,7,8-TCDD 染毒,能在实验动物诱发出多个部位的肿瘤。流行病学研究表明,二噁英暴露可增加人群患癌症的危险度。国际癌症研究机构(IARC)将 2,3,7,8-TCDD 确定为Ⅰ类人类致癌物。

(三)防制措施

(1)积极提倡垃圾分类收集和处理。

(2)控制无组织的垃圾焚烧,通过采用新的焚烧技术,提高燃烧温度(1200 ℃以上),降低二噁英类的排放量。

(3)制定大气二噁英类的环境质量标准以及每日可耐受摄入量(TDI)。

九、雾霾

(一)来源

雾霾是雾和霾的统称。雾和霾两种不同的天气现象,通常混合在一起出现,尽管在定义上有明确的区别界定,但在实际观测和研究中却并不容易区分,所以经常称为"雾霾天气"。

霾作为一种自然现象,其形成主要有三方面因素:一是在水平方向静风现象的增多。近年来,随着城市建设的迅速发展,大楼越建越高,阻挡和摩擦作用使风流经城区时明显减弱。静风现象增多,不利于大气污染物的扩展稀释,却容易在城区内和近郊周边积累。二是垂直方向上出现逆温。逆温层好比一个锅盖覆盖在城市上空,这种高空气温比低空气温更高的逆温现象,使得大气层低空的空气垂直运动受到限制,导致污染物难以向高空飘散而被阻滞在低空和近地面。三是空气中悬浮颗粒物的增加,这是形成霾的重要因素。夏季的细颗粒物受煤烟尘影响小,冬季的细颗粒物受烟尘影响大。霾天气下的空气污染程度明显高于正常天气,以颗粒物最为显著,特别是 PM2.5。

PM2.5 的生成过程十分复杂,包括:物质燃烧过程,如煤炭燃烧、石油燃烧和机动车尾气等的直接排放;各大小餐厅排放的油烟。再加上大气化学反应的"二次生成过程",如 VOCs 和 NO_x 在大气中生成的光化学微粒,SO_2 和 NO_x 在大气中生成的硫酸盐、硝酸盐微粒等。各城市 PM2.5 的来源多样,其危害程度也比我们想象的要更加复杂。

(二)健康影响

雾霾对人体健康的影响主要取决于霾的成分。因为霾的组成成分非常复杂,它包括数百种大气化学颗粒物质,其中有害于健康的主要是直径小于 10 μm 的气溶胶粒子,如矿物颗粒物、海盐、硝酸盐、有机气溶胶粒子、燃料和汽车废气等,它能直接进入并黏附在人体呼吸道和肺叶中。尤其是亚微米粒子,会分别沉积于上、下呼吸道和肺泡中,引起鼻炎、支气管炎等病症,长期处于这种环境还会诱发肺癌。霾天气还可导致近地层紫外线减弱,易使空气中传染性病菌的活性增强,导致传染病增多。另外,雾霾还会影响人们的心理健康,阴沉的霾天气容易让人产生压抑、悲观情绪,使人精神郁闷,甚至情绪失控。

霾天气对人类健康的影响主要以急性效应为主,主要表现为上呼吸道感染、哮喘、支气管炎、咳嗽、呼吸困难、鼻塞流鼻涕、结膜炎、眼和喉部刺激、皮疹、心血管系统紊乱等疾病的症状增强;此外,霾的出现会减弱紫外线的辐射,如经常发生霾,则会影响人体维生素 D 的合成,导致小儿佝偻病高发。

(三)防治措施

积极治理大气污染,减少排放。目前各种化石能源的大规模使用是造成雾霾天气的最主要原因,要想从根本上解决雾霾问题,最有效的办法就是减少排放。

2013 年 9 月,针对日渐严重的雾霾天气,国务院公开发布了《大气污染防治行动计划》,到 2017 年,全国地级及以上城市可吸入颗粒物浓度比 2012 年下降10％以上,空气质量优良天数逐年提高;京津冀、长三角、珠三角等区域的细颗粒

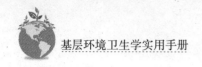

物浓度分别下降了 25%、20%、15% 左右,其中北京市细颗粒物年均浓度被控制在 60 $\mu g/m^3$ 左右。

第四节　大气卫生标准

一、基本概念

大气卫生标准是为了保护人群健康和生存环境,对大气中有害物质以法律形式作出的限值规定以及实现这些限值所做的有关技术行为规范的规定。包括老、弱、病、幼等易感人群在内的所有人群都长期暴露于大气环境中,因此,大气的卫生标准要比生产车间空气的卫生标准制定得更为严格,空气质量要求更高。

大气卫生标准是以大气卫生基准为主要依据,考虑到社会、经济、技术等因素后综合分析制定的。基准与标准是两个不同的概念。基准是通过科学研究得出的对人群不产生有害或不良影响的最大浓度,是根据剂量反应关系和一定的安全系数确定的。它不考虑社会、经济、技术等人为因素,不具有法律效力。标准是国家或地方对环境中有害因素提出的限量要求以及实现这些要求所规定的相应措施。基准与标准既有区别又有联系,且两者的数值不是一成不变的。基准是通过大量科学实验和调查研究而确定的。随着科学技术发展和人们认识水平的提高,基准的内容必然要随之而修订。标准以基准为科学依据,会随基准的变化而变化,也会随政治、社会、经济技术和人们的要求等而变化。

二、制定原则

WHO 根据环境污染物的性质和浓度—时间—效应的关系,把空气质量标准定成四级,并且建议各国应力争以第一级容许水平作为标准。

我国制定环境卫生标准的总原则是卫生上安全可靠、技术上可行、经济上合理,具体有以下几个方面:①不引起急性或慢性中毒及潜在的远期危害(致癌、致畸、致突变作用);②对主观感觉无不良影响;③对人体健康无间接危害;④选用最敏感的指标;⑤经济合理和技术可行。

三、制定方案

(一)大气中有害物质嗅觉阈和刺激阈的测定

嗅觉阈是在实验室内,用嗅觉阈测定装置对嗅觉功能正常的健康人做实验后确定的。实验应在确保受试者安全无害的条件下进行,最后应得到最低可嗅浓度和最高不可嗅浓度。刺激作用阈也可用同样方法求得。此外,也可通过在距污染源不同的距离、污染物不同浓度地区询问居民的主观感受获得大气中有害物质嗅觉阈和刺激作用阈。

(二)毒理学实验

1.吸入染毒

评价大气污染物对呼吸系统,特别是肺脏的毒性,整体动物吸入染毒是常用的方法。在进行实验时,选择合适的实验动物、染毒装置、染毒浓度和染毒持续时间是十分重要的。

2.气管内注入染毒

气管内注入染毒适用于颗粒物染毒。颗粒物可制备成生理盐水混悬液进行染毒,也可将颗粒物中的有害成分提取,再用提取物进行染毒。此法需将实验动物麻醉后进行,难度较大,故适宜用作急性毒性试验。由于染毒物的注入剂量容易控制,故仍有较好的应用价值。

(三)流行病学方法

可通过现场调查或收集有关资料来进行。在进行现场调查前,首先必须确定污染现场和对照现场。现场地区该大气污染物的浓度情况多通过收集现在和既往的大气监测资料来获得。对于具有慢性毒作用或远期危害的污染物,必须收集到既往 5 年、10 年或者更久的大气监测资料。

人群的健康效应指标很多,应尽可能选择敏感、特异、客观的指标,亦可选择非特异性间接健康的指标。选用的指标都必须较为简便、易行。疾病资料的收集和统计是很有力的依据,例如呼吸系统疾病的发病率、肺癌死亡率等。

将大气监测资料与健康效应资料进行统计学处理,即可得出人群受影响的程度。如果能选择到若干污染程度不同的现场,就可得出暴露-反应关系的结果,更有利于确定阈浓度和阈下浓度。

(四)快速计算方法

可根据生产环境的资料、经口染毒资料等进行推算。主要是根据不同环境中的暴露量、暴露时间等数据进行推算。此法比较粗略,只能提供一定的参考,不能代替以上毒理学和流行病学方法,

(五)健康危险度评价方法

近年来,环境健康危险度评价法在大气卫生标准等环境卫生标准的研制中得到了越来越多的应用。环境健康危险度评价主要包括危害鉴定、暴露评价、剂量反应关系评定和危险特征分析四个步骤。在进行环境健康危险度评价时,一

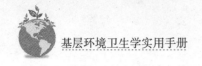

般首先将受评的污染物分为致癌物和非致癌物两类,然后根据健康效应的不同,采用不同评价模式确定污染物在环境中的容许浓度。

四、我国的大气卫生标准

我国现行的《环境空气质量标准》对总悬浮颗粒物(TSP)、PM10、PM2.5、SO_2、NO_2、NO_x、CO、O_3、Pb、BaP制订了浓度限值,且每个污染物的标准均分为两级:一级标准适用于自然保护区、风景名胜区和其他需要特殊保护的区域;二级标准适用于居住区、商业交通居民混合区、文化区、工业区和农村地区。

我国于2012年修订了《环境空气质量标准》(GB 3095—2012),与1996年的标准相比,调整了环境空气功能区分类,将三类区并入二类区;增设了颗粒物(粒径不超过2.5 μm)浓度限值和臭氧8 h平均浓度限值;调整了颗粒物(粒径不超过10 μm)、二氧化氮、铅和苯并芘等的浓度限值;调整了数据统计的有效性规定。

根据《职业病防治法》第十三条的规定,我国于2010年修订了《工业企业设计卫生标准》,本标准与2002年版本相比主要修改如下:调整了标准的适用范围;增加及更新了规范性引用文件;增加了工业企业卫生设计常用术语及定义;调整了部分章节编排顺序及逻辑关系;增加了建设项目可行性论证阶段、初步设计阶段及竣工验收阶段的职业卫生要求以及职业卫生专篇编制、职业卫生管理组织机构和人员编制要求等内容。

大气中有害物质的浓度受生产周期、排放方式、气象条件等因素的影响而经常变动。各种有害物质对机体产生的有害作用类型也各不相同。因此,我国的《环境空气质量标准》规定了不同形式的浓度限值,如1 h平均浓度限值,日最大8 h平均浓度限值、日平均浓度限值、年平均浓度限值等。

第五节　雾霾对人群健康影响的监测

近年来,我国许多省份雾霾天气频发,导致的健康危害已引起社会的广泛关注。雾霾对人群健康的影响既包括急性效应,也包括慢性长期效应,雾霾的健康影响涉及全年龄段人群,但对于易感人群如老人、儿童及孕妇等的健康影响更为严重。由于我国缺乏系统的长期监测,目前无法揭示雾霾特征污染物的健康危害。而治理大气污染又是一项长期而艰巨的工作,这就意味着我国大多数城市居民在未来一段时间内,都可能生活在PM2.5等大气污染物超标的环境中。因此迫切需要开展空气污染（雾霾）对健康影响的监测，了解不同地区雾霾特征污染物的浓度变化规律及其对人群健康的危害，为进行健康风险评价提供数据支持。

雾霾对健康影响的监测是一个长期、协同、综合性监测内容，涉及环保、气象等多部门以及卫生部门内部的多专业（急性传染病、慢性非传染病、学校卫生等）。

首先，需要明确监测目的、监测范围和条件，监测条件部分需要界定监测城市和监测点的选择条件，如监测城市选择条件：城市已经建立较完善的居民死因，常见慢性病、重点传染病、恶性肿瘤发病等登记系统；城市已设立常规的国控/省控/市控环境监测点；能够与环保、气象部门建立长期的协作关系，并获取相关的环境、气象监测资料；参与监测工作的疾病预防控制机构具有相关专业人员和基本的测试仪器设备等。

其次，需要根据空气污染对人群健康影响的特点，确定监测内容，明确监测指标。监测内容主要包括历史资料（气象、环保、人口、死因、医院就诊、急救中心）收集，常规监测（PM2.5补充监测及成分分析、敏感人群队列监测、人群出行模式监测等）任务。如环保历史资料收集包括 SO_2、NO_2、PM10、O_3、CO、PM2.5 等逐日均值；作为混杂因素考虑的气象资料主要收集日平均温度、日平均气压、日相对湿度、日平均风速等；死因资料收集包括人群根本死因及 ICD 编码、死亡日期、性别、年龄等；医院和急救中心资料收集包括年龄、性别、家庭住址、主要症状、诊断疾病及 ICD 编码。

质量控制是监测工作的基石。为了监测工作的科学性和规范性以及监测数据的可靠性，需要对监测工作进行全程质量控制，具体包括：资料收集过程的质量控制、现场工作质量控制、雾霾采样综合质量控制、颗粒物采样（重量法）质量控制、健康问卷调查质量控制、人群健康体检和医学检查质量控制、实验室质量控制，检测人员及要求、检测方法的质量控制、分析过程质量控制、临床检验质量控制等。在此基础上进行分析及结果报告，规范数据录入、审核及报送要求，根据监测资料类型选择合适的统计方法（时间序列广义相加模型，COX 比例风险模型、多元线性回归等）进行大气污染对人群健康影响的分析报告。

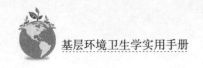
第六节 国家雾霾特征污染物监测操作手册

一、仪器与材料

(1)PM2.5 中、大流量采样器:切割粒径 Da50＝(2.5±0.2)μm;捕集效率的几何标准差为 σ_g＝1.5±0.1;采样流速不低于 100 L/min。每个采样点至少配备 3 台中、大流量 PM2.5 采样器(1 台用于玻纤滤膜采样、1 台用于石英滤膜采样、1 台备用及进行平行样测定)。

(2)采样亭(棚):采样亭(棚)上部有挡板,用于遮蔽雨雪;上部挡板与进气口距离不小于 0.5 m,四周采用百叶窗结构,便于周围空气正常流动;下部具有排气孔,采样器排气孔可以直接通向采样亭(棚)外;采样器进气口距离地面高度不小于 1.5 m;多台进气口间距离约为 1 m。

(3)滤膜:直径 90 mm,包括玻璃纤维滤膜和石英纤维滤膜。滤膜对 0.3 μm 标准粒子的截留效率不低于 99.7%;在气流速度为 0.45 m/s 时,单张滤膜阻力不大于 3.5 kPa;在此气流速度下,抽取经高效过滤器净化的空气 5 h,每平方厘米的失重不大于 0.012 mg。

玻璃纤维滤膜:用于 PM2.5 质量浓度及多环芳烃成分分析。

石英纤维滤膜:用于 PM2.5 重金属和阳阳离子成分分析。

(4)分析天平:感量 0.01 mg。

(5)静电去除器:用于滤膜称量前去除静电。

(6)滤膜保存盒:用于存放滤膜,应使用对测量结果无影响的惰性材料制造,对滤膜不粘连,方便取放。

(7)恒温恒湿箱(室):箱(室)内空气温度在 15～30 ℃范围可调,控温精度±1 ℃。箱(室)内空气相对湿度控制在(50±5)%。恒温恒湿箱(室)可连续工作。

(8)流量计:对不低于 100 L/min 流量的测量误差不超过 2%。

(9)PM2.5 采样器流量校准连接器:用于连接 PM2.5 采样器与电子流量计,进行实际采样流量的校准。

(10)温度计:用于测量环境空气温度,校准采样器温度测量部件;测量范围－30～50 ℃,精度:±0.5 ℃。

(11)气压计:用于测量环境大气压,校准采样器大气压测量部件;测量范围 50~107 kPa,精度:±0.1 kPa。

(12)硅油或真空脂:使用前需确认不会对滤膜造成污染,不影响多环芳烃的测定。

(13)镊子。

二、采样前准备

(1)玻璃纤维滤膜烘烤:用铝箔将滤膜包好,并留有开口,放入马弗炉中 400 ℃下加热 5 h,目的是去除有机物及增加滤膜韧性。注意滤膜不能有折痕,石英滤膜不需要烘烤。

(2)将滤膜放在恒温恒湿箱中平衡至少 24 h 后进行称量。平衡条件:温度 (25±1)℃,湿度(50±5)%RH。记录恒温恒湿箱平衡温度和湿度,应确保滤膜在采样前后平衡条件一致。

(3)滤膜平衡后用分析天平对滤膜进行称量。天平室的温度和湿度应该与恒温恒湿箱保持一致;称量前应使用静电去除器去除滤膜静电。记录滤膜质量、编号和天平室温湿度等信息,记录表如后面附录中的表 7-1 所示。

(4)滤膜首次称量后,在相同条件平衡 1 h 后需再次称量。当使用中流量或小流量采样器时,同一滤膜两次称量质量之差以不大于 0.04 mg 为满足恒重要求;以两次称量结果的平均值作为滤膜称重值,将称量后的滤膜放入滤膜保存盒中备用。记录表如后面附录中的表 7-1 所示。

二、切割器清洗及涂抹硅油（真空脂）

切割器应定期清洗,清洗周期视空气质量状况而定;一般情况下累计采样一个周期(168 h)清洗一次切割器;如遇扬尘、沙尘暴等恶劣天气,应及时清洗。应进行清洗的判断标准:切割器截留板上颗粒物成土堆状堆积。清洗后的切割器应在撞击板表面涂抹一薄层硅油(真空脂)。

三、采样器温度测量示值检查与校准

用经校准的温度计检查采样器的环境温度测量示值误差,每次采样前检查一次,若环境温度测量示值误差超过±2 ℃,应对采样器进行温度校准。

(1)采样器大气压测定示值检查与校准。用经校准的气压计检查采样器的环境大气压测量示值误差,每次采样前检查一次,若环境大气压测量示值误差超过±1 kPa,应对采样器进行压力校准。

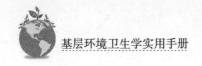

（2）采样流量检查。用经校准的电子流量计检查采样流量，一般情况下累计采样 168 h 检查一次。采样流量测定方法：在采样器中放置一张空滤膜，通过 PM2.5 采样器流量校准连接器将电子流量计连接到采样器进气口，确保连接处不漏气；启动采样器抽气泵，采样流量稳定后，分别记录电子流量计和采样器的采样工况流量示值；计算采样器流量误差。

（3）若采样流量测量误差超过采样器设定流量的±2%，应对采样流量进行校准。

四、样品采集

（一）采样点

采样点设置在进行健康影响调查的校园内，采样点周围应避开污染源及障碍物，如食堂、交通道路等。监测高度为 10~15 m，切割器应垂直放置。多台采样器平行采样时，采样器的进气口间距离为 1~2 m。

（二）采样时间及频次

每月 10~16 日连续在各监测点进行空气 PM2.5 采样，其他遇到雾霾天气连续在各监测点进行空气 PM2.5 采样，每天采样时间不少于 20 h，雾霾日以当地天气预报为依据，参考中央气象台预报结果；在颗粒物污染严重时，建议一天采集两张滤膜，即在采样 10 h 时更换一次滤膜。

（三）采样操作

采样时，将已编号、称量的滤膜用无锯齿状镊子放入洁净的采样器滤膜夹内，滤膜毛面应朝向进气方向，将滤膜牢固压紧。

将滤膜正确放入采样器后，设置采样时间等参数，采样时间设计 20 h，采样流量设计大于 100 L/min，启动采样器采样。

采样结束后，用镊子取出滤膜，放入滤膜保存盒中，记录采样体积等信息，采样记录表如后面附录中的表 7-2 所示。

（四）样品运输与保存

1. 样品运输

滤膜夹置于密闭袋中避光运输，运输过程中切勿沾湿滤膜。

2. 样品保存

样品采集完成后，应尽快平衡称重及进行成分提取。样品于 4 ℃密闭、避光保存，需于 7 d 内完成多环芳烃提取，于 -15 ℃以下密闭、避光保存，需于 30 d 内完成多环芳烃提取。

五、样品分析

(一)质量浓度分析

1. 平衡称重

打开滤膜保存盒上盖后,将滤膜保存盒放入恒温恒湿箱(室)中,于采样前相同的温度和湿度条件下平衡 24 h,记录平衡温度与湿度。在上述平衡条件下,用感量为 0.01 mg 的分析天平称量滤膜,记录滤膜重量。同一滤膜在恒温恒湿箱(室)中相同条件下再平衡 1 h 后称重。两次重量之差小于 0.04 mg。为满足恒重要求,以两次称量值算术均数作为最终样品质量。

(二)质量浓度计算

PM2.5 质量浓度计算方法如下:

$$\rho = \frac{w_2 - w_1}{v_0} \times 1000$$

式中,ρ 为 PM2.5 浓度,单位为 mg/m^3;w_2 为采样后滤膜的重量,单位为 g;w_1 为空白滤膜的重量,单位为 g;v_0 为已换算成标准状态(101.325 kPa,273 K)下的采样体积,单位为 m^3。

PM2.5 的日均浓度计算:

单张滤膜采样时,用上面公式计算得到的结果即为 PM2.5 的日均浓度。同一天前后采集两张滤膜时,按照如下公式计算 PM2.5 日均浓度:

$$\rho = (\rho_1 \times t_1 + \rho_2 \times t_2)/(t_1 + t_2)$$

式中,ρ 为 PM2.5 日均浓度,单位为 mg/m^3;ρ_1 为第一张采样滤膜计算的 PM2.5 浓度,单位为 mg/m^3;ρ_2 为第二张采样滤膜计算的 PM2.5 浓度,单位为 mg/m^3;t_1 为第一张滤膜采样时间,单位为 min;t_2 为第二张滤膜采样时间,单位为 min。

(三)原始记录保存及结果上报

需要上报的 PM2.5 质量浓度监测结果表格如后面附录中的表 7-3 所示,PM2.5 采样及质量浓度测定原始记录各监测点需自行保存备查。

六、质量控制和质量保证

(一)监测仪器管理

建立监测仪器管理制度,操作中使用的仪器设备应定期检定、校准和维护。天平、恒温恒湿箱、温度计、湿度计、气压计、流量计、分析天平的校准周期均不应超过 1 年。

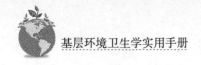

(二)空白试验

1. 实验室空白

每批大约 20 张玻璃纤维滤膜取 1 张进行多环芳烃空白试验,空白中萘、菲小于 50 ng,其他多环芳烃小于 10 ng。每批大约 20 张石英滤膜取 1 张进行重金属及阴阳离子空白试验,空白滤膜的测定值不得大于方法的测定下限(测定下限为方法检出限的 4 倍)。

2. 现场空白

采样过程中应配置空白滤膜,空白滤膜应与采样滤膜一起进行恒重、称量,并记录相关数据。空白滤膜应和采样滤膜一起被运送至采样地点,不采样并保持和采样滤膜相同的时间,与采样后的滤膜一起运回实验室。

空白滤膜前、后两次称量质量之差应远小于采样滤膜上的颗粒物负载量(≤2%),否则此批次采样监测数据无效。滤膜现场空白的重金属及多环芳烃测定值要求同实验室空白。

3. 采样前质量控制

玻璃纤维滤膜烘烤:用铝箔将滤膜包好,并留有开口,放入马弗炉中 400 ℃下加热 5 h,目的是去除有机物及增加滤膜韧性。注意滤膜不能有折痕。

称重前滤膜平衡:将滤膜放在恒温恒湿箱中平衡至少 24 h 后进行称量。平衡条件为温度(25±1)℃,湿度(50±5)%RH。记录恒温恒湿箱平衡温度和湿度,应确保滤膜在采样前后平衡条件一致。

(四)采样过程质量控制

滤膜安装前均需进行检查,滤膜应边缘平整、厚薄均匀、无毛刺,无污染,不得有针孔、褶皱或任何破损。向采样器中放置和取出滤膜时,应使用非金属无锯齿状镊子。

每次采样前均需检查采样器的环境温度测量示值误差(应不超过±2 ℃)和气压测量示值误差(应不超过±1 kPa),累计采样 168 h 检查一次采样流量(应不超过设定流量的±2%,否则需校准后再进行采样)。

要经常检查采样头是否漏气。当滤膜安放正确,采样系统无漏气时,采样后滤膜上颗粒物与四周白边之间界限应清晰,如出现界线模糊时,则表明滤膜安装处有漏气,应更换滤膜密封垫、滤膜夹。该滤膜样品作废。

采样结束后,取出滤膜时要格外小心,避免滤料上样品脱落。

采样时,采样器的排气应不对 PM2.5 浓度测量产生影响,即在采样亭设计时要确保良好的通风效果,避免采样亭中采样器排出气再次进入采样器进气口;可通过采样亭采样及露天采样结果的比较进行检验。

对电机有电刷的采样器,应根据以往电刷的使用寿命,尽可能在电机由于电刷原因停止工作前更换,以免采样失败。更换电刷后要重新校准流量。新更换电刷的采样器应在负载条件下运转 1 h,待电刷与转子的整流子良好接触后,再进行流量校准。

每批样品(每月 7 d 样品为 1 批)中平行样数量不得低于 10%,平行样的测定值之差与平均值比较的相对偏差不得超出 10%,结果以算术均值表示。

(五)称量过程质量控制

每次称量前应按照分析天平操作规程校准分析天平。

天平室的温湿度条件应与滤膜平衡条件相一致[温度(25±1)℃,湿度(50±5)% RH]。对于无法控制天平室温湿度的实验室,应尽量选择在与平衡条件接近的环境条件下进行称量,并且尽量减少称量时间。

空白滤膜首次称量时应将滤膜表面碎屑抖落或用毛刷轻轻刷掉,还应检查滤膜完整性,不应有针孔、褶皱或任何破损。

滤膜称量前应有编号,但不能直接标记在滤膜上;滤膜编号必须保持唯一性和可追溯性。

(六)称量时应消除静电影响

(1)平行电极法:用非金属无锯齿镊子夹住滤膜边缘在平行电极间水平往复移动 10 次左右。

(2)去静电笔法:将去静电笔探针端垂直靠近待除静电的滤膜,在距离滤膜 3~5 cm 处激活去静电笔 1~2 s,即可完成去静电操作。

称量前及称量过程中应通过对标准砝码(Class S)的称量监控天平状态:每称量 10 张滤膜应至少称量一个与滤膜质量相近的标准砝码,标准砝码的称量值与理论值相差不得超过 0.05 mg;否则,应重新称量标准砝码,如果称量结果仍不满足条件,应找出原因,并对前期称量 10 张滤膜进行重新称量。称量过程中应同时称量标准滤膜进行平衡及称量环境条件的质量控制。

(七)标准滤膜的制作

使用无锯齿状镊子夹取空白滤膜若干张,在恒温恒湿设备中平衡 24 h 后称量;每张滤膜非连续称量 10 次以上,计算每张滤膜 10 次称量结果的平均值作为该张滤膜的原始质量,上述滤膜称为"标准滤膜"。

标准滤膜的使用:每批次称量采样滤膜同时,应称量至少一张"标准滤膜"。若标准滤膜的称量结果在原始质量±0.1 mg 的范围内,则该批次滤膜称量合格;否则应检查称量环境条件是否符合要求并重新称量该批次滤膜。

对于感量为 0.01 mg 的分析天平,滤膜上颗粒物负载量应大于 1.0 mg,以减少称量误差。采样前后,滤膜称量应使用同一台分析天平。

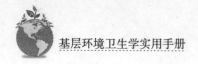

七、附录

表 7-1   PM2.5 质量浓度分析记录表

天平型号：		天平编号：		
采样前	平衡温度/℃	平衡湿度/%RH		平衡时间/h
	称量温度/℃	称量湿度/%RH		
	标准滤膜原始质量_____g		标准滤膜此次称量质量_____g	
采样后	平衡温度_____℃	平衡湿度_____%RH		平衡时间_____h
	称量温度_____℃	称量湿度_____%RH		
	标准滤膜原始质量_____g		标准滤膜此次称量质量_____g	
滤膜编号	滤膜采样前重 w_1(g)	滤膜采样后重 w_2(g)	标准状况下采样体积 V_0(L)	检测浓度 c(mg/m³)

测试人：   校核人：   日期：

表 7-2   PM2.5 采样记录表

采样日期： 年 月 日	采样地点：
相对湿度： %RH	天气情况：
采样器型号：	出厂编号：
滤膜编号：	
环境温度检查 采样器环境温度： ℃	实际环境温度： ℃
环境大气压检查 采样器环境大气压： kPa	实际环境大气压： kPa
流量检查 采样流量： L/min	实际流量： L/min
采样开始时间：	采样结束时间：
采样时间： 累计工况体积：	累计标况体积：
异常情况说明及处置： 记录人：	
备注：	

采样人：   校核人：   日期：

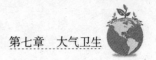

表 7-3　　　　　　　　PM2.5 质量浓度监测结果　　　　　　单位:mg/m³

采样日期	PM2.5 日均浓度	备注

测定人:　　　　　日期:　　　　　校核人:　　　　　校核日期:

第八章 农村改厕与粪便无害化处理

建造卫生厕所,能及时将粪便进行处理,杀死或减少粪便中的寄生虫卵、致病微生物,既是预防肠道传染病和寄生虫病的主要措施,又能增加肥源,提高肥效,促进农业生产的发展,是小康生活不可缺少的卫生设施,是文明程度的标志,是保护农民身心健康和小康生活中不可缺少的卫生设施。

用厕状况是社会经济和文明进步的重要标志,它是衡量一个社会物质文明,精神文明的重要指标,2001 年 11 月,在新加坡召开了"世界厕所高峰会议",中国、美国、新加坡等 10 多个国家的 200 多名代表参加了会议,中国代表在会议上发言说"不重视厕所的国家,没有文化和未来",足见厕所卫生的重要意义。

我国有 13 亿人口,9 亿是生活在农村的农民,农村卫生是我国卫生工作的重点,厕所是人们日常生活中不可缺少的基本卫生设施,农村卫生厕所的建设和粪便无害化处理对疾病预防控制、提高生活质量、发展生态农业和农村精神文明建设具有重要意义。

第一节 卫生厕所类型与选择

农村户厕卫生规范(GB 19379—2012)中明确规定了 6 种无害化卫生厕所。各地区应根据当地的气候、地形地貌、农业生产方式、生活习惯、经济条件和民俗,合理选择确定无害化厕所的类型和实施技术。习惯于应用液态粪肥地区可修建双瓮漏斗式、三格化粪池式厕所;在干旱缺水地区宜选择修建粪尿分集式厕所;饲养畜、禽及具有一定储量秸秆的农户可以选择三联通沼气池式厕所。

一、三格粪池式厕所

三格粪池式厕所特点是:

(1)无害化效果好,保持粪便肥效。

(2)结构比较简单,易施工。

(3)技术人员或施工人员需要经过培训。

(4)日常管理和维护容易,一年需要清理1~2次粪渣。

(5)用水量少,每人每日不超过2 L。

此类型的厕所南方地区适宜,在全国大部分地区也可使用。

二、双瓮式厕所

双瓮式厕所的特点是:

(1)无害化效果好,保持粪便肥效。

(2)结构比较简单,易定制和施工。

(3)日常管理和维护容易,1年只需清渣1次。

(4)用水量少,每人每日不超过2 L。

此类型的厕所适合雨水较少、干旱、地下水较低的地区使用。

三、沼气池式厕所

沼气池式厕所的优点是:

(1)粪便无害化,粪渣用作肥料可以提高肥效。

(2)沼液可以直接喷施果实,有杀虫和提高产量的功效。

(3)沼气可以做饭和照明,节省燃料。

(4)经济效益比较明显。

沼气池式厕所的缺点是:

(1)建造技术复杂,占地面积相对较多,一次性投入较大。

(2)需要较多的人畜粪便(3~5头猪粪尿可满足1户的用气要求)。

(3)天气冷时,产量低,需要加保温措施。

(4)出现故障时,需要专业人员维修。

四、完整上下水道水冲式

完整上下水道水冲式厕所的优点是:使用方便,家庭管理简单。

完整上下水道水冲式厕所的缺点是:造价较高,集中处理系统需要专业技术。

此类型的厕所适合有完整管道下水道供水系统、完整下水道和污水处理系统的地区,主要适用于基本不使用粪肥、用水量较大的地区,如经济发达的城郊、小城镇等。

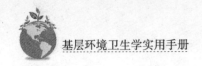

五、粪尿分集式生态卫生厕所

粪尿分集式生态卫生厕所的特点是：

(1)建造简单,管理方便。

(2)仅用少量水冲洗小便池,用水很少。

(3)有覆盖料,效果最好是草木灰、干炉灰。

(4)粪便经干燥处理后重量和体积缩小,可用作土壤改良剂。

此类型的厕所适用于干燥缺水的地区,降水量大、地下水位浅、气候潮湿的地区不宜使用。

六、双坑交替式厕所

双坑交替式厕所的优点是：

(1)造价低,技术要求不高。

(2)管理方便,基本不改变原有用厕习惯,便后黄土覆盖。

(3)不用水冲,不用考虑用水和防冻问题。

双坑交替式厕所的缺点：

(1)占地略大。

(2)需要黄土料。

(3)厕所卫生较难保持。

此类型的厕所适用于干旱缺水、土层较厚的西部地区,东北地区也适用。

第二节　卫生厕所改造技术

根据新修订的《农村户厕卫生规范》(GB 19379—2012),共有 6 种无害化卫生厕所类型。其中,沼气式厕所的建造主要由农业部门负责,完整下水道式厕所由卫生行政部门负责;由爱卫部门负责的主要是 4 种形式:三格化粪池式卫生厕所、双瓮漏斗式、粪尿分集式、双坑交替式。目前全国应用最多的是三格化粪池式;城镇化导致了较多的完整上下水道水冲式厕所,连年来双瓮池制造采用了工业化的生产模式,加快了双瓮漏斗式厕所的普及。

一、三格化粪池式卫生厕所

三格化粪池式厕所(见图 8-1)具有结构简单易施工、流程合理、价格适宜、卫生效果好等特点,在我国大部分地区都适用。目前不少地方推广小(中)三格式、涵管式、三缸组合式节水型户厕,大三格池式则大多为公厕和农民新村等集中居住地采用。

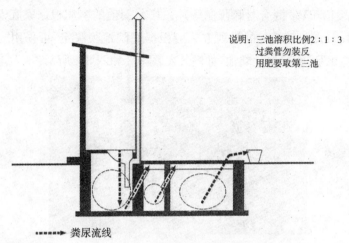

说明:三池溶积比例2:1:3
过粪管勿装反
用肥要取第三池

----▶ 粪尿流线

图 8-1 三格化粪池式卫生厕所示意图

(一)卫生学原理

三格化粪池设计的基本原理是利用寄生虫卵的比重大于粪尿混合液而产生的沉淀作用及粪便密闭厌氧发酵、液化、氨化、生物拮抗等原理除去和杀灭寄生虫卵及病菌,控制蚊蝇孳生,从而达到粪便无害化目的。经过处理后的粪液可用于农田施肥。

三格化粪池是由三个相互连通的密封粪池组成。新鲜粪便由粪口进入第一池,池内粪便开始发酵分解,经过 20 d 以上的作用,因比重不同的粪液可以自然分成三层,上次为糊状粪皮,下层为块状或颗粒状粪渣,中层为比较澄清的粪液。在上层粪皮和下层粪渣中含细菌和寄生虫卵最多,中层含虫卵最少,初步发酵的中层粪液经过粪管溢流至第二池,而大部分未经发酵的粪皮和粪渣留在第一池内继续发酵。

流入第二粪池的粪液进一步发酵分解,与第一池相比,第二池内的粪皮和粪渣的数量减少,因此发酵分解的程度较低,由于没有新粪便的进入,粪液处于比较静止的状态,有利于漂浮在粪池中虫卵的继续下沉。

流入第三池的粪液一般已经腐熟,其中病菌和寄生虫已基本杀灭。第三池的主要功能主要是储存已基本无害化的粪液,可以供农田直接施肥之用。

(二)结构

三格化粪池式厕所结构主要分为地上的厕屋,地下部分的三格化粪池、便

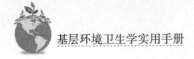

器、进粪管、排气管、盖板等,其中最主要的是三格化粪池。

1. 三格化粪池

建造农户三格化粪池主要采用钢筋混凝土浇筑或整体预制、砖体砌制和玻璃钢预制、废旧 PVC 混合材料预制等。三格化粪池的容积根据家庭人口确定,但不小于 1.5 m³。三格池的排列方式应根据庭院地貌决定,可采用"目"字形、"品"字形或"L"形的三格化粪池,如图 8-2、图 8-3 和图 8-4 所示。

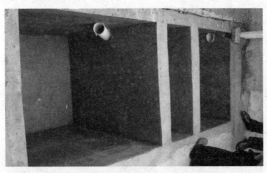

图 8-2 "目"字形三格池

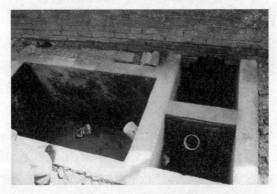

图 8-3 "品"字形三格池

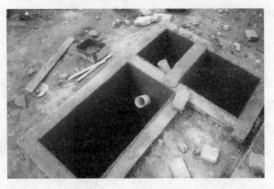

图 8-4 "L"形三格池

2.过粪管

三格化粪池由过粪管相联通,过粪管的材质形式多样,目前常用的是塑料管。形式有斜插管、倒"L"形管。在隔墙上直接开孔的方式建造简单、不易堵塞,但卫生效果差,不推荐使用。过粪管安装位置要得当。容积较大的三格化粪池可适当增加过粪管的数量,以防堵塞。

3.便器、进粪管、盖板、出粪口

便器可以是坐便器也可以是蹲便器,便器可安装在第一池上方,便器通过粪管连接的第一格化粪池盖顶应留有出渣口,使用直排便器应有自封装置;过粪管可设计成水封式(过粪管可采取内径为 150 mm 的 PVC 塑料或陶瓷管),以防蚊防蛆和防臭;第二池盖应密封,留有清渣口,第三池盖顶密封后留有出粪口。

4.排气管

排气管是三格化粪池式卫生厕所的重要设施,不仅是排出第一格臭气,也是粪便无害化效果物理循环过程的设施之一,所以第一池必须设置排臭管。

5.其他配套物品

洁净卫生纸存放箱、便纸篓、扫帚及刷子、盛水容器、照明设施等。

(三)技术关键

1.化粪池的有效容积

为保证粪便在前两池中储存时间不少于 30 d 以充分酵解,三格化粪池的总容积要求不小于 1.5 m³,三个池之间的容积比为 2∶1∶3,即第一池 0.5 m³,第二池 0.25 m³,第三池 0.75 m³。在现场施工中为了方便,第二池可扩大至与第一池相同;第三池主要是起粪液的储存作用,容量不足需要较频繁清掏。

化粪池的有效深度不小于 1000 mm,加上化粪池的上部空间,池深要求不小于 1200 mm。设计时必须满足最少施工尺寸。寒冷地区要求防冻、保温,化粪池要在冰冻线以下,才能起到三格化粪池的作用。

2.过粪管的位置

过粪管关系到粪便的流动方向,流程长短,是否有利于厌氧和能否有效阻留粪皮、粪渣,以及保持一、二池的有效容积。新鲜粪便进入粪池后,多集中在上层形成粪皮,然后逐渐疏松崩解(自然状况下经 7~10 d)。比较重大的下沉形成粪渣,粪皮和粪渣之间为稀粪液。寄生虫一般都集中在粪皮和粪渣。因此,过粪管位置要置于寄生虫卵较少的中层粪液。

采用斜插过粪管的形式,过粪管应分别斜插安装在两堵隔墙上:其中第一池到第二池过粪管下端(即粪液进口)的位置在第一池的下 1/3 处,上端(即粪液进口)的位置在第二池顶 100~200 mm 处,第二池到第三池过粪管下端(即粪液出

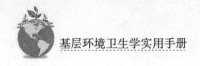

口)的位置在第二池的下 1/3 或中部 1/2 处,上端在第三池距池顶 100~200 mm 处。过粪管与隔墙的水平夹角应呈 60°。

(四)施工方法

1.砖砌三格化粪池

用于以户为单位建造,施工方法简单,农村一般泥瓦工经短期培训或专业技术人员现场指导均可施工。它根据农户选址的位置、地形等,因地制宜进行施工。

2.水泥预制三格化粪池

水泥预制分两种:一种是三格池的整体预制,另一种是先预制水泥板,然后再进行组装。水泥预制方法适用于以居民组、行政村甚至乡镇为单位的集中改厕。

(1)整体预制方法:采用木板或铁板组合成一个三格化粪池磨具,然后用水泥混凝石子和钢筋混凝土灌入磨具而成,整体预制特点是质量便于控制,防渗漏效果好,也有用钢丝网水泥结构预制的三格化粪池,此方法适用于专业化生产。

(2)水泥板预制首先预制三格化粪池壁,然后在挖好的土壤中组装而成,此方法简单,用料基本同整体预制。

3.现场浇筑三格化粪池

现场浇筑是采用预制的原理,将木板在农户已挖好的土坑中组装成三格化粪池磨具,然后用水泥混凝土现场浇筑,此方法防渗漏效果好。

4.玻璃钢化粪池或 PVC 混合材料注塑三格化粪池

属于定型三格化粪池一般适用于农村四口之家建造的卫生厕所,施工方法简单,便于操作,建造时注意规范安装不易渗漏,是农村改厕快捷的方法。

(五)技术要求

(1)防渗漏。渗漏是三格化粪池最容易出现的问题,因为化粪池在地下,受地下水浸泡,粪便的腐蚀性又很强,渗漏不仅直接影响厕所的使用,也易造成对周围土壤等的污染。对建材,如砖、水泥质量和砂浆配比的要求较高,建筑工艺严格把关。建池时应与相邻建筑物基础保持一定距离,如土质较好则采用直壁开挖,要留不小于 150 mm 的回填。

三格化粪池坑底一定要将素土夯实:如地下水位高,素土上面应加用 10 cm 的碎砂石层夯实,再浇筑高强度等级的钢筋混凝土(池地板采用 C20 混凝土浇筑)做地下基础。砖砌结构砌砖缝隙要用砂浆填实,原浆勾缝,砖砌三格池要用 1:2 水泥抹面,并在水泥砂浆中添加 5% 的防渗粉,池内外抹面要均匀,且要保证厚度(10~20 mm)。用模块浇筑混凝土或用预制板建造效果更好。粪池完工

4周后填土时,要分层回填,将土夯实。

在新建三格池加满水,进行24 h防渗实验,观察水位增加或减少,水位下降不超过10 mm为合格,超过10 mm时表明有渗漏,可使用含有防渗粉的水泥浆抹面1~2次。液面上升的,说明地下水位较高,有地下水渗入,采取相应措施防渗抗浮。

(2)圆形三格化粪池可用钢筋混凝土管,通过选用不同管径的预制管调节各粪池容积关系,也可通过使用同一管径不同长度的预制管调节各池容积关系。圆形三格化粪池与基础连接处的内壁,也应用掺5%防水粉的1:2水泥砂浆封住接口缝隙。

(3)过粪管为直径100 mm×700 mm水泥管、陶管或PVC管。安装时先将池壁凿穿,然后按要求改装成斜插式或倒L型,并用掺5%防水粉的1:2水泥砂浆封住接口缝隙。

(4)粪池砌体安装完工后,回填土;应先将粪池盖盖好,再回填并分层夯实。

(5)粪池的上沿要高出地面150 mm,防止雨水流入三格化粪池。

(6)池盖大小要适宜,便于粪清渣的开启,要覆盖池壁外延,池的盖板之间用无砂水泥勾缝,保证池内的密闭性。

(7)对于非水封厕所,宜在第一池安排排气管,管的高度应超出厕屋500 mm左右,排气管可将第一池粪便发酵产生的气味及粪尿本身的气味排出,减少厕屋的臭味,提高用厕的舒适性。

(8)安装蹲便器与进粪管,安装水封便器,粪池在便器下方时,不需要进粪管,若粪池在室外,则用过粪管相连。对于直通式便器,为防粪水上溅和减少第一池臭气上逸,安装进粪管可倾斜。将直径100 mm、长度为300~500 mm的进粪管,从第一池盖板入口中插入粪池,将蹲便器套在进粪管上,固定便器并稍加密封,注意不要用水泥固死。便器位置以便器下口中心为基础,距后墙350 mm,距边墙400 mm。

(六)管理要求

新厕所建成需养护2周后正式启用,首先确认无渗漏,在第一格池内注入一定量的河塘水或井水,水深以高出下1/3处过粪口为宜。

(1)控制用水量,三格化粪池容积有限,故以单纯粪便量为计算依据,大量水进入,使粪便稀释不能达到预定的停留时间,不利于充分厌氧消化。因此小三格厕所只能用少量水刷洗,中三格厕所用水量也要控制在每人每天3~4 L。

(2)厕所应每年清理一次粪皮和粪渣,或在使用中发现第三池出现粪皮时要及时清理。在粪池内取出的粪渣须经堆肥法或化学法处理后再用作肥料,第三

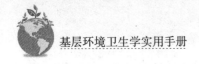

池储存的粪液,粪液呈青褐色,页面上有一层薄膜,说明已无害化,即可取出粪水做材料。

(3)化粪池盖上的盖板要盖严实,并经常检查,防止意外。在清渣或取粪水时,不得在池边点灯、吸烟等,以防粪便发酵产生的沼气遇火爆炸。

(4)厕所使用的注意事项:生活污水不得进入化粪池;化粪池要有出粪口,便于清渣;预制式化粪池安装时,要防止进粪口与出粪口装反;砖砌化粪池的内外壁都要粉刷防渗漏材料;化粪池 60 cm 的地面要硬化,防止蛆虫繁殖。

(5)对不用粪肥农户第三格粪液的处理:可采用建造渗滤坑,用卵石层、砂土层和黄土层三层种植蔬菜、美人蕉、大叶龟背竹等植物过滤粪液,吸收有害金属和微生物等,粪液渗滤为清水后直接排放。

二、双瓮式厕所

双瓮式厕所主要在我国淮河流域和黄河中、下游及华北平原建造的较多,适用于土层厚、雨量中等的温带地区,在干旱少雨的西北、西南地区也有不少推广使用者,因结构简单、造价低廉、取材方便,用肥和卫生效果好,可使环境改善、蝇蛆密度降低、肠道传染病发病明显减少,很受欠发达农村地区群众的欢迎,是非常适合于户厕建设的类型。

(一)原理

双瓮式厕所主要由便器、前后两个瓮型粪池、过粪管等组成。其粪便无害化原理与三格化粪池厕所相似,主要利用厌氧发酵、中层过粪、沉淀虫卵、微生物拮抗作用等综合因素,使后瓮粪池液达到无害化标准要求。

(二)结构和技术要求

1. 主要结构

双瓮式厕所主要由坐便器、前后两个瓮形储粪池、过粪管、后瓮盖和厕室组成(见图 8-5)。

(1)便器。便器置于前瓮的上口,不用水泥固定,可随时提起,以方便从前瓮清渣。前瓮建于厕室地下,有的地方将前瓮埋在测试外地下。便器下连一进粪管,通到厕室的前瓮内。便器宜用陶瓷制作或硬质塑料制作,有的用水泥预制,其表面涂一种高分子材料,增加光滑性。表面光滑,吸水率低,有利于粪便的冲洗和下滑。

用漏斗形便器置于前瓮上部也增加了粪池的密闭性,使前瓮内成黑暗状态,可阻断蝇类繁殖,因而具有防蝇、防蛆和部分防臭功能,便器应配一个外形和池口相似的带柄的盖,或者麻刷椎,平时塞住漏斗口,便于提起和便后盖严。

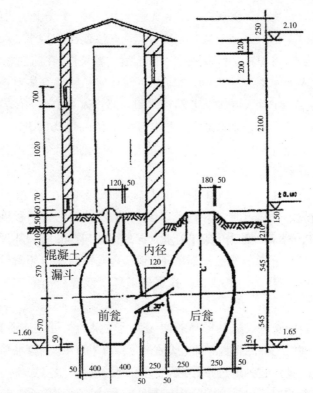

图 8-5　双瓮式厕所结构图

(2)前后瓮。粪池成瓮形,中部大口小,一前一后,前瓮略小,后瓮大些。前瓮用作接纳和储存粪便,并在此有效停留 30 d 以上。粪便在前瓮充分厌氧发酵、沉淀分层。粪便内寄生虫卵和病原微生物逐渐被杀灭,达到基本无害化要求。后瓮粪池主要是储存粪液。经前瓮消化发酵、腐熟的粪便液体,由过粪管流入后瓮,内含大量氨,是优质肥料。后瓮粪池口应有一个水泥盖板,平时盖严,取粪时打开。后瓮加盖还有防雨水和保障安全的作用。

在寒冷地区,为防冻,可把前后瓮粪池上脖颈加长,以做到瓮体深埋,可以达到防冻效果。

2.技术要求

为适用农村大面积推广双瓮式厕所的需要,相继由砖砌法改为地上钢筋模架法预制水泥瓮体,从水泥瓮体发展到现在用塑料制作瓮体的方法,塑料产品内壁光滑,不渗不漏,坚固耐用,制作简便,成本低廉。为保证双瓮式厕所的质量,除建立不同建筑材料的厕所构件加工点外,应统一标准,厕具部件配套,专人安装,在安装、管理中应注意做到:

(1)双瓮的安装。双瓮厕所的安装无需制作瓮体,市场上出售的瓮体比自制瓮体价格低很多,所以,建造双瓮式厕所首先选好位置,挖一个长 2.4 m、宽 1.5 m、深 1.7 m 的池子,将塑料瓮体或预制瓮体前后放置坑内,在前瓮底部上沿安装上过粪管,沿途先涂一圈连接胶水,再将上半部瓮体和底部瓮体对接为一体,后瓮沿口同样抹上连接胶水,再将上半部瓮体和底部瓮体对接为一体,后瓮沿口同样抹上连接胶水,再盖接上半截瓮体,上半截向下留的过粪管孔与前过粪管连接好,用乳胶将空隙糊严即可,然后封土,前瓮口安上便器,地面硬化,后瓮口高出地面,加水泥盖密封。

(2)便器的安装。应安放在前瓮的上口,在安装前,在前瓮的安装槽边内垫 1~3 层塑料薄膜,使漏斗便器和前瓮口隔离,增加前瓮的密闭程度,同时掏取前瓮粪渣时取放方便。须注意:在抹厕室水泥地面时应防止将漏斗形便器固定,和地面连为一体;不可把漏斗形便器的下部敲碎,或在漏斗形便器的后缘、前瓮的后上部另开一小口作为出粪渣口。这样既破坏了双瓮粪池的密闭性,也易招致苍蝇滋生。

(3)连通管的安装。这是提高粪便无害化效果的关键。连通管应从前瓮的中下部、后瓮的中上部开口连接,前低后高形成 30°的角,不能水平安装,更不能前高后低,使之真正起到通过中层过滤粪液的作用。

(4)排气管的安装。排气管是保证粪便在瓮中醋解腐熟受气流作用的通道,也是保证厕屋无臭味的重要设施。所以必须在第一瓮上方安装排气管,可以安装在室内,也可以安装在厕屋外。

(三)卫生管理要求

(1)用前加水。新建厕所使用前要往前瓮加进一定量的河水或井水(不可加含氯气等消毒剂的水),深度以淹没连通管下口为宜。其作用主要有:一是使粪便得到适度稀释,以利虫卵沉淀和中层粪液流入后瓮;二是促进粪便的发酵分解;三是阻挡前瓮蝇蛆爬到后瓮,而死在前瓮内;四是少量水可以防止水泥瓮壁干裂损坏,后瓮也应加少量水。

(2)用时控水。厕室内应备有储水桶、水勺和卫生用具,如扫帚、刷子等。大便后,要用少量的水冲洗便池,刷洗掉漏斗上残挂的粪便和尿迹。经常清扫、刷洗厕室地面。每天清洗漏斗便池的水量一般控制在每人每天不超过 1 L,绝不能将大量的生活污水倒入前瓮粪池。另外后瓮池口应高于地面,以防止雨水倒灌。行动不便的老人或小孩的粪便,应在厕室蹲位处倾倒,不可随便倒入后瓮粪池。

(3)加盖密封。漏斗便器和后瓮口应加盖密封,这样可以使厕所清洁卫生,减少臭气,避免招来苍蝇,滋生蝇蛆,同时密封还可以达到厌氧发酵和保肥的目的。

(4)坚持经常清掏后瓮粪液。后瓮粪液是经过发酵,已经无害化的速效性粉料,要做到使用后瓮粪液,防止直接从前瓮取粪。

(5)定期清除前瓮粪渣。前瓮的粪渣,需每年定期清除一次,清除的粪渣一定要经高温堆肥等无害化处理后,方可用于农业施肥。如果不清除粪渣,其在瓮池底部越积越多,逐渐减少粪瓮有效容积,会影响无害化效果。

(6)注意养护和维修工作。双翁漏斗厕所部件多是塑料或水泥制品,较为耐用,一旦发现部件破损或后瓮盖丢失应及时修缮,使双翁漏斗厕所能正常运转。

三、沼气式厕所

沼气发酵池厕所适用于我国黄河、淮河及秦岭以南的农村地区,在寒冷地区只要处理好冬季防冻问题,如采取防冻措施,沼气池建在暖棚内也可推广使用。使用沼气池厕所切断了粪便传播肠道传染病和寄生虫病的途径,减少和控制了随意排放粪便对环境的污染,是一项能源、卫生、肥料的综合建设工程,沼液、沼渣能用于家庭养殖业和肥田,一举多得,效益显著。

(一)原理

沼气池厕所是由厕所、畜圈和水压式沼气池三者连通建造的,其原理为人畜粪便和各种有机废物直接流入沼气池中,在厌氧条件下,经微生物发酵降解,产生沼气和氨气等气体,改变了病原微生物和寄生虫卵的生存环境,以达到无害化处理的目的。

(二)主要结构

沼气池厕所是以厕所、畜圈、水压式沼气池为基本结构。其地下部分主要有蹲位(蹲、坐便器)进粪(料)口、进粪管、沼气池(由发酵间和储气室组成)、出料管、水压间(出料间)、储肥池、活动盖、导气管等部分组成。

农村家用水压式沼气池主要有三种池形,即圆筒形、球形和椭圆形。三种池形的共同特点是储气室在发酵间内,气室内的沼气压由发酵间与水压间之液面差来平衡及输出使用。

圆筒形水压式沼气池在我国应用较早,推广量最大,群众较熟悉,使用管理方便。圆筒形沼气池主要由圆筒形池身、削球壳池盖及池底构成的发酵间、进粪口及圆形水压间三部分组成。中层粪液流入出料间供使用,粪渣则留在发酵间内。为确保使用的粪肥的卫生安全性和方便用肥,可再出料间侧增建贮肥池。在池身蹲位安装便器,蹲(坐)便器上设盖,下段接进粪管,在进粪管远端再接一分叉,可以与畜圈相连,以作为畜粪进口,经进粪(料)管进入沼气池,即成为三联式沼气池厕所(见图8-6)。

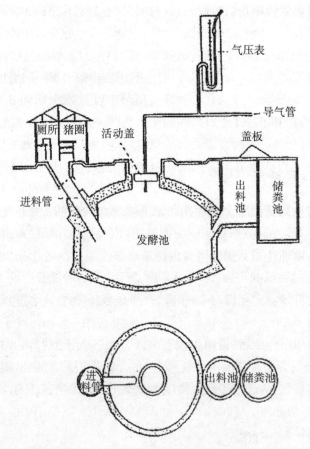

图 8-6　三联通沼气池式厕所示意图

(二)主要涉及参数

按照厕所、畜圈、沼气池三联通、"圆、小、浅"活动盖、直管进料、方便出料、各口加盖的原则设计。其沼气池的主要设计参数如下：

活荷载	200 kg/m³
池内正常工作压	＜800 mmHg
池内最大气压限值	＜1200 mmHg
最大投料量	沼气池池容的90%
水压间有效容积	日产气量的50%
池盖覆土最薄处厚度	＞250 mm
地下水位在地面下	0.7 m
地基允许承载力	＞5 t/m²

（四）建造要求

1.操作标准

GB 4750 农村家用水压式沼气池标准图集,GB 4751 农村家用水压式沼气池质量验收标准,GB 4752 农村家用水压式沼气池施工操作规程,GB 7637 农村家用沼气管路施工安装操作规程,GB 9958 农村家用沼气发酵工艺规程,GB 7959 粪便无害化卫生标准。

2.地址选择

沼气池选择在什么位置,是保证建池质量的重要环节。做到厕所、畜圈、沼气池三者连通建造,到达人畜粪便能够直接流入池,池址和灶具的距离应控制在20 m 以内,选择在背风向阳、土质坚实、地下水位低于池底和出料方便的地方。条件允许的情况下,沼气池最好建在猪舍下面,既利于冬季保温,又利于建"三位一体"沼气池。

3.池形和池容的选择

应综合考虑用户家庭人口、使用要求、发酵原料的种类和数量、地形、地质、地下水位、建池材料、施工技术等,因地制宜地合理选定池形和池容。

（1）池形的选择:根据几何学的原理,同体积的几何形状,球体的表面积最小,而容积最大。圆形沼气池肚大口小,没有死角,用料最省,最容易解决漏水、漏气问题,并且各处承压力较均匀,是目前普遍推广的池形。

（2）池容的设计:沼气池的大小应根据人口的多少和每天用气量、产气率来决定,一般每立方米有效容积一昼夜产气一般在 0.15 m³,每人每天用气量为0.2～0.3 m³,沼气灯每小时用沼气 0.11～0.15 m³,一般按每人 1.5 m³ 有效容积规划,人口多的每户一般不超过 10 m³。

4.建池材料及施工操作方法

需要经过认证的专业施工队伍进行施工。除了常规的水泥浇筑方法,目前又研制出利用玻璃钢、塑料、塑料胶质,或改性、混合材质,通过模压成型,全部或部分应用于沼气池。这些新材料的应用,可以保证施工质量,加快施工进度,降低造价,提高使用效率。

（五）沼气池的启动和运行管理

新建成的沼气池经严格质量检查证明合格和养护 2 周以后即可投料启用。

1.沼气池的启动

新建沼气池第一次投料时,应加入一定量的接种物,接种量一般按容积百分比计算,应加入 10% 以上的活性污泥（正常发酵的沼气池底角污泥、下水道污泥）,或 10%～30% 的沼气池发酵液作为启动菌种,若新建沼气池没有活性污

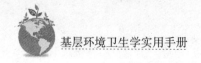

泥,也可以利用堆沤 10 天以上的畜粪或陈年粪坑底部粪便做接种物。

沼气池发酵原料的浓度在南方各省,夏天以 6% 为宜,冬天以 10% 合适;北方地区的浓度要求是 10% 左右。比较适宜的料液碳氨比范围是(20~30)∶1。

我国农村沼气池的发酵原料主要是人畜粪便,在人畜粪便不足的情况下,可适当添加轧碎和粉碎并经过适当的堆沤的作物秸秆、蔬菜叶茎、水生植物、清杂草等。

原料入池后,检查发酵液的酸碱度,一般 pH 值低于 6 时,可加入适当草木灰、氨水或澄清的石灰水调整到 7 左右进行封池。封池后应及时将输气管道开关和灯、炉具安装好,并关闭输气管的开关。

封池 3~7 d 后,池内厌氧菌开始大量繁殖并产生沼气,这时可在炉具上点火实验(切忌在沼气池的导管上直接试火),如能点燃,说明沼气发酵已经开始正常运行,次日即可开始用气。如未点燃,要把池内的气体放掉,次日再进行点火实验,直到点燃为止。

2. 运行管理

沼气池从封池第二天起即可接通和使用粪池,人畜粪便及部分生活污水自动流入沼气池内。在冬季应适当添加骡马粪、羊粪、酒糟等原料,以提高发酵温度,增加沼气产量和积肥量。

严禁向沼气池内投入剧毒农药和杀虫剂、杀菌剂,以免使正常发酵受到破坏,甚至停止产气。

进到出料池或储粪池的沼液为无害化的粪液,可根据需要随时舀取,但禁止解开发酵池顶盖直接取粪用肥。沼液内含有氮磷钾和富有营养的氨基酸,可以做肥料,或做牲畜的饲料添加剂,或用沼液浸种等。注意在血吸虫流行地区和肠道传染病高发地区不适用。

3. 清渣

人畜粪便和其他发酵原料经沼气池发酵后,仍有部分料渣不能完全消化,滞留在沼气池内,随着时间的延长,料渣越积越多,影响发酵池的有效容积和产气效果,因此,需要大出料进行清渣,保留活性污泥,重新投料运行。

沼气池大换料的时间应与农业集中用肥季节结合起来,妥善安排。可考虑全年实行秋季大换料一次。大换料时应留下 10% 以上底角污泥或 10%~30% 的发酵液做接种物。清渣后可将事先准备的原料投入沼气池,并立即封池,重新启用。

大换料时应特别注意安全操作,防止发生硫化氢造成的窒息事故,清渣时先将发酵池顶盖打开充分通气,人员进入沼气池前,应先将鸡鸭等小动物投入池内,如对小动物的生命没有影响,方可入池清渣。在有条件的地区,应提倡和推广使用出料机具。清除的沼渣经高温堆肥等方法无害化处理后可用作农肥。

第三节　农村户厕卫生标准

一、范围

本标准规定了农村户厕建筑、卫生技术的要求及卫生评价方法。本标准适用于农村户厕的规划、设计、建筑、管理和卫生监督、监测。

二、规范性引用文件

下列文件中的条款通过本标准的引用而成为本标准的条款。凡是注日期的引用文件,其随后所有的修改单(不包括勘误的内容)或修订版均不适用于本标准,然而,鼓励根据本标准达成协议的各方研究是否可使用这些文件的最新版本。凡是不注日期的引用文件,其最新版本适用于本标准。

(1)GB/T 475 户厕沼气池标准图集。

(2)GB 7959 粪便无害化卫生标准。

(3)GB/T 17217 城市公共厕所卫生标准。

(4)GB 18055 村镇规划卫生标准。

三、术语和定义

下列术语和定义适用于本标准。

(1)户厕:供农村家庭成员便溺用的场所,由厕屋、便器、贮粪池组成。户厕可建在室内,也可建在室外。农村户厕包括水冲式厕所和非水冲式厕所二类。

①水冲式厕所:具有给水和排水设施的农村户厕。

②非水冲式厕所:不具有给水和排水设施的农村户厕。

(2)卫生厕所:厕所有墙、有顶,贮粪池不渗、不漏、密闭有盖,厕内清洁,无蝇蛆,基本无臭,及时清除粪便,并进行无害化处理。具有粪便无害化处理设施的卫生厕所称"无害化卫生厕所"。

四、卫生设计(技术)要求

(一)户厕的基本要求

室外户厕在农村庭院的方位,应本着方便使用的原则,并根据常年主导风向

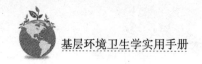

建在居室、厨房的下风侧。室内户厕应与住宅设计和建设统一安排。户厕内的地坪应高于庭院地坪 100 mm，以防止雨水淹没。在上、下水设施完备的地区，宜建节水型水冲式厕所。排出的粪便污水必须进行无害化处理。在上、下水设施不完备的地区，可因地制宜地建卫生厕所和无害化卫生厕所，例如三格化粪池厕所、双瓮漏斗式厕所、三联式沼气池厕所等。在寒冷地区，应采取保温御寒措施，户厕贮粪池（无害化处理设施）应建在冻土层以下。

（二）户厕的建筑设计要求

水冲式厕所必须符合如表 8-1 所示的建筑卫生要求。

表 8-1　　　　　　　　　　　水冲式厕所建筑卫生要求

编号	项目	户厕		
		一类	二类	三类
1	厕屋高	≥2.80 m	≥2.60 m	≥2.40 m
2	厕屋面积	≥2.25 m²	≥1.40 m²	≥1.20 m²
3	厕窗面积	≥0.46 m²	≥0.26 m²	≥0.26 m²
4	厕门	1.80 m²（高 2.0 m ×宽 0.9 m）	1.80 m²（高 2.0 m ×宽 0.9 m）	1.80 m²（高 2.0 m ×宽 0.9 m）
5	厕屋顶	水泥板、机砖瓦等	机砖瓦、石棉瓦等	机砖瓦、石棉瓦等
6	墙裙处理	釉面瓷片	釉面瓷片	不透水材料
7	墙裙高度	1.50 m	1.20 m	1.00 m
8	地面处理	釉面砖、马赛克	釉面砖、马赛克	水泥地坪
9	给、排水设施	齐全	齐全	齐全
10	便器	陶瓷坐便或蹲便器	陶瓷蹲便器	塑料或其他材料蹲便器
11	贮粪池	密闭、不渗漏，粪便处理符合卫生无害化要求	密闭、不渗漏，粪便处理符合卫生无害化要求	密闭、不渗漏，粪便处理符合卫生无害化要求
12	通风设施	机械通风	自然通风	自然通风
13	人工照明	≥40 lx	≥30 lx	≥25 lx
14	卫生设施	手纸桶、专用清扫工具	盛放手纸容器、专用清扫工具	盛放手纸容器、专用清扫工具

非水冲式厕所必须符合如表 8-2 所示的建筑卫生要求。

表 8-2 非水冲式厕所建筑卫生要求

编号	项目	户厕		
		一类	二类	三类
1	厕屋高	≥2.40 m	≥2.20 m	≥2.00 m
2	厕屋面积	≥2.25 m²	≥1.44 m²	≥1.20 m²
3	厕窗面积	≥0.46 m²	＞0.26 m²	＞0.26 m²
4	厕门	1.80 m²(高 2.0 m×宽 0.9 m)	1.44 m²(高 1.8 m×宽 0.8 m)	1.44 m²(高 1.8 m×宽 0.8 m)
5	厕屋顶	水泥板、机砖瓦等	机砖瓦、石棉瓦等	机砖瓦、石棉瓦等
6	墙裙处理	釉面砖	不透水材料	—
7	墙裙高度	1.20 m	1.00 m	—
8	地面处理	釉面砖、马赛克	水泥地坪	水泥地坪
9	便器	陶瓷蹲便器(或陶瓷漏斗便器)	陶瓷蹲便器(或陶瓷漏斗便器)	塑料或其他材料蹲便器(或漏斗便器)
10	贮粪池	密闭、不渗漏	密闭、不渗漏	密闭、不渗漏
11	通风设施	排臭囱	排臭囱	自然通风
12	人工照明	≥40 lx	≥30 lx	≥25 lx
13	贮水设施	有贮水容器	有贮水容器	有贮水容器
14	卫生设施	便器密闭设施、专用清扫用具、盛放手纸容器	便器密闭设施、专用清扫用具、盛放手纸容器	便器密闭设施、专用清扫用具、盛放手纸容器

注:严寒地区冬季可不设贮水设施。

厕屋应与住宅建筑协调。厕所必须有防蝇设施。粪池出口应高出地坪100 mm,出粪口应密闭加盖。几种典型的户厕类型见附录 A、附录 B、附录 C、附录 D、附录 E、附录 F。

(三)户厕的卫生要求

户厕的卫生标准值应符合如表 8-3 所示的要求。

表 8-3 农村户厕卫生标准值

编号	项目	户厕		
		一类	二类	三类
1	成蝇/只	0	＜3	3
2	蝇蛆/尾	0	0	0

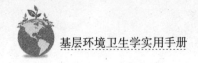

续表

编号	项目	户厕		
		一类	二类	三类
3	臭味强度/级	$\leqslant 1$	$\leqslant 2$	$\leqslant 2$
4	氨(NH_3)	$\leqslant 0.3\ mg/m^3$	$\leqslant 0.5\ mg/m^3$	$\leqslant 0.5\ mg/m^3$
5	采光系数	$\geqslant 1:5$	$\geqslant 1:5$	$\geqslant 1:5$
6	出口粪液粪大肠菌值	$>10^{-4}$	$>10^{-4}$	$>10^{-4}$
7	蛔虫卵沉降率	$\geqslant 95\%$	$\geqslant 95\%$	$\geqslant 95\%$

注：编号6、7两项卫生指标适用于粪稀的处理。其他卫生厕所的粪便无害化处理后，必须达到GB7959中规定的卫生标准。

户厕应坚持卫生管理，保持厕内清洁卫生，使厕内地面无积水、无垃圾；便器内无粪迹、尿垢、杂物。非水冲式户厕，厕内须有贮水设施、盛水器具、纸篓和清扫工具，以便维护户厕的清洁卫生。

非水冲式户厕，后贮粪池的粪便（如双瓮漏斗式厕所的后瓮、三格化粪池厕所的第三格）应及时清除。非水冲式户厕，前贮粪池的粪渣（如双瓮漏斗式厕所的前瓮、三格化粪池厕所的第一格和第二格）应在1～2年内定期清掏，其清掏的粪皮、粪渣必须进行无害化处理，达到GB 7959中的高温堆肥卫生标准。

水冲式户厕，应建立三格化粪池对粪便进行无害化处理，或经规划的下水管道排入三格化粪池或净化沼气池统一进行无害化处理。其粪渣的处理同上。农村户厕的各项设施应合理使用和维护。

五、检验方法

(一)臭味强度的检测
六级强度法。
(二)氨浓度的测定
按GB/T 17217执行。
(三)粪大肠菌值、蛔虫卵沉降率的测定
按GB 7959执行。

附录 A

（规范性附录）
三格化粪池厕所

A.1　基本结构

由厕屋、蹲（坐）便器、进粪管、过粪管、三格化粪池等部分组成。

A.2　建筑设计要求

A.2.1　三格化粪池容积计算见式（A-1）；

$$V = \frac{A \cdot X \cdot D}{1000}$$

（A-1）

式中：

V 为池的有效容积，单位为立方米（m³）；A 为每人每日粪尿排泄量和冲水量之和，单位为升每人每日［L/（人·日）］；X 为使用人数；D 为每池贮留粪便的有效时间，单位为天（d）。第一池贮留粪便的有效时间不少于 20 天；第二池贮留粪便的有效时间不少于 10 天。第三池贮留粪便的时间需根据当地用肥习惯而定，一般为一、二池有效时间之和。

注：A 为非水冲式户厕按 3.5 L/（人·日）计算；水冲式户厕（指节水型）按 6L/（人·日）计算。

A.2.2　三格池的深度不应少于 1200 mm。

A.2.3　进粪管：可采用塑料、陶瓷、铸铁等管件，内壁应光滑，管内径为 90 mm，长为 300 mm。

A.2.4　过粪管：可采用塑料、水泥等管件，要求内壁应光滑，管内径一般为 100～150 mm；一池至二池的过粪管长为 500～550 mm，二池至三池的过粪管长为 400～450 mm。

A.2.5　进粪管的安装：进粪管上端与便器下口相接、固定，下端通向第一池。

A.2.6　过粪管的安装：一池进入二池的过粪管入口应在第一池与第二池池壁的下三分之一处，出口应在第二池距上池盖的 100 mm 处；二池进入三池的过粪管入口应在第二池与第三池池壁的下二分之一处，出口应在第三池距上池盖的 100 mm 处。

A.2.7　进粪管、过粪管的安装位置必须错开有一定的角度，以免新鲜粪便直接进入第二池或第三池。

A.2.8　三个池的盖板上方必须有一开口，一池与二池为出渣口，三池为出

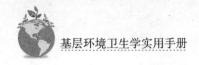

粪口,需用相一致的盖板密封。二池、三池的出渣口和出粪口应留在过粪管的正上方,以便过粪管疏通方便。

A.3　卫生管理

A.3.1　化粪池建好后,应先加水试渗漏,不渗漏后方可投入使用。

A.3.2　化粪池投入运行前,应向第一池注入清水至浸没第一池过粪管口。

A.3.3　禁止取用一、二池的粪液施肥,禁止向二、三池倒入新鲜粪液。

A.3.4　定期检查过粪管是否阻塞,并及时进行疏通。

A.3.5　按4.3的要求进行管理。

<h1 style="text-align:center">附录 B</h1>

(规范性附录)
双瓮漏斗式厕所

B.1　基本结构

由厕屋 、漏斗型便器、前后两个瓮形粪池、过粪管、麻刷锥和后瓮盖组成。

B.2　建筑设计要求

B.2.1　双瓮漏斗式厕所前、后瓮的容积计算见式(B-1):

$$V = \pi h(R_{21} + R_{22} + R_1R_2) \qquad\qquad (B-1)$$

式中:

V 为前瓮或后瓮的有效容积,单位为立方米(m^3);

R_1 为前后瓮体中间横截面圆的半径,单位为米(m);

R_2 为前后瓮体上口或瓮底圆的半径,单位为米(m);

h 为前后瓮体中间横截面 R_1 至 R_2 的高,单位为米(m);

π 为圆周率(3.14)。

注:R_1 为前瓮瓮体中间横截面积的内半径,不得少于 400 mm;后瓮瓮体中间横截面圆的半径不得少于 450 mm。

R_2 为前后瓮体上口圆的内半径,不得少于 180 mm;瓮体底部圆的内半径不得少于 225 mm。

h 为前瓮的瓮深,不得小于 1500 mm, R_1 至 R_2 的高不得小于 570 mm;后瓮的瓮深不得小于 1650 mm, R_1 至 R_2 的高不得小于 645 mm。

V 为根据家庭人口数和粪便排泄量、冲洗漏斗用水量〔南方地区 3L/(人·日),北方地区按 2L/(人·日)〕,确定前瓮的有效容积,要求粪便必须在前瓮贮存 30 d 以上。

B.2.2　过粪管:可采用塑料、水泥等管件,要求内壁光滑,管内径为 120 mm,

长为 550～600 mm。

B.2.3　漏斗便器的安装要求:漏斗便器可安放在前瓮的上口,要求密闭,但不应与瓮体固定死,以便取放方便,以利清除前瓮的粪便和粪渣。

B.2.4　过粪管的安装:过粪管的作用主要是使前瓮经厌氧、腐败的粪便及时流入后瓮。要求过粪管在前瓮安装于距瓮底 550 mm 处,向后瓮上部距后瓮底 110 mm 处斜插。

B.2.5　非水封漏斗便器的漏斗口应加盖或麻刷椎椎紧漏斗口,用时拿开,用后椎紧,主要可起到防蝇、防蛆、防臭的目的,也能使前瓮的粪液尽可能多地处在厌氧发酵状态。

B.2.6　后瓮的上口应高出地坪 100 mm 以上,并密闭加盖。

B.3　卫生管理

B.3.1　双瓮漏斗式厕所建好后,应先加水试渗漏,不渗漏后方可投入运行。

B.3.2　双瓮漏斗式厕所在启用前,应向前瓮加清水至浸没前瓮过粪管口。

B.3.3　禁止向后瓮倒入新鲜粪液及其他杂物,禁止取用前瓮的粪液施肥。

B.3.4　定期检查过粪管是否阻塞,并及时进行疏通。

B.3.5　按 4.3 的要求进行管理。

附录 C

（规范性附录）
三联式沼气池厕所

C.1　基本结构

由厕屋、蹲(坐)便器、畜圈、进粪管、进料口、发酵间、水压间等部分组成。

C.2　建筑设计要求

按 GB/T4750 的规定。

C.3　卫生管理

C.3.1　新建沼气池需经 7d 以上养护,经试水、试压,证明不漏水、漏气后,方可投料启动。

C.3.2　首次投料启动采用沼气池沉渣作为接种物时,接种量为总发酵液的 10%～15%,采用旧沼气池发酵液作为接种物时,为 30% 以上。

C.3.3　沼气发酵液含水量一般为 90%～95%。料液碳氮比一般为 25∶1。发酵最适 pH 值为 6.8～7.5。

C.3.4　根据当地用肥季节和习惯,沼气池每年大出料 1～2 次。

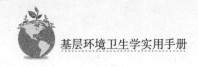

C.3.5　经常检查输配气管道,每2～3年应检修沼气池一次,以保证沼气池的正常运行。

C.3.6　在使用和检查维修沼气池时,必须严格防火、防爆和防止窒息事故的发生。

C.3.7　严禁向沼气池内投入剧毒农药和各种杀虫剂、杀菌剂,以免破坏正常发酵和产气。

C.3.8　按4.3的要求进行管理。

附录 D

(规范性附录)
粪尿分集式生态厕所

D.1　基本结构

由粪尿分集式便器、贮粪结构、贮尿结构和厕屋组成。

D.2　建筑设计要求

D.2.1　便器蹲位:粪尿分集式便器,瓷质改便器分别有粪、尿两上收集口。室外户厕寒冷地区与其他地区有区别,寒冷地区尿收集口,内径不小于50 mm,潮湿闷热地区尿收集口内径在30 mm为宜。粪收集口内径160～180 mm。

D.2.2　尿收集管:寒冷地区可用直径100 mm的缸管与金属管,其他地区可用塑料管与尿收集器相接。

D.2.3　尿收集器(贮尿池):寒冷地区应用尿肥农户,可在厕所背阴处,冻层下建造一贮尿池。贮尿池的容积约为0.5 m³。

D.2.4　粪收集器(贮粪池):长1200 mm、宽1000 mm,高800 mm。由于晒板有一定斜度,故单贮粪池不小于0.8 m³,双贮粪池,其长度应为1500 mm以上,宽1000 mm、高800 mm,每池应于0.5 m³左右。

D.2.5　排气管:直径100 mm的硬质塑料管,其长度要高于厕所80～100 mm。

D.2.6　晒板:用沥青正反涂黑的金属板。

D.2.7　选址:依地理、气候条件,农户的具体情况与要求选址,户厕建于室内或室外,贮尿、贮粪池可建于地下、半地下与地上。

D.3　卫生管理

D.3.1　该厕无害化的途径是脱水,故要求粪、尿完全分开,避免用水。便后在粪坑内加人干灰(草木灰、炉灰、庭院土等),其用量为粪便量的2～3倍。

D.3.2　新厕应用前在抗内垫入大约100 mm的干灰。

D.3.3 单坑在使用过程中，每 6 个月将粪坑堆积的粪便向外翻倒一次，翻倒之时将原地外侧储存 6 个月以上的粪便清掏出。

D.3.4 尿含有丰富的氮、磷、钾，是优质的肥料，但氮肥易分解，需及时施用，冬天非耕作期，不使用尿肥时，应密闭与低温保存。尿肥应用时需兑入一定量的水。

D.3.5 便器要加盖，保持厕所清洁卫生。

D.3.6 厕坑潮湿时，厕所有臭，此时需大量的加入干灰予以调整。

D.3.7 按 4.3 的要求进行管理。

附录 E

（规范性附录）
双坑交替式厕所

E.1 基本结构

由两个便器、相同的两个贮粪结构与厕屋组成。

E.2 建筑设计要求

E.2.1 厕屋：建筑面积 2.0 m² 或以上，以墙、有顶，均为砖瓦结构。

E.2.2 贮粪构筑物：厕坑建于地面上，由两个不相通，但结构完全相同的厕坑组成，其功能则分为使用坑与封存坑，两坑周期性轮换交替使用。厕坑高度 600～800 mm。每个厕坑后墙各有一个宽 300 mm、高 300 mm 的方形出粪口，厕坑容积不小于 0.6 m³。

E.2.3 两个便器，每个蹲坑一个。厕坑踏板可用钢筋、水泥预制，厕度 50～60 mm。

E.3 卫生管理

E.3.1 便后用干细土覆盖，吸收粪尿水分并使粪尿与空气隔开。

E.3.2 贮粪结构的使用 集中使用其中一个厕坑，待其满后，将坑封闭，该坑即为封存坑；届时启用另一个坑，用法同前，该坑称为使用坑，满后封闭，将第一坑粪便清掏后，继续使用。

E.3.3 厕粪封存的时间达半年以上，可直接用作肥料；不足半年者粪便清掏后需经高温堆肥等无害化处理。

E.3.4 按 4.3 的要求进行管理。

附录 F

（规范性附录）
节水型高压水冲式厕所

F.1 基本结构

由厕屋、抽水装置（蓄水缸、抽水机、过滤器）、厕井以及与其配套的三格化粪池组成。

F.2 建筑设计要求

F.2.1 厕所位置可设在室外，也可设在室内。

F.2.2 厕井圆心在距后墙 900 mm 与侧墙 340 mm 的交点上，井坑直径可容下蓄水缸即可，厕井深度 930 mm。

F.2.3 厕井口 200 mm×300 mm，角钢靠边使厕井口有 200 mm×260 mm 以上的空位。蓄水缸外径与井壁内径的间距不得小于 400 mm。抽水机上的过滤器与缸底间距 10 mm。

F.2.4 挖宽 450 mm 通向化粪池底端的斜坡，斜坡与水平面的夹角不得小于 60°。

F.2.5 卡抽水机的铁管与抽水机的活塞杆平行。

F.2.6 配套的三格化粪池建筑要求见附录 A。

F.3 卫生管理

F.3.1 使用前先踩踏板一次，用少量水润湿便器，冲厕时只踩踏一次即可冲净。

F.3.2 厕屋内需设长杆厕刷，用水随时清刷污迹。

F.3.3 上水不正常时，可查找抽水机是否扭曲、是否需要更换橡皮条，抽水喷嘴有无堵塞、皮碗有无损坏，针对问题，排除故障。

F.3.4 在北方地区冬季，对厕井盖必须封严并采取防冻措施。

F.3.5 按 4.3 的要求进行管理。

第九章　突发环境污染事件应急处置

第一节　突发非职业性一氧化碳中毒事件应急处置

一、概述

(一)定义

非职业性一氧化碳中毒事件:泛指公众在日常生活中发生的一氧化碳中毒事件,事件原因多以燃煤取暖为主,还包括炭火取暖、煤气热水器使用不当、人工煤气泄漏、汽车尾气等。公众在日常生活中发生的,由天然气、液化气、二氧化碳、硫化氢等可以致使人体缺氧窒息的气体所造成的中毒事件。

(二)非职业性一氧化碳中毒机制及临床表现

一氧化碳主要经呼吸道侵入体内,透过肺泡血-气屏障弥散入血。入血后80%~90%与血红蛋白结合,生成大量碳氧血红蛋白(COHb),影响血红蛋白的携氧及释放氧气的功能,导致组织缺氧。一氧化碳还可与肌红蛋白结合,影响氧从毛细血管向细胞线粒体弥散,损害线粒体功能。与线粒体细胞色素氧化酶结合,阻断电子传递链,抑制组织呼吸,导致细胞内窒息。

二、报告

1.报告人

公共卫生突发事件监测机构、医疗卫生机构(包括各级各类疾病预防控制机构、收治中毒患者的医疗单位)为责任报告单位,执行职务的医疗卫生人员、个体开业医生为责任报告人。责任报告人在发现急性非职业性一氧化碳中毒事件后应当及时报告其所在地卫生行政部门指定的接报单位。其他任何单位和个人均有权向当地人民政府及其有关部门报告非职业性一氧化碳中毒事件情况及隐

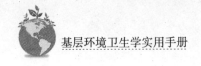

患。也有权向上级政府部门举报不履行或者不按照规定履行非职业性一氧化碳中毒事件应急处理职责的部门、单位及个人。

2.报告内容

急性非职业性一氧化碳中毒事件报告内容包括中毒事件发生单位的名称及其地址、中毒事件发生的地点、时间。中毒的主要临床表现、接触人员及数量、中毒人数及死亡人数。事件发生时,还包括报告单位、报告人及其联系方式等。

3.接报和上报

接报单位的疾病预防控制机构应当立即对报告进行核实,确认中毒事件的规模,为现场的控制处理和中毒人员的救治措施提供适当的建议。接报单位对中毒事件核实确证后,应立即向卫生行政部门报告。卫生行政部门依照规定向上级卫生行政部门和本级人民政府报告。各单位也要按规定进行网络直报。同时应随时报告事件的事态进展。

4.报告时限

县级以上各级人民政府卫生行政部门指定的非职业性一氧化碳中毒事件监测报告机构人员、各级各类医疗卫生机构的医疗卫生人员、个体开业医生发现非职业性一氧化碳中毒患者,应当在 2 h 内尽快向所在地区县级疾病预防控制机构报告。县级疾病预防控制机构做好信息的核实、汇总和分析工作,当发现非职业性一氧化碳中毒情况已经构成事件可能,应当在 2 h 内尽快向所在地区县级人民政府卫生行政部门报告。

接到非职业性一氧化碳中毒事件信息报告的卫生行政部门应当在 2 h 内尽快向本级人民政府报告,同时向上级人民政府卫生行政部门报告,并应立即组织医疗救治,进行现场调查确认,及时采取措施,随时报告事态进展情况。

地方各级人民政府应在接到报告后 2 h 内尽快向上一级人民政府报告。

5.报告的方式

(1)电话报告:接报单位在对非职业性一氧化碳中毒事件核实无误后,应立即以电话或传真的形式报告卫生行政部门。

(2)网络直报:县级卫生行政部门指定的报告部门或间接报告部门,除了电话报告同级卫生行政部门外,尚需进行网络直报。

1)初次报告:在对中毒事件核实无误后 2 h 内,按照卫生网络直报项目,制作并填写《突发公共卫生事件初次报告记录单》,经主管领导核准后,进行网络直报。

2)进程报告:从初次报告后当天起,每 24 h 将事件的发展和调查处理工作进程进行一次报告,按照网络直报项目,制作并填写《突发公共卫生事件进程报告记录单》,经主管领导核准后,进行网络直报。

3)结案报告:对事件调查处理结束(结案)后 2 h 内,应对本起事件的发生、发展、处置、后果进行全面的汇总和评价,按卫生网络直报项目,制作并填写《突发公共卫生事件结案报告记录单》,经主管领导批准后,进行网络直报。

(3)书面报告:负责非职业性一氧化碳中毒事件处置的部门,应完成现场初步调查和处理后 24 h 内,将事件的基本调查和处理情况以书面形式向同级卫生行政部门和上级业务部门进行初步报告。主要内容应包括:

1)事件简要情况(接报时间、发生单位地址、事件发生经过)。

2)中毒患者情况(接触人数、中毒人数及死亡人数、中毒主要表现及严重程度,患者就诊地点及救治情况)。

3)样品采集情况(包括患者的血液、空气等样品)。

4)已采取的控制措施及效果。

5)中毒事件的初步结论。

在对中毒事件调查处理结束(结案)后 24 h 内,应对本期事件的发生、发展、处置、后果等进行全面的汇总和评价,以书面形式向同级卫生行政部门和上级部门进行最终报告。

三、分级及响应

(一)非职业性一氧化碳中毒事件的分级

根据非职业性一氧化碳中毒事件的危害程度和涉及范围,将非职业性一氧化碳中毒事件划分为四级。发生非职业性一氧化碳中毒,达不到Ⅳ级标准的,原则上不列入突发公共事件范畴。

Ⅰ级:有下列情形之一的为Ⅰ级:

(1)在 24 h 内,1 个县级行政区划单位范围内出现一氧化碳中毒人数 100 人(含 100 人)以上,并出现死亡病例;或死亡 15 人(含 15 人)以上。

(2)在 24 h 内,1 个地区级行政区划单位发生以下情况:

a. 在其范围内出现一氧化碳中毒人数 300 人(含 300 人)以上,并出现死亡病例;或死亡 25 人(含 25 人)以上。

b. 在其所辖的 8 个及以上(或全部)的县级行政区划单位范围内发生Ⅳ级及以上非职业性一氧化碳中毒事件。

(3)在 24 h 内,1 个省级行政区划单位发生以下情况:

a. 在其范围内出现一氧化碳中毒人数 500 人(含 500 人)以上,并出现死亡病例;或死亡 35 人(含 35 人)以上。

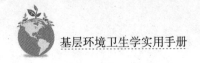

b. 在其所辖的 16 个及以上的县级行政区划单位范围内发生Ⅳ级及以上非职业性一氧化碳中毒事件。

c. 在其所辖的 4 个及以上(或全部)的地区级行政区划单位范围内发生Ⅲ级及以上非职业性一氧化碳中毒事件。

(4)在 24 h 内,全国发生以下情况:

a. 一氧化碳中毒人数 1000 人(含 1000 人)以上,并出现死亡病例;或死亡 50 人(含 50 人)以上。

b.30 个及以上的县级行政区划单位范围内发生Ⅳ级及以上非职业性一氧化碳中毒事件。

c.8 个及以上的地区级行政区划单位范围内发生Ⅲ级及以上非职业性一氧化碳中毒事件。

d.2 个及以上省级行政区划单位范围内发生Ⅱ级及以上非职业性一氧化碳中毒事件。

(5)国务院卫生行政部门认定的其他情形。

Ⅱ级:有下列情形之一的为Ⅱ级:

(1)在 24 h 内,1 个县级行政区划单位范围内出现一氧化碳中毒人数 60~99 人,并出现死亡病例;或死亡 10~14 人。

(2)在 24 h 内,1 个地区级行政区划单位发生以下情况:

a. 在其范围内出现一氧化碳中毒人数 150~299 人,并出现死亡病例;或死亡 15~24 人。

b. 在其所辖的 4 个及以上(或全部)的县级行政区划单位范围内发生Ⅳ级及以上非职业性一氧化碳中毒事件。

(3)在 24 h 内,1 个省级行政区划单位发生以下情况:

a. 在其范围内出现一氧化碳中毒人数 300~499 人,并出现死亡病例;或死亡 25~34 人。

b. 在其所辖的 8 个及以上的县级行政区划单位范围内发生Ⅳ级及以上非职业性一氧化碳中毒事件。

c. 在其所辖的 2 个及以上的地区级行政区划单位范围内发生Ⅲ级及以上非职业性一氧化碳中毒事件。

(4)省级及以上人民政府卫生行政部门认定的其他情形。

Ⅲ级:有下列情形之一的为Ⅲ级:

(1)在 24 h 内,1 个县级行政区划单位范围内出现一氧化碳中毒人数 30~59 人,并出现死亡病例;或死亡 6~9 人。

（2）在 24 h 内，1 个地区级行政区划单位发生以下情况：

a. 在其范围内出现一氧化碳中毒人数 60～149 人，并出现死亡病例；或死亡 10～14 人。

b. 在其所辖的 2 个及以上的县级行政区划单位范围内发生Ⅳ级及以上非职业性一氧化碳中毒事件。

（3）地区级及以上人民政府卫生行政部门认定的其他情形。

Ⅳ级：有下列情形之一的为Ⅳ级：

（1）在 24 h 内，1 个县级行政区划单位范围内出现一氧化碳中毒人数 10～29 人，或死亡 3～5 人。

（2）县级及以上人民政府卫生行政部门认定的其他情形。

（二）非职业性一氧化碳中毒事件的响应

（1）应急响应原则：发生非职业性一氧化碳中毒事件时，事发地的县级、市（地）级、省级人民政府及其有关部门按照分级响应的原则，做出相应级别应急反应。同时，要根据实际情况及事件发展趋势，及时调整应急反应级别，以有效控制事件，减少危害和影响。

（2）非职业性一氧化碳中毒事件应急处理：要做好现场应急处置人员的安全防护，并防止可能发生的爆炸事件；现场处理采取边抢救、边调查、边核实、边开展宣传教育的方式，以有效措施控制事态发展。同时注意加强与媒体沟通，按国家规定做好信息发布工作，做到及时、主动、准确和有序。应急响应启动与终止的提出：

Ⅰ级：由卫生部组织有关专家进行分析论证，提出启动或终止Ⅰ级应急响应的建议，报国务院批准后实施。

Ⅱ级：由省（自治区、直辖市）人民政府卫生行政部门组织有关专家进行分析论证，提出启动或终止Ⅱ级应急响应的建议，报省级人民政府批准后实施，并向国务院卫生行政部门报告。

Ⅲ级：由地区（地级市、自治州、盟）级人民政府卫生行政部门组织有关专家进行分析论证，提出启动或终止Ⅲ级应急响应的建议，报地级人民政府批准后实施，并向上一级人民政府卫生行政部门报告。

Ⅳ级：由县（市辖区、县级市、自治县、旗、自治旗）级人民政府卫生行政部门组织有关专家进行分析论证，提出启动或终止Ⅳ级应急响应的建议，报县级人民政府批准后实施，并向上一级人民政府卫生行政部门报告。

四、现场应急处理

1. 现场调查的目的

(1)查找中毒原因。

(2)对中毒的危害程度进行评价。

(3)向现场救援者提供救援意见。

(4)对公众、媒体和决策者提供建议。

(5)防止类似事件再次发生。

2. 出发前的准备

(1)信息资料收集。

(2)检查应急调查包是否配备完好(快速检测器、采样准备、现场调查表、照相机、录音机等)。

(3)个体防护准备和通信工具。

(4)拟定调查计划,确定调查组成员及负责人,安排现场调查工作中的组织分工。

3. 现场调查

(1)疾病预防控制和职业病防治机构人员到达中毒现场后,应先了解中毒事件的概况,对现场进行勘查,包括现场环境状况,通风措施,煤炉、煤气灶、燃气热水器及其他(燃煤、燃气、燃油)动力装备以及煤气管道等相关情况,并尽早进行现场空气一氧化碳浓度测定;就事件现场控制措施(如通风、切断火源和气源等)、救援人员的个体防护、现场隔离带设置、人员疏散等向现场指挥人员提出建议。

(2)调查中毒患者及中毒事件相关人员,了解事件发生的经过及中毒人数,中毒患者接触毒物的时间、地点、方式,中毒患者的姓名、性别、中毒主要症状、体征、实验室检查及抢救经过等情况。同时向临床救治单位进一步了解相关资料(如事件发生过程,抢救过程,临床救治资料和实验室检查结果等)。

(3)对现场调查的资料应做好记录,可进行现场拍照、录音等。取证材料要有被调查人的签字。

(4)现场调查时应注意:现场安全和自我保护;仔细观察倾听各方面意见,做好记录。

4. 样品采集及检测

(1)环境样品的采集:必须首先了解事件发生过程和发生地情况再进行样品采集,采集时应注意要采集具有代表性的样品,选择合适的采样容器,采样的样本量应当满足多次重复检测。

一氧化碳的现场空气样品检测设备均带有采气装置,争取采集中毒环境未开放的空气样品,必要时可模拟事件过程,采集相应的空气样品。检测方法可使用一氧化碳检气管定性或半定量测定(具体方法参见 GB 7230—1987),或使用不分光红外一氧化碳分析仪定量测定(具体方法参见 GB 3095—1996、GB/T 18204.23—2000、GBZ/T 160.28—2004)。

(2)生物样品的采集:采集中毒死亡患者或典型中毒者的血液。最好采集患者中毒 8 h 内的血液;死亡患者可采集心腔内血液,可不受时间限制。采集 1 mL 静脉血放入肝素抗凝试管中密封保存。

5.现场个体防护

医疗、疾病预防控制和职业病防治机构参与救援的人员在开展工作时要确保个人安全。如果怀疑现场一氧化碳浓度较高(可能高于 1500 mg/m^3),须使用携气式空气呼吸器,并佩戴一氧化碳报警器。进入已经开放通风的生活取暖、汽车废气等中毒事件现场时,一般不需要穿戴个体防护装备。

6.健康宣教

协调指导新闻媒体及时、准确地报道事件的应急处理情况,正确引导舆论;加强网上信息发布的管理和引导,跟踪境内外舆情,及时对错误言论进行澄清;加强防控知识、健康教育的宣传普及,提高公众对一氧化碳中毒事件的防范意识和自救、互救能力。

五、评估

非职业性一氧化碳中毒事件结束后,各级卫生行政部门应在本级人民政府的领导下,组织有关人员对事件的处理情况进行评估。评估内容主要包括事件概况、患者救治情况、现场调查处理概况、所采取措施的效果评价、应急处理过程中存在的问题和取得的经验及改进建议。评估报告上报本级人民政府和上一级人民政府卫生行政部门。

六、应急响应的终止

1.终止条件

非职业性一氧化碳中毒事件应急响应的终止需要符合以下条件:突发一氧化碳中毒事件危害源得到有效控制;新发中毒患者出现连续 3 天达不到事件分级标准;多数患者病情得到基本控制或无恶化的可能。

2.终止程序

当地卫生行政部门应根据事件进展情况,组织专家依据终止条件进行分析

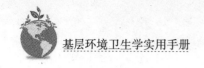

论证,提出终止应急响应的建议,报请同级人民政府批准后实施,并向上一级卫生行政部门报告。

第二节 突发水污染事件应急处置

近年来,随着我国工业化及城镇化进程的加快,环境安全与资源可持续利用问题日益突出,突发水污染事件发生的概率不断增大,对人体健康、生态安全以及生产和生活造成了严重影响。工业发展过程产生的结构性污染问题,使全国各地流域环境遭受不同程度的污染,特别是这类事故的突发性和破坏性,严重威胁着人民群众生命和国家财产安全,使人们赖以生存的生态环境遭到严重破坏。

突发水污染事件的高破坏性和高危害性,危及群众生命安全,造成重大经济损失和不良社会影响。世界上许多工业发达国家都遭受过突发水污染事件的危害。

1 突发性水污染事故

1.1 突发性水污染事故的含义

突发性水污染事故:指违反法律法规的经济社会活动与行为,以及意外因素或不可抗力等因素,使污染物进入河流、湖泊、水库等水体,从而导致水体水质恶化,影响水资源的有效利用,使经济、社会的正常活动受到影响,水生态环境受到严重危害的事故。

1.2 突发性水污染事故的分类

突发性水污染事故按照污染物性质可以分为剧毒农药和有毒有害化学物质泄漏事故,如管理措施不力,氰化钾、硫砷化物等超标排放;溢油事故,如油田井喷、油轮触礁或起火、船只相撞发生的溢油事故;非正常大量排放废、污水事故,如厂矿和城市废水、污水突然泄入水体;核污染事故,如反应堆冷却系统破裂、核物质容器爆炸造成放射性物质泄入水体。按照事故发生的水域可以分为河流污染、湖泊污染、水库污染、河口污染、海洋污染等。

1.3 突发性水污染事故的主要特征

(1)多样性。溢油事故、爆炸事故、交通事故、非正常大量排放污水等形式造成的水污染。

(2)突发性。可能发生水污染事故的主体相当部分属于运动源,使得事故的发生难以预料,发生的时间和地点具有不确定性,污染物的类型、数量、危害方式和环境破坏能力也难以确定,由此给事故模拟和预防工作带来了难题。

(3)扩散性。水体的流动性决定了污染物在水中的扩散性。水域的水流状态直接影响污染物的扩散方式和扩散速度。水域的不同类型和水文变化也影响着污染物的扩散。水体被污染后呈条带状,线路长,危害容易被放大。一切与该流域水体发生联系的环境因素都可能受到水体污染的影响,如河流两侧的植被,饮用河水的动物,从河流引水的工农业、用户等。流域内的地下水由于与地表水产生交换,也可能被污染。

(4)影响的长期性。突发性水污染事故处理涉及因素较多,且事发突然,危害强度大,必须快速、及时、有效地处理,否则将对当地的自然生态环境造成严重破坏,甚至对人体健康造成长期的影响,需要长期的整治和恢复。尤其是大型流域,其处理难度相当大,很大程度上依靠水体的自净作用减缓危害,这就对应急监测、应急措施提出了更高的要求。

2　应急预案的建立

突发性水污染事故的危险性是潜在的、难以预料的,因此也难以避免。建立突发性水污染事故应急预案,是为了防患于未然,一旦发生污染事故,能迅速调取污染事故预案材料,指导应急工作人员采取有效的应急措施。由于突发性水污染事故极强的偶然性、不确定性、污染物的多样性和扩散性,其应急处理工作不同于常规净水处理。因此,突发性水污染事故发生后,应立即启动应急监测预案,处置要做到及时而有效,以免造成不必要的损失。

由于突发性污染事故难于预料,无法正确预测事故波及的范围和后果,因此,相关部门还必须建立相应的应急反应预案,提高对突发性污染事故处理的应变能力,包括当地可能造成污染事故的危险品名单、本地区的地理环境信息系统。此外,还应综合污染源影响程度和范围、水量条件、河道条件、污染源的排放情况、事故排放情况、监测能力和条件等来制定相应的应急监测方案,加强应急预案的可操作性。同时,还应设立应急预案小组,包括专家小组、信息调查小组、现场控制小组、水质监测小组、现场处置小组等。

3　应急反应的体系建设、技术研究、沟通协调

突发性水污染事故的危害是巨大的,不仅威胁人的身体健康和生命,给当地经济和财产造成巨大损失,而且处理不好可能影响社会稳定,对生态环境造成灾难性破坏。因此,如何制定突发性水污染事故应急技术保障措施,提高参与事故处理部门和相关人员的应急处理能力,遇到紧急情况时能准确判断、及时处置,最大限度地减少事故对环境的污染以及对人民健康、社会经济的危害,已成为当务之急。

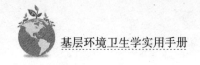

3.1 建立健全应急反应体系

突发性水污染事故不同于一般的环境污染,其排放方式和排放途径不固定,而是突然发生,来势凶猛,在瞬时或短时间内排放出大量的污染物,对环境造成严重污染和破坏,给人民的生命和国家财产造成重大损失。这就要求相关部门做好突发性污染事故的预防工作,加强突发性污染事故的应急监测,研究其处理处置技术,做好环境监测和环境保护领域中的这项重要工作。

3.2 经济有效应急处置技术的研究

目前,水污染应急处理与治理技术,仍然是以物理化学方法为主,这方面的理论与实践经验也较成熟,但普遍存在效率低、成本高、"二次污染"隐患较严重的问题。生物处理技术作为经济、高效、环保的治理水污染的技术正受到越来越广泛的关注,其应用上的可行性和有效性已逐渐被证实,具有良好的发展前景。只有采取经济有效的应急处置方法,才能从根本上解决污染后的处置问题。因此,做好强有力的技术储备工作任重而道远。

3.3 应急处置各部门间的沟通协调

参与应急处理的部门一般包括环保、卫生、水利、交通、公安、消防、城建、通信等。各部门如果缺乏有效的沟通和协调,就会延缓处理进程,造成不必要的损失。因此,各部门之间应当加强交流,明确责任,充分利用各种资源,这样才能使应急处置工作事半功倍。

3.4 公众性宣传教育

人民群众是此类突发性水污染事故的直接受害者,只有公众了解突发性水污染事故的巨大危害性,提高自身素质,才能从源头上阻止此类事故的发生。再者,公众对事故的了解也可以在事故发生之后对应急工作的开展起到协助作用。

突发性水污染事故涉及范围较广,一旦出现了问题会造成巨大的社会影响力,可以说应急预案是当前解决突出性水染事故的重要措施。针对我国应急预案发展的不足,要加强应急队伍和专家队伍的建设,推进预测预警系统,高度重视应急预案的宣传和实战演练能力,抓好应急预案的法制建设,提升公众本质安全的能力,如此才能在经济飞速发展的今天,最大限度地减少突发性水污染事件对公众健康造成的危害,重回良好局面。

4 疾控机构突发水污染事件卫生应急技术指南

4.1 目的

本指南旨在指导疾控机构在事件应对中的现场调查、应急监测、风险评估及健康教育等卫生应急工作。

4.2　工作内容

各级疾控机构应在卫生计生行政部门的领导下,根据相关法律、法规和预案等要求做好如下工作:

(1)依照突发公共卫生事件报告管理的要求,对符合突发公共卫生事件级别的事件开展信息报告工作。

(2)结合实际事件特征,开展现场调查工作,包括现场流行病学调查,环境卫生学调查和实验室检验,事件的卫生应急监测和风险评估,提出事件控制措施建议,进行公众的饮水卫生的健康教育工作。

(3)做好事件的卫生应急准备工作,包括建立卫生应急处置专业队伍,事件处置技术文件和工作规范的制定,应急物资的储备等。

4.3　工作流程

事件发生后,疾控机构应在当地卫生计生行政部门的领导下参与事件的应急处置工作。开展事件波及人群的健康影响,污染物、污染途径及污染原因的调查,提出事件的控制措施建议。事件卫生应急处置的流程可参考图 9-1。

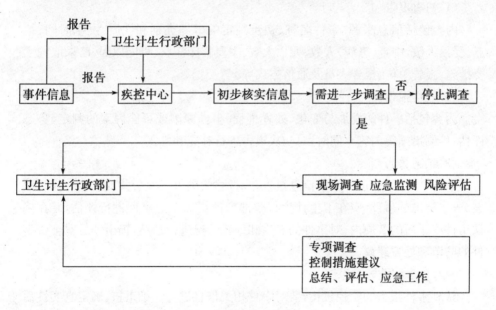

图 9-1　突发水污染事件卫生应急处置流程图

4.4　事件的发现与报告

4.4.1　发现

突发水污染事件相关信息的来源:

(1)通过门户网站、新闻媒体等舆情信息的监测,或接到的公众举报信息来

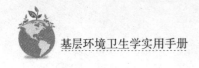

发现异常事件。

(2)通过卫生部门与环保、水利、住建、公安等其他部门的事件信息共享平台获取异常事件信息。

(3)医疗机构接诊患者时,发现或怀疑与水污染事件相关,并将信息报告疾控机构。

(4)疾控机构开展疾病暴发调查或其他突发公共卫生事件处置时,发现与水污染相关的信息。

4.4.2 报告

4.4.2.1 报告时限和程序

疾控机构应对事件相关信息进行核实,并按照《国家突发公共卫生事件相关信息报告管理工作规范(试行)》的要求,对事件的相关信息、处置进展等情况进行上报。

4.4.2.2 报告内容

事件报告分为初次报告、进程报告和结案报告

(1)初次报告

内容包括信息来源、事件名称、初步判定的事件类别和性质、发生时间、地点、受累人数、中毒(患病)人数、死亡人数、主要临床症状、可能原因、已采取的主要措施、报告单位、报告人员及通信方式等。

(2)进程报告

内容包括事件的发展与变化、处置进程、事件原因或可能因素的判定,势态评估、控制措施等内容。同时,对初次报告进行补充和修正。

(3)结案报告

事件结束后,应进行结案信息报告。对达到《国家突发公共卫生事件应急预案》分级标准的事件,应在卫生计生行政部门的组织下对事件进行评估,并在确认事件终止后的2周内,对事件的发生和处置情况进行总结,提出今后对类似事件的防范和处置建议。

4.4.2.3 报告方式

接到事件报告的疾控机构,要对事件相关信息进行详细审核,确定真实性后再进行网络直报或其他报告方式。

4.5 现场调查

4.5.1 调查目的

(1)明确健康风险,查找导致或可能导致健康损害的污染物,分析污染来源和污染途径。

（2）掌握事件波及范围及其影响因素，追踪病例及暴露人群，减少事件造成的人群健康影响。

（3）阐明事件原因，为制订事件相关控制措施及促进健康提供科学依据。

4.5.2 调查内容与方法

由于事件的类型多样，因此不同类型事件应根据实际情况选择相应的调查方法和内容。

4.5.2.1 调查前的准备

（1）机构及人员

事件的现场调查可根据实际需要成立调查小组，由疾控机构内部的环境卫生、流行病学调查、实验室检验等专业人员组成。必要时，可成立专家组，指导和协助现场调查及事件研判等。

（2）物资准备

疾控机构应按照相关技术要求，根据现场工作需要，准备现场调查所需物资和设备。物资和设备可参考《突发水污染事件现场调查物资和设备清单》（见附件1）

4.5.2.2 基本信息的收集

到达现场后，应首先了解事件的基本情况，包括污染发生的时间、地点、经过和可能发生原因，可能污染来源及污染物、污染途径、波及范围、暴露人群数量及分布，当地饮用水的水源类型，取水方式及人口分布等基本信息。收集信息时可参考《突发水污染事件基本信息收集表》（见附件2）

4.5.2.3 环境卫生学调查

环境卫生学调查是针对事件中的可疑污染物种类、来源、途径及其影响因素，水源暴露情况，水源地地质构造，地表水、地下水径流情况，水厂取水方式及加工处理、储存、输送等各环节而开展的调查，为查明事件原因，制订有效防控措施提供依据。

环境卫生学调查应在事件核实后尽早开展。环境卫生学的调查方法主要有访谈相关人员和现场勘查。

（1）访谈相关人员

访谈对象包括供水单位负责人员及其他知情人员等。访谈内容包括事发地点居民供水方式、供水范围、供水点或管网分布、污染程度等以及供水范围及人口，供水点或管网分布情况，污染事件的发生、发现、报告及处置情况，可疑污染物及污染来源的发现情况等。可参考《突发水污染事件环境卫生调查表》（见附件3）制定调查表。

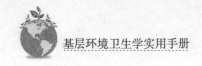

(2)现场勘查

在访谈基础上,可初步划定可能的危害环节和危害因素,分析可能的污染原因和途径,为现场勘查提供线索。现场勘查重点围绕可疑水样从水源、水处理、生产加工、输配水设施、水厂管理等环节存在的问题进行。

(1)水源:勘查水源的水文特性,水源地地质构造、地理环境地表水、地下水经流情况,了解集水区范围内的可疑污染源,集水区周边的卫生状况,水源水质状况。

(2)水处理工艺和输配水设施:调查水处理工艺是否科学合理;了解取水过程是否存在卫生学隐患;供水系统设计、构筑物布局是否存在隐患;是否使用自备水井及其周围有无污染源;水处理及输配水过程中是否存在二次污染问题。

(3)水厂管理:调查水厂日常管理是否存在安全隐患以及水厂的制度规范等落实情况。

4.5.2.4　流行病学调查

现场流行病学调查步骤一般包括信息的核实、制定病例定义病例和暴露人群搜索、个案调查等内容。调查步骤和顺序由调查组结合实际情况确定。

(1)信息的核实

核实发病情况。到达现场后应立即核实发病情况、访谈患者、采集患者的饮用水样本等。通过接诊医生了解患者主要临床特征、诊治情况,查阅患者的病历记录和临床实验室检验报告,摘录和复制相关资料。

开展病例访谈。根据事件情况制定访谈提纲,确定访谈人数并进行病例访谈。访谈内容主要包括饮水史、接触史、卫生习惯等。

(2)制定病例定义

病例定义应当简洁,具有可操作性,可随调查进展进行调整。

病例定义可包括以下内容:

时间:限定事件发生的时间。

地区:限定事件发生的地区范围。

人群:限定事件波及的人群。

症状和体征:通常采用多数病例具有的或事件相关病例特有的症状和体征。

临床辅助检查阳性结果:包括临床实验室检验、影像学检查、功能学检查等。

(3)开展病例和暴露人群的搜索

根据具体情况选用适宜的方法开展病例和暴露人群的搜索,可参考以下方法:

对集中式供水的地区,可根据管网供水区域分布来搜索全部病例和暴露人群；

对分散式供水的地区，或有死亡及重症病例发生地区，可采用入户方式搜索病例及暴露人群。

（4）个案调查

可选择面访、电话调查或自填式问卷调查的方式。个案调查可与病例和暴露人群搜索相结合，同时开展。个案调查应使用统一的个案调查表（可参考《突发水污染事件流行病学个案调查表》，见附件4）和相同的调查方法进行。个案调查范围应结合实际需要以及现场可利用的调查资源等确定。

个案调查应收集的信息主要包括基本信息，发病、就诊及死亡情况、外出史、饮水史、居住环境及临床相关信息。

个案调查结束后，应根据个案调查结果建立数据库，及时录入所收集的信息资料，核对录入的数据后，进行描述性流行病学分析。若需建立可疑水样与发病的关联性，可采用病例对照研究和队列研究等流行病学分析方法。

4.5.2.5 采样与实验室检验

采样和实验室检验是事件现场调查的重要内容。实验室检验结果有助于确认污染物，查找污染来源和途径，评估污染严重程度，为及时救治患者提供可靠信息。

（1）样本类型

水样本：采集的水样本主要为管网末梢水。同时，还应根据实际情况采集其他可能被污染水体样本，包括出厂水、井水及其他形式的水体。必要时，根据污染物浓度、水流速度、江河段面、水深（截面积）供水范围等计算可能污染的范围，同时设立采样点和对照点进行水样采集和检验。

生物样本：对病例及暴露人群的血、尿、毛发等进行有关可疑化学污染物检验。对患者的排泄物（粪便、分泌物、呕吐物等）进行有关微生物和可疑致病菌检验。

其他样本：采集其他环境可疑物等相关样本进行检验。

（2）样本的采集、保存和运输

水样本的采集、登记和管理应符合有关采样程序的规定。采样时，要填写采样单，记录采样时间、地点、数量、样本类型、检验项目等，并由采样人签字确认。采样单可参照《突发水污染事件采样单》（见附件5）。样本的采集保存和运输可参照《生活饮用水标准检验方法》（GB/T 5750）。如未能采集到相关样本的，应做好记录，并在调查报告中说明相关原因。

其他样本的采集、保存和运输可参照有关相应标准或文件。

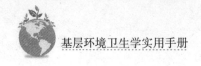

（3）实验室检验

实验室应依照相关检验工作规范的规定，及时完成检验任务，出具检验报告。对样本的检验应优选相应的国家标准方法。在没有国家标准方法时，可参考行业标准方法、国际通用方法。

承担检验任务的实验室应按相关要求妥善留存样本。

4.5.3　调查结论

调查结论包括对事件的研判，以及事件波及范围、病例及暴露人数、致病污染物、污染来源、污染途径及处置建议等。不能做出调查结论的事项应当说明原因。

（1）结论依据

调查组应当在综合分析现场流行病学调查、环境卫生学调查和实验室检验的基础上做出调查结论。若卫生计生行政部门认为需要开展补充调查时，需结合补充调查结果，再做出调查结论。

（2）撰写调查报告

各级疾控机构可参照《突发水污染事件现场调查报告提纲》（见附件6）的框架和内容撰写调查报告，并将调查情况上报同级卫生计生行政部等，根据调查情况提出调查结论和建议。

报告内容必须客观、准确、科学，报告中有关事实的认定和证据要符合有关标准和规范的要求，防止出现主观臆断。

复制用于支持调查结论的分析汇总表格、病例名单、实验室检验报告等作为调查报告的附件。

（3）调查总结与评估

现场调查结束后，应对调查情况进行工作总结和自我评估，总结经验，分析不足，以更好地应对类似事件的调查。总结评估的重点内容包括：

调查实施情况。日常准备是否充分，调查是否及时、全面地开展，调查方法有哪些地方需要改进，调查资料是否完整，事故结论是否科学、合理。

协调配合情况。调查是否得到有关部门的支持和配合，调查人员之间的沟通是否畅通，信息报告是否及时、准确。

调查中的经验和不足，需要向有关部门反映的问题和意见等。

（4）资料留存

现场调查结束后，应将相关的资料和表格原件整理、存档。

4.6　应急监测

事件引起或可能引起相关健康风险时，需要对可能的污染物及其造成的人群健康影响开展监测,以及时了解和掌握污染物的变化趋势,以及对人群健康影响的程度,并结合日常监测资料,判断水质是否安全。应急监测一般包括水质监测和人群健康监测。

4.6.1 水质监测

4.6.1.1 启动与终止条件

(1)启动条件

根据当地政府或卫生计生行政部门要求启动。

(2)终止条件

污染来源或途径已经查明,污染消减;经专家组评估,符合供水要求;经卫生计生行政部门同意后可终止应急监测。

4.6.1.2 方法与内容

在开展水质监测前,应组织制定实施方案,确定监测的主要内容、方法、监测指标和频次,并根据水文资料、污染物浓度的变化趋势及监测结果适时调整监测指标和频次。

(1)监测点设置

管网末梢水监测点:无论供水管网是否存在污染,均应对管网末梢水设置监测点。若调查发现饮水污染来源于管道污染,应根据管网走势设点(包括管网近端、中端、末端和病例的聚集处)。

二次供水监测点:考虑到城市二次供水的普遍性,应根据实际供水情况,按二次供水的数量、分布特征等设立有代表性的监测点。通常监测点设在二次供水水箱和出口水处。若明确二次供水已被污染,还应在二次供水远端及管网盲端设点。

分散式供水监测点:若供水方式为分散式,则应根据水源特征和取水方式,结合现场实际情况(如水井深度,及水井离污染洞段的距离)设置若干个有代表性的监测点。

出厂水和水源水监测点:疾控机构可通过与其他部门共享的方式获取出厂水和水源水的监测资料,也可以自行布点开展监测。出厂水监测点通常设在送水泵房(二级泵房)或在距送水泵房最近的水龙头。若水源水为地下水,可直接采集浅井水、深井水或山泉水。若水源水为地表水,如江河,则在取水点的上游、下游及取水点分别设置监测点,或根据实际情况仅在取水点设点。若是湖(库),则以取水口为中心,按水流方向在一定间隔内做扇形或圆形布点。

(2)监测指标

应急水质监测的指标需根据现场调查初步判定的结果,结合供水部门针对

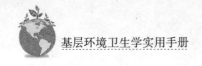

该事件可能引入的健康影响指标等综合确定。

（3）采样频次

采样频次主要根据现场污染状况确定：当污染物浓度超过标准限值时，应增加采样频次至每 4 h 一次；随污染物浓度消减，可适当减少频次。

4.6.2　人群健康监测

4.6.2.1　启动与终止条件

由当地卫生计生行政部门根据事件造成的健康影响来确定人群健康监测的启动和终止。

4.6.2.2　监测指标

若出现大量因污染物所致的急性临床症状的病例，则应在现场流行病学调查的基础上，对急性症状病例进行健康监测。可根据实际需要，在获取病例知情同意的前提下，定期采集、检测病例的相关生物样本，收集、分析其相关临床检查资料。

4.6.2.3　采样频次

采样频次可根据人体对污染物的代谢特点设定。

4.6.3　监测资料的分析与利用

监测数据的分析和处理一般从时间和空间两个方面进行，结合污染物的扩散趋势、气象水文资料和人群代谢情况来预测事件影响的范围和发展趋势。

对水质监测和人群健康监测资料进行动态分析，有助于了解污染物的性质、危害程度及变化趋势及污染物对人群健康的危害方式和严重程度；既为污染物的分析和溯源及病例的临床救治提供线索，也为政府部门合理提出污染控制措施提供依据。

4.7　风险评估

在开展现场调查等工作的同时，还可根据需要，适时开展污染物对人群健康影响的风险评估。

4.7.1　评估目的

明确污染物的生物、物理和化学特性，评估其对人群健康造成或可能造成的影响及危害程度，及时发现和研判污染物的健康风险，为科学决策提供重要依据。

4.7.2　参评人员

疾控机构内部一般由环境卫生部门牵头开展水质健康影响的风险评估工作，其他参评部门包括环境卫生、理化检验、传染病防控等部门。必要时，也可邀请环保、住建、水利等其他机构的专业人员参与。

市、县级疾控机构开展评估工作有困难时，可邀请上级疾控机构专业人员参与。

4.7.3　评估启动条件

现有的检测技术条件，能够明确污染物质的种类或浓度，开展风险评估。

4.7.4　评估内容

事件的风险评估包括危害识别、危害特征描述、暴露评估和风险特征描述四个部分：

危害识别：根据现有数据辨识并确定污染因子。

危害特征描述：指对与危害相关的不良健康作用进行定性或（半）定量的描述。

暴露评估：描述危害因子进入人体的途径，估算不同人群摄入危害的水平。污染物影响进入人体的方式有很多，如直接饮用、皮肤接触、气溶胶等。需全面考虑人体摄入污染物的不同途径，且对人群类型进行分类，综合评估健康风险。

风险特征描述：在危害识别、危害特征描述和暴露评估的基础上，对已发生或潜在的健康危害风险的概率、严重程度及评估过程中伴随的不确定性进行（半）定量和（或）定性估计。

具体方法可参考《突发水污染事件的风险评估》（见附件7）。

4.7.5　评估报告

通过上述步骤完成风险评估后，应整理评估数据，形成评估报告。报告的主要内容包括污染物日均暴露量的计算方法、各参数的取值及依据、日均暴露量的计算结果、污染物的各种渠道暴露毒性、计算结果与查询数据的比较、健康风险的初步判定等。

4.7.6　评估结论

风险评估报告需提交现场卫生应急处置专家组审阅，专家组在严格审核风险评估过程和参数取值及依据后，要结合现场调查和应急监测结果，对健康风险的初步判定进一步会商，并最终做出评估结论。

4.8　健康教育

为提高公众自我防范意识和保护技能，减轻或消除公众疑虑，需在事件的现场处置同时，积极开展安全用水常识的宣传。健康宣教需遵循的原则如下：

科学性：正确传播安全用水信息，引用数据可靠，举例实事求是。内容既能指导预防，又要避免造成群众的误解。

适用性：根据不同人群的需要，采取群众喜闻乐见、易于接受的形式传播安全用水信息。内容深入浅出，通俗易懂。

针对性：针对不同人群的特点开展安全用水宣教。内容突出针对性，针对事

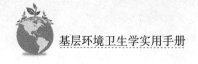

件的健康危害因素,充分利用各种宣传手段对污染源的控制、切断传播途径和人群的保护三个环节,开展公众的健康教育。

宣教要点可参考《突发水污染事件健康宣教要点》(见附件8)。

4.9 应急准备与保障

在事件的卫生应急处置过程中,人员、技术及相应的物资保障只有有机结合,才能充分发挥应急工作的最大效率。因此,疾控机构应做好事件的应急准备与保障工作,并定期向同级卫生计生行政部门报告事件调查能力建设情况。

4.9.1 物资与经费保障

各级疾控机构应根据实际工作需要,向同级卫生计生行政部门申请事件卫生应急所需的各类物资(如必要的理化检测设备和试剂、样本采集和转运物资器械、个人防护用品以及车辆、后勤保障等物资)和工作经费。指定专人管理相关物资和设备,确保其为有效使用状态,合理调配,以保障应急监测和其他应急工作的顺利开展。

4.9.2 专业队伍建设

疾控机构内部要加强环境卫生相关专业领域人才队伍建设,提高人员专业技能。可开发案例教学,定期组织开展机构内部人员的突发水污染事件应对处置相关的培训和演练。

在同级卫生计生行政部门的协调下,可组织对相关医疗卫生机构开展事件应急处置的培训和指导。

4.9.3 技术储备

加强应急物资储备的同时,也应重视事件的应急技术储备。各级疾控机构要针对该类事件的特点,结合自身机构的能力,建立和完善机构内部的事件应急机制,制订符合当地需求的事件应急技术方案集,并做及时更新和完善。

4.10 附件

附件1　突发水污染事件现场调查物资和设备清单

附件2　突发水污染事件基本信息收集表

附件3　突发水污染事件环境卫生调查表

附件4　突发水污染事件流行病学个案调查表

附件5　突发水污染事件采样单

附件6　突发水污染事件调查报告提纲

附件7　突发水污染事件的风险评估

附件8　突发水污染事件健康宣教要点

附件9　某市突发水污染事件应急处置脚本

附件1

突发水污染事件现场调查物资和设备清单

	种类	主要物品
物资	文件材料	相关法律法规及规范性文件、标准,事故调查相关人员通信录,个案调查表,采样记录表访谈、调查问卷及其他有关专业技术参考资料
	采样工具	小刀、剪刀、镊子、钳子、棉拭子、吸管、塑料袋、玻璃采样瓶、塑料采样瓶、灭菌瓶、试管等
	运输工具	普通样品运输箱、试管架、密封盒、冰袋或冰排、样品冷藏箱等
	消毒用品	95%和75%的酒精、碘伏
	防护及清洁用品	工作服、隔离服、防护眼镜、口罩、帽子、手套、长筒胶靴、一次性鞋套、毛巾、污物袋等;消毒洗手液
	辅助用品	油性记号笔、签字笔、胶带、防水标签(标签纸)、封条、火柴或打火机、酒精灯、分区警示带、警示标志、应急照明设施等
设备	通信设备	手机、对讲机或其他现场通信设备
	调查取证设备	照相机、摄影机、录音笔等
	检验设备	水质快速分析设备
	信息记录和数据统计分析设备	数据录入和统计分析软件、便携式电脑、便携式打印机、无线网络连接设备
	其他	现场调查处理工作车

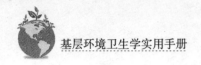

附件 2

突发水污染事件基本信息收集表

1 事件基本概况

1.1 事件发生时间：___年___月___日___时___分

1.2 事发地点：___州/市___县/市区___乡镇___行政村自然村(社)

1.3 截至调查时,事件波及范围___km,途经___个村

1.4 波及范围内有集中式供水单位___个,供水人口___人

1.5 直接取用可能受污染的水作为饮用水的分散式供水人口___人

1.6 供水水源是否已经受到污染：①是 ②否 □

1.6.1 如是,则为水源的：①上游 ②中游 ③下游 □

1.6.2 集中式供水管网是否受到污染：①是 ②否 □

1.7 截至调查时,事件波及人口___人,其中城镇人口___人,农村人口___人

1.8 截至调查时,报告患者___人,其中入院治疗___人

1.9 事发地可能受到污染的有：

1.9.1 土壤 ①是 ②否 □

1.9.2 大气 ①是 ②否 □

1.9.3 农作物 ①是 ②否 □

1.9.4 家养牲畜 ①是 ②否 □

1.9.5 水生生物 ①是 ②否 □

2 事件原因

2.1 初步推断事件原因：

2.2 引发事件的主要污染物：

2.3 该污染物的来源：

2.4 该污染物的污染途径：

3 已采取的控制措施：

4 下一步需开展的工作：

调查人员：   调查时间：

附件 3

突发水污染事件环境卫生调查表

编号：

调查对象姓名_____　　　单位_____　　　联系电话_____

1　居民饮用水及有关污染情况

1.1　饮用水为水缸水：①消毒　②不消毒　③烧开　④直接饮用　　□

1.1.1　其水源是：①井水　②河水　③沟塘水　④自来水　⑤湖水　⑥山泉水　　□

1.1.2　上述水源是否有水源防护措施：①有　②无　　□

1.1.3　其周围是否有污染源：①有　②无　　□

1.1.4　是否被污染物污染：①是　②否　　□

1.1.4.1　如有：①生物性　②化学性　　□

其污染名称是_____

1.2　饮用水为自来水龙头水：①消毒　②不消毒　③烧开　④直接饮用□

1.2.1　其来源于：①市政供水管网　②蓄水池水　③二次供水　④自建供水管网水　　□

1.2.2　上述水箱、管材(件)是否符合卫生要求：①符合　②不符合　　□

1.2.3　上述水源是否有防护措施：①有　②无　　□

1.2.3.1　如蓄水池溢流管的防护、并行污水管的处理与设置,其周是否有污染源：①有　②无　　□

1.2.3.2　如有,是否被以下污染物污染：①生物性　②化学性　　□

1.2.4　供水系统水是①井水　②山泉水　③河水　④水库水　⑤江湖水　　□

1.2.4.1　是否有水源防护措施：①有　②无　　□

1.2.4.2　其周围或上下游是否有染源：①有　②无　　□

1.2.4.2.1　如有,其主要污染物名称_____

1.3　饮用水为井水：①消毒　②不消毒　③烧开　④直接饮用　　□

1.3.2　其周围是否有污染源：①有　②无　　□

1.3.2.1　如有,为：①生物性污染源　②化学性污染源　　□

其污染物名称_____

1.4　饮用水为河水：①消毒　②不消毒　③烧开　④直接饮用　　□

1.4.1　其上游 1000m,下游 100m 范围内是否有污染源:①有　②无　☐

1.4.1.1　如有,为:①生物性污染源　②化学性污染源　☐

1.5　饮用水为湖水(含水库):①消毒　②不消毒　③烧开　④直接饮用☐

1.5.1　其影响半径范围内(或周围)是否有污染源:①有　②无　☐

1.5.1.1　如有,为:①生物性污染源　②化学性污染源　☐

2　污染源和污染途径

2.1　井水

2.1.1　生物性污染

2.1.1.1　医院污水:①排放污染　②渗透污染　③暴雨后污染　☐

2.1.1.2　生活污水:①排放污染　②渗透污染　☐

2.1.1.3　粪便:①暴雨后流入　②渗透污染　☐

2.1.1.4　井旁沟塘:①渗透污染　②暴雨后流入　☐

2.1.2　化学性污染

2.1.2.1　工业废水:①排放流入　②排入沟河渗透污染　☐

2.1.2.2　工业废渣:①渗透污染　②暴雨后浸泡液流入和渗透　☐

2.1.2.3　农药:①井为农药填埋处致染　②周围沟塘河水农药高含量渗透污染　③雨水地表径流　☐

2.1.2.4　人为投毒:①有　②无　☐

2.2　龙头水

2.2.1　生物性污染源

2.2.1.1　污染来源:①下水道水污染管网(施工问题或管网渗漏)　②动物尸体(二次供水水箱)　③人为污染(在水箱内洗澡或丢污物等)　④水厂消毒设施故障　⑤源水藻类　☐

2.2.2　化学性污染

2.2.1.1　污染来源:①管网　②二次供水水箱　③水厂处理物残留④其他　☐

2.3　河水

2.3.1　生物性污染源

2.3.1.1　粪便:①船只粪便直接入河　②沿河粪坑暴雨致入河　③居民河边刷马桶　☐

2.3.1.2　医院污水:①医院污水直接排入河内　②居民河边洗患者的衣服　☐

2.3.2　化学性污染源

2.3.2.1　工业废水：①直接排入河　②倒流污染　　　　　□

2.3.2.2　生活污水：①直接排入河　②生活污水沿下水道入河　□

2.3.2.3　农药：①农药船沉入河中　②农药车入河　③农田施药后暴雨致入河　　　　　　　　　　　　　　　　　　　　　　　　　□

3　污染物监测

3.1　生物性指标

3.1.1　水样中有：①致病微生物　②寄生虫或虫卵　③其他　④无　□

3.1.2　食品样本中有：①致病微生物　②寄生虫或虫卵　③其他　④无□

3.1.3　底泥样本中有：①致病微生物　②寄生虫或虫卵　③其他　□

3.2　化学性指标

3.2.1　水样中有：①重金属　②其他有毒化学物　③无　　　　□

3.2.2　食品样本中有：①重金属　②其他有毒化学物　③无　　□

3.2.3　底泥样本中有：①重金属　②其他有毒化学物　③无　　□

调查者：　　　　　　　　　　　　调查时间：

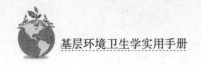

附件4

突发水污染事件流行病学个案调查表

编号：

受访者姓名：＿＿＿＿＿　　家庭住址：＿＿＿＿＿　　联系电话：＿＿＿＿＿

受访者与病例的关系：①本人　②配偶　③父母　④子/女　⑤祖父母　⑥外祖父母　⑦孙子/女　⑧外孙子/女　⑨邻居　⑩其他：＿＿＿＿＿

1　一般情况

1.1　个人情况

1.1.1　姓名：＿＿＿＿＿

1.1.2　性别：＿＿＿＿＿　①男　②女

1.1.3　出生日期：＿＿＿＿年＿＿＿＿月＿＿＿＿日(年龄＿＿＿＿岁)

1.1.4　民族：＿＿＿＿＿

1.1.5　身高＿＿＿＿体重＿＿＿＿

1.1.6　受学校教育年限：＿＿＿＿年

1.1.7　职业＿＿＿＿①农民　②学生　③教师　④工人　⑤散居儿童　⑥其他(注明：＿＿＿＿)

1.1.8　婚否(包括事实婚姻)：①是　②否

1.1.9　＿＿＿州/市＿＿＿县/市区＿＿＿乡镇＿＿＿行政村自然村(社)

1.2　家庭情况

1.2.1　家庭居住地的海拔＿＿＿米；经度＿＿＿；纬度＿＿＿；事发地海拔＿＿＿米；经度＿＿＿；纬度＿＿＿

1.2.2　有无疾病家族史：①有,疾病名称＿＿＿　②无　③不详

2　发病、就诊及死亡情况

2.1　发病情况

2.1.1　发病时间：＿＿＿年＿＿＿月＿＿＿日＿＿＿时＿＿＿分

2.1.2　发病地点：＿＿＿州/市＿＿＿县/市区＿＿＿乡镇＿＿＿行政村自然村(社)

2.2　发病后是否就诊? ①是,填写下表　②否(填"否",转至2.3)

就诊日期	就诊医院和科室	诊断疾病名称	是否住院	住院日期	入住医院名称	入院诊断

2.3　死亡情况

2.3.1　是否死亡? ①是　②否(填"否",转至3.1)

2.3.2　死亡时间:___年___月___日___时

2.3.3　死亡地点:①室内　②户外,具体地址_____

2.3.4　死亡前活动:①睡眠　②做家务　③放牧　④采集野生植物　⑤休息(工作间隙)　⑥农活　⑦照顾病例　⑧料理丧事　⑨救治中　⑩其他

3　流行病学

3.1　发病前1周外出史

3.1.1　发病前1周是否去过外地①是　②否(填"否",转至3.2)

(注:去过外地:指离开日常生活和工作的环境)

3.1.2　去外地时间:___年___月___日___时

3.2　发病前1周,家养动物发病、死亡情况

家中是否有饲养的家禽家畜近期突然发病或死亡情况? ①是,填写下表②否("否",转至3.3)

动物种类	动物情况				处理方式(请打"√")					
	发病		死亡		销售	掩埋	焚烧	丢弃	食用	其他
	数量	首例发病时间	数量	首例死亡时间						

3.3　饮用水

3.3.1　饮用水类型(可多选):①山泉水　②深井水　③浅井水　④河塘水⑤自来水　⑥其他(请注明):_____。

最近半个月饮水类型:①喝生水　②喝开水　③其他(请注明)_____。

3.3.1.1　家庭中饮用该水源的人数:_____

3.3.1.2　饮用前是否消毒①是(注明消毒方式:_____)　②否

3.3.2　发病前48 h饮水量:早_____升;中_____升;晚_____升

3.4　环境状况调查

3.4.1　住宅情况:①独立房屋　②合住院落　③居民　④集体宿舍

3.4.2　居住面积:人均_____平方米

3.4.3　住宅附近是否有河流? ①是　②否(跳转3.4.4)

3.4.3.1　如有,该河流名称:_____

3.4.3.2　该河流在供水点的:①上游　②中游　③下游

3.4.3.3　住宅与供水点距离_____ km

3.4.4　供水点附近是否有工矿企业? ①是　②否(跳转 3.4.5)

3.4.4.1　如是,该工矿企业的情况:

企业名称	企业性质	位于供水点的周边位置	距供水点距离	制造或生产的产品

注:企业性质:①国有或集体企业　②私营企业　③个体　④合伙企业
　　位于供水点的周边位置:①上游　②中游　③下游

3.4.5　住宅附近是否有厕所①是,离居住区的距离:_____米　②否

4　临床信息

4.1　临床表现

4.1.1　体温_____℃,发热持续_____天

4.1.2　脉搏_____次/分

4.1.3　呼吸_____次/分

4.1.4　血压_____/_____ mmHg

4.1.5　急性症状和体征:

症状体征	出现时间及具体描述(月/日/时)

4.2　死亡情景(若无死亡,可跳至 4.3)

4.2.1　死亡时临床表现:_____

4.2.2　初步诊断死亡原因:_____

4.3　临床及实验室检查

4.3.1　血常规

红细胞计数_____×10^{12}/L,白细胞计数_____×10^{9}/L,中性粒细胞_____%,淋巴细胞_____%

4.3.2　尿常规

蛋白尿_____①有　②无;血尿_____①有　②无;管型尿_____①有　②无

4.3.3　毒物检测

标本名称	采样时间	检测项目	检测方法	结果

4.3.4　临床医生诊断

调查员:_____　　　调查日期:_____年_____月_____日

审核员:_____　　　审核日期:_____

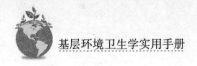

附件5

突发水污染事件采样单

样品编号:_____   样品名称:_____

样品包装:_____   采样地点:_____

检验类别:_____   采样数量:_____

采样环境:_____   样品性状:_____

样品保存方法:_____

气候条件及水温:气温(℃)_____;气湿(%)_____;水温℃_____

检验项目:

采样及检验依据:_____

采样人:_____

采样日期:_____

附件6

突发水污染事件调查报告提纲

一、背景

调查任务来源（何时接报或接到上级行政部门调查指示）、事件的简单描述（发生的时间、地点、波及范围、基本经过等）、参与调查的机构与人员、调查目的简述。

二、基本情况

事件发生地的基本情况，如人口数、社区的社会经济状况、学校/工厂/企业规模、供水企业的加工工艺和供水管网分布等。

三、调查过程

（1）目的：开展调查时需要达到的目标，目的描述要简明扼要，有逻辑性。

（2）方法：包括流行病学的内容（调查人群描述、病例定义、如何开展病例和暴露人群搜索、如何选择病例和对照、资料收集方法、资料分析方法等）、环境卫生学的内容（调查方法）与实验室检测的内容（样本采集与运送方法、采用的实验室检测技术和数据分析方法）。

四、调查结果

现场调查顺序依次描述现场流行病学、环境卫生学和实验室检验调查结果。

五、调查结论

调查结论包括对事件的研判以及事件波及范围、病例及暴露人数、致病污染物、污染来源、污染途径及处置建议等。不能做出调查结论的事项应当说明原因。

六、建议

提出防控建议，如建议停止供水，改进制水加工工艺，维修或更换生产设备，加强从业人员培训，开展公众宣传教育等。

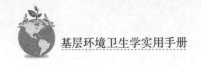

附件 7

突发水污染事件的风险评估

为进一步明确污染物的物理、化学和生物特性,评估其对人群健康的危害程度,在开展现场调查的同时,还需开展污染物对人群健康的风险评估。风险评估的内容包括危害识别、危害特征描述、暴露评估和风险特征描述四部分。

一、危害识别

危害识别是根据现有数据辨识并确定污染因子的过程。这个过程要确定污染物是否会产生健康危害、产生危害的依据及危害的程度等。

若污染物是化学物质,应从该污染物理化特性、吸收、分布、代谢、排泄、毒理学特性等方面进行描述;若是微生物,则需要关注微生物对消毒剂的抵抗力,在水中生长、繁殖和死亡的动力学特征及其传播/扩散的能力。还需考虑环境变化对微生物感染率和致病力的影响、宿主的易感性、免疫力、既往暴露史等。

二、危害特征描述

危害特征描述是指对与危害相关的不良作用进行定性或定量的描述。

对于大多数污染物,可直接查询国内外权威数据库(美国环保署 EPA 综合风险信息系统 IRS、美国毒物与疾病登记署 ATSDR 等),确定化学物的安全剂量:每日耐受剂量(TDI)、参考剂量(RfD)(有阈化学物为每日耐受剂量 TDI,无阈化学物为致癌斜率因子 SF)或微生物的剂量—反应关系。

对于缺乏权威资料的污染物,需查询相关文献资料获得该物质的未观察到不良作用的水平(NOAEL)、观察到不良作用的最低水平(LOAEL)或基准剂量底限值(BMDL)等毒理学剂量参数,根据风险评估关键点中所确定的不确定系数,推算出饮用水中该物质的每日耐受剂量(TDI)。

对于无法获得剂量反应关系资料的微生物,可根据专家意见确定危害特征描述需要考虑的重要因素,也可利用风险排序获得微生物或其所致疾病严重程度的特征描述。

三、暴露评估

暴露评估是描述危害因子进入人体的途径,估算不同人群摄入危害的水平。不同暴露途径日暴露剂量计算方式:

1. 经口摄入

对于经口摄入的非致癌效应可采用日均暴露剂量（ADDoral），而致癌效应则可采用终身日均接触剂量（LADDoral）。

ADDoral＝(C×CRoral)/BW

LADDoral ＝(C×CRoral×ED×EF)/(BW×LT)

式中：ADDoral 为经口摄入日均暴露剂量(mg/kg/d)，LADDoral 为经口摄入终身日均暴露量（mg/kg/d），C（Chemical Concentration）为污染物浓度(mg)，CRoral(Contact rate)为经口摄入率(Ld)，ED(Exposure Duration)为暴露持续时间（y），EF（Exposure Frequency）为暴露频率（d/y），BW（Body Weight）为体重(kg)，LT(Life Time)终身时间(d)。

在这里，CRoral 即人体日均饮水量；EF 表示评估时段内人体摄入污染物的年均天数；ED 为暴露历时，表示人体终生摄入污染物的年数。

在化学污染物的急性（短期）暴露评估中，饮水摄入量和物质含量（浓度）通常选用最大值。参照国内外有关文献：日均饮水摄入量 CRoral 通常取 2 L/d，体重 BW 取 60 kg，终生时间 LT 以 70 y 计算。

2. 经皮肤接触

ADDskin＝(C×CRskin×ED×EF)/(BW×LT)

CRskin＝SA×Kp×ET×CF

式中：ADDskin 为经皮肤摄入日均暴露剂量（mg/kg/d）；CRskin 为皮肤摄入率(L/d)，即人体日均接触水量；SA 为皮肤接触表面积(cm^2)；Kp 为污染物的皮肤渗透系数(cm/h)；ET 为暴露时间(h/d)；CF 为体积转换因子(1L/1000 cm^3)。

3. 吸入暴露

ADDInhalation(C×CRInhalation×ET×ED×EF)/(BW×LT)

CRInhalation＝E×H×VQ

式中：ADDInhalation 为经呼吸暴露摄入日均暴露剂量（mg/kg/d），CRInhalation 为呼吸速率(L/min)，E 为每天消耗能量或每种类型活动强度下的单位时间消耗能量(kcal)，H 为消耗单位能量的耗氧量(L/kcal 或 L/kJ)，VQ 为通气当量。其中，H 一般取 0.20 kcal 或 0.05 L/kJ；VQ 通常为 27。

根据国内外文献报道，饮用水中污染物对人群的健康风险主要由经口摄入为主，故一般不考虑饮用水中污染物经皮肤和吸入暴露的风险。如污染物为挥发性有机物，需同时考虑上述三种或其他暴露途径的风险。

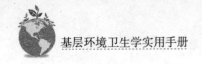

四、风险特征描述

风险特征描述是在危害识别、危害特征描述和暴露评估的基础上,对已发生的或潜在的健康危害风险的概率、严重程度及评估过程中伴随的不确定性进行(半)定量和(或)定性估计。(半)定量描述以数值形式表示风险;定性描述通常将风险表示为高、中、低等不同程度。

(一)化学污染物

对于《生活饮用水卫生标准》(GB 5749—2006)中包含的化学污染物,直接将该物质浓度水平与其标准限值相比较,进行定性或定量评估。对于标准之外的化学污染物,将平均日暴露剂量与该物质的每日容许参考剂量相比较,进行定量评估。

非致癌风险:Risk=ADD/RfD,非致癌风险 R<1 为可接受水平,R 值越大风险越高。

致癌风险:Risk=CDI×SF,其中,CDI 为长期每日摄入剂量。致癌风险 $R<10^{-4}$ 为可接受水平,R 值越大风险越高。

(二)生物污染物

通常根据饮水暴露水平估计风险发生的人群概率,并根据剂量反应关系估计危害对健康的影响程度。必要时可参考国外相关水质卫生标准作为风险特征描述的依据。

附件8

突发水污染事件健康宣教要点

事件发生后,水质或供水设施往往会遭到污染及破坏,生活饮用水常会受到污染,各级疾控机构应在事件发生后,因地制宜,适时开展健康教育和健康促进工作,宣传要点如下:

(1)不喝未经消毒、煮沸的水,经漂白粉等消过毒的水也要煮沸后再饮用。

(2)洗菜、煮饭、漱口等日常生活用水也要使用消过毒的水。

(3)选择地下水作为生活饮用水的水源时,水井应建有井台、井盖,且周围30米内禁止设厕所、牲口圈及其他有可能污染地下水的设施;

(4)介水传染病是通过饮用或接触受病原体污染的水而传播的疾病,又称"水性传染病"。如不慎饮用被病原体污染的水,应密切关注身体有无不适。若出现异常,应立即到医院就诊。

(5)当生活饮用水出现异常情况时,可立即向卫生监督机构、疾控机构或拨打12320公共卫生热线报告,并在其指导下妥当用水,或停止用水。同时,还应告知居委会、物业部门和邻居停止使用,并用干净容器留取3~5升水作为样本,提供给卫生检测部门。

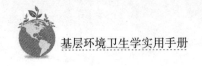

附件 9

案例　某市突发水污染事件应急处置脚本

演练时间:2018 年 9 月×日

演练地点:某宾馆会议室

演练时间人物场景

音效备注 9:30

演练指挥部总指挥主席台,总指挥卫生局副局长宣布生活饮用水污染事件卫生应急处置模拟演练正式开始。

(卫生监督员现场处置人员分工:甲、乙负责现场水质快速检测和样品采样记录填写;丙、丁负责现场检查,书写现场检查笔录;戊、己、庚、辛、壬负责询问笔录。疾控现场处置人员分工:2 人负责流行病学调查,撰写技术分析报告;2 人负责水样采集、送检)

9:31 稽查科值班人员

(稽查科值班室接电话,电话振铃后)"您好,这里是某市卫生监督所,请问有什么需要帮助?"

"您好,我是某宾馆客人。昨天晚上比赛结束后回到宾馆,因口渴喝了生水,今天早晨 8 点多开始一直腹泻,同住的另外一人症状和我一样,希望你们对此进行调查。"

(值班员拿出记录本和笔,开启电话录音)"请问你们一共有多少人? 除了腹泻外还有其他症状吗? 患者病情如何? 有没有送医院进行治疗?""另外,请把您的姓名、地址、单位、联系方式告诉我,等会我们会派人员过去了解情况。""你们首先要到医院进行治疗,另外要保留好患者吐泻物。"(值班人员进行投诉电话核实)

9:33 稽查科值班人员(稽查科值班室,值班人员挂断电话、核实情况后,立即打电话向卫生监督现场指挥长、卫生监督所副所长汇报情况)

"某所长,您好,我是稽查科小张。刚才接到某宾馆客人打来电话,初步核实他们那里出现了 5 例病情相似的腹泻患者。"

9:35(现场指挥小组开始行动)某所长对现场处置组负责人说:"马上组织现场调查组人员到现场去了解情况。"同时,通知疾控中心派员参加饮用水污染事件流行病学调查和水质检测工作。

9:36 责任报告员(市卫生监督所核实情况后立即报告市卫生局,首次接报

后 2 h 内）

9：38 现场处置人员：市卫生监督所、各辖市区卫生监督所卫生监督员、现场处置人员拿好监督文书包及水质现场检查设备出发。

负责人："你们检查下现场检查笔录、监督意见书、询问笔录、样品采样单、非样品采样单、现场控制决定书是否齐备？""余氯测定仪、微生物检测箱、理化检测箱是否带齐？"处置人员："全部准备完毕。"负责人："我们现在出发，立即赶到市委党校。"卫生监督员着夏装、佩戴标志齐全、白色大盖帽。半小时内到达现场。疾控人员同步出发。

9：50 现场处置卫生监督员、疾控中心工作人员和驾驶员 车子开到某宾馆，后勤处处长接待了现场处置人员，监督员出示执法证件后："您好，我们是市卫生局的，今天到您这儿了解这几天出现聚集性腹泻病例的情况。""欢迎欢迎。辛苦你们了！"。

9：52 卫生监督员 2 人、疾控流调人员和市委党校宾馆服务人员、卫生室张医生向监督所和疾控中心流调人员介绍情况

"请您向我们介绍一下患者的发病情况。""好的。5 例患者以腹泻、腹痛为主，其中伴发热的 3 例，黏液便者 3 例，水样便者 4 例。多数患者以轻型临床表现为主。患者服用呋喃唑酮、腹可安等药后好转。运动员目前没有住院，全部在宾馆服药治疗。""我们想找这些患者了解一下具体情况，请您带我们去房间逐个拜访一下。""好的。"

9：54 卫生监督员 2 人、疾控流调人员、卫生室张医生、患者（小刘等 5 人）卫生室张医生带领卫生监督员、疾控中心流调人员来到客房，逐个拜访患者。

"你好，小刘。""你好，张医生。""他们是卫生监督所和疾控中心的工作人员，想对你们这次腹泻相关情况做一个了解。""好的。"

"你这几天的饮食有没有什么变化？有没有外出就餐？""我这几天没有出去吃饭，都是在宾馆一起吃饭的。吃的东西也没有什么变化，我们几个人回来时喝了些自来水。""身体哪个部位感觉异常？"对 5 位患者进行个案调查表填写，5 位患者采集了大便样本。监督员同步对患者进行询问，填写询问笔录。"不舒服？""主要是肚子痛、腹泻，大便稀像水一样。""我们帮你测个血压。"其余 4 个病例类似。

9：55 卫生监督员 4 人、疾控采样人员、某宾馆后勤处王处长、泵房管理员程师傅，监督员向后勤处王处长了解情况，进行水质快速检测，疾控采集水样（水箱水和末梢水）。

"你好，王处长，我们是某市卫生局卫生监督员，你们宾馆这几天出现了 5 例

腹泻患者。想了解一下宾馆二次供水的基本情况。""宾馆内共有高楼一座,12层高,其余为5层,目前接待运动员56人。1～3层为厨房和餐厅,4楼以上为客房。6楼以上为二次供水,由我们后勤处负责管理。""请你派人带我们到水泵房和客房进行现场检查和采集水样。""好的,我这就安排。"疾控进行采样,卫生监督员(2人)填写样品采样记录并进行现场快速检测(菌落总数、大肠菌群、余氯)快速检测结果显示菌落总数(2100 cfu/mL、1800 cfu/mL)和大肠菌群(均＞230 MPN/100 mL),均超过国家标准,余氯也未检出。

监督员对二次供水泵房、供水设施、消毒设施等进行检查,"师傅,您是管理泵房的吗?""是的,您有健康合格证吗?""我没有健康合格证。""程师傅,你们小区有二次供水卫生许可证吗?""恩,我们有。"

"小李,你看这个低位水池的2个检查孔池盖破烂,未密封,溢流孔与闸阀池排污孔、排水砂井相通。""高位水池的设施还好,2个检查孔加盖加锁,排气孔、溢流孔均有防蚊、蝇网罩。""那二次供水有二次加氯消毒的措施吗?""我们平时添加消毒药进行消毒,最近一个月没有加药。""你们对水池进行清洗消毒吗?""我们每年对水池进行两次清洗消毒,台账上都有记录的。"卫生监督员(2人)书写现场检查笔录。

10:00 卫生监督现场处置组向某所长汇报情况

"某所长,通过现场勘察,我们发现这次腹泻有可能与二次供水被污染有关。""这次发病的患者都集中在1号楼,一号楼6楼以上住宿人员饮用水均经二次供水系统,现场观察,二次供水地下水池水质混浊,有悬浮物。闸阀池(井)积有发臭污水约20 cm深。高位水池水质未见异常。该宾馆的二次供水主要的问题是地下水箱的溢流管与闸阀池排污管,雨水排污井共在一处,白云路在施工,污水管网和供水管道破裂造成对地下池水的污染。根据以上情况推测此次污染事件是由于市政施工失误,污水管与溢流管相连,造成污水倒流入低位水池而引发。""你们采集了水样没有?""采了,二次供水低位水池、高位水池、客房用水我们都分别采样了,现场快检结果显示菌落总数(2100 cfu/mL、1800 cfu/mL)和大肠菌群(均＞230 MPN/100 mL),均超过国家标准,余氯也未检出,需要实验室进一步检验。"

"你让实验室工作人员加班加点对水样进行检测,争取早点出结果。""好的,我这就嘱咐他们。"

10:20 疾控流调人员乘车回到疾控中心,采集样品送交实验室检测,电话向疾控指挥长汇报流调结果。

"×主任,我们到现场调查结束了。总共5位腹泻患者,5位患者以腹泻、腹痛为主,少数患者有呕吐等症状,其中伴发热的 3 例,黏液便者 3 例,水样便者 4 例。多数患者以轻型临床表现为主。患者服用呋喃唑酮、腹可安等药后好转。在所有患者中,只有 1 位因腹泻引起轻度脱水。目前没有住院患者,全部在宾馆进行治疗。对 5 位患者进行个案调查表填写,4 位患者采集了大便样本。"

"污染原因找到没有?""初步判定是由于市政施工导致管道破裂,污水倒灌进入水池引起的饮用水污染。""目前掌握了发病线索没有?""发病的原因还不太清楚,需要时间对个案调查表进行分析总结,此外还要结合实验室检测结果。

疾控人员将 4 位患者大便样本和采集的水样交给了实验室检验组分析结果。"

"你们要赶快寻找病因,另外还要关注有无后续病例发病,如果还有新发患者,还要深入现场进行调查。""好的,接到新发病例后我们会在第一时间深入进行调查的。"

10:25 疾控流调人员根据初步调查结果,撰写技术分析报告,按规定报送市卫生局和省疾病预防控制中心。

10:55 疾控中心向疾控指挥长汇报检测结果

"×主任,检测结果出来了。9 月×日抽检的地下水池水、高位水池水住户用水中均未检出游离余氯,菌落总数(分别为 3300 cfu/mL、3500 cfu/mL)、总大肠菌群(均大于 230 MPN/100mL)全部超出国家饮用水卫生标准。所有采集病例的粪便未检出致病菌。""看来现场流调和实验室检测结果都支持某宾馆的聚集性腹泻病例和二次供水受到污染有关。"

10:58 现场指挥部,某所长向卫计委主任汇报情况。"主任:这次某宾馆出现了 5 例聚集性腹泻病例,我们派现场处置人员前往调查,经过现场检查和流调,包括实验室检测结果都提示这次集中发病和二次供水受到污染有关。下一步要对二次供水设施进行整改。""好的,现在首先责令停止二次供水,安排应急供水。"

11:00 某所长和现场卫生监督负责人通电话。

"现场流调和实验室检测结果都支持某宾馆的聚集性腹泻病例和二次供水受到污染有关,我们责令暂时停止某宾馆的二次供水,临时改用桶装水供水,对二次供水水池、管道进行彻底清洗消毒。"监督员做出现场控制决定书,桶装水索取合格证明后方可使用。

11:03 疾控人员、卫生监督员 2 人于 9 月×日疾控人员再次对地下水池水、高位水池水住户用水采样,卫生监督员填写样品采样记录。

11:08 现场指挥小组疾控人员向疾控指挥长汇报检测结果。

"9 月×日抽检结果显示情况有所好转,只是菌落总数超标,地下水池水、高

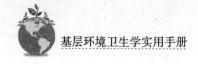

位水池水住户用水,分别为 110 个/mL、720 个/mL。"

11:10 9 月×日疾控流调人员再次对地下水池水、高位水池水客房用水采样,卫生监督员填写样品采样记录。

11:15 疾控人员向疾控指挥长汇报检测结果:"9 月×日经落实以上措施后再次抽检上述各地点水样,结果均达到国家生活饮用水卫生标准。"

11:20 现场各组调查结束后,疾控流调人员撰写技术分析报告,按规定报送市卫生局和省疾病预防控制中心。

11:22 现场指挥部,某所长、疾控指挥长向卫计委主任汇报情况:"某宾馆的腹泻患者经过治疗,均已治愈。对破损管道进行修复,二次供水设施进行彻底清洗消毒,经检测水质合格,现在水污染事件已经得到控制。"

11:30 现场指挥部主席台,卫计委主任:"我宣布某市生活饮用水水污染事件卫生应急处置演练结束。"

思考题

(1)如果以后遇到类似事件,你应该从哪几方面着手进行现场调查、样品采集分析和结果评价等工作?

(2)为了保护人体健康,应如何加强饮用水的卫生防护和管理工作?

第十章 重大自然灾害事件的环境卫生应急处置

第一节 洪涝灾害发生后环境卫生与饮用水卫生的处置

一、洪涝灾害的定义和成因

洪涝灾害指水流超出水道的天然或人工限制,从而危机人民生命财产安全的现象。洪水通常是指因江河泛滥淹没田地和城乡所引起的灾难。涝灾则指因长期大雨或暴雨所产生的积水径流,淹没低洼土地所造成的灾难。实际上,洪涝水灾往往是同时发生的,很难区分。造成洪水涝灾的原因是多方面的,在我国,某一季节降水量过多、连降暴雨是造成洪涝灾害的主要原因。

我国地处欧亚大陆东南部,东濒太平洋,直接受到世界上最大大陆和最大大洋的影响,夏季湿热多雨,雨季常出现大范围的暴雨、大暴雨,造成山洪暴发,江河水位陡涨,还会诱发山崩、滑坡、泥石流等次生性灾害。

严重的洪涝灾害对人民生命安全、身体健康及居住环境破坏、财产损失影响很大,在突发公共事件中属于重大、频发、面广的自然灾害。

二、洪涝灾害造成的危害

(一)环境破坏

洪水泛滥淹没了农田、房舍和洼地,灾区人民大规模迁移;各种生物群落也因洪水淹没而发生群落结构改变和栖息地变迁,从而打破了原有的生态平衡。野鼠有的被淹死,有的向高低、村庄迁移,野鼠和家鼠的比例结构发生变化;洪水淹没村庄的厕所、粪缸、粪坑及猪、牛禽畜棚圈及生活垃圾,导致大量的植物和动物尸体腐败,引起蚊蝇滋生和各种害虫的聚集。此外,灾民家庭存放的农药、化肥、灭鼠药、杀虫剂及露天堆放的废渣被洪水淹没,也形成了灾区的一大污染源。

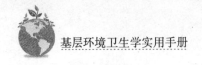

（二）水源污染

洪涝灾害期间，洪水淹没了厕所、粪缸、垃圾堆、牧畜圈，将大量人畜粪便、垃圾、动物尸体冲入水中，使得饮用水水源生物性污染严重，有机物浓度急速增加，尤其是内涝区居民密度大，居民的厕所、畜牧栏被淹后，如遇到气温高、日照强烈，有机物腐败分解，造成各类微生物的污染严重，即使洪水退后，灾区罐塘、湖水污染物沉积于水底，虽然外观上有所澄清，但上述污染依然存在。

洪水来势凶猛，一些城乡工业发达地区的工业废水、废渣、农药及其他化学物品来不及搬运和处理，受淹后可导致局部水环境受到化学污染。或者个别地区储存有毒化学品仓库被淹，化学品外泄造成较大范围的化学污染，有些污染物在洪水退后的相当长时间仍留存在水体中。

此外，在植被比较贫瘠的地区，水土流失严重，洪水还将地面的大量泥沙冲入水中，使水体口感形状差，浑浊，有悬浮物等。

三、洪涝灾害的医疗卫生保障

（一）加强饮用水卫生设施

1.水源的选择和保护

应在洪水上游或内涝地区污染较少的水域选择饮用水水源取水点，并划出一定范围，严禁在此区域内排放粪便、污水与垃圾。有条件的地区宜在取水点设水码头，以便在离岸边一定距离处取水。

2.退水后水源的选择

无自来水的地区，应尽可能利用井水为饮用水水源。水井应有井台、井栏、井盖，井的周围30 m内禁止设有厕所、猪圈以及其他有可能污染地下水的设施。取水点应有专用的取水桶。有条件的地区可延伸现有的自来水供水管线。

3.对饮用水进行消毒

煮沸是一种十分有效的灭菌方法，在有燃料的地方仍可使用。在有条件时可采用过滤方法。在洪涝灾害期间，最主要的饮用水消毒方法是采用消毒剂消毒。

4.加强供水设施消毒

被洪水淹没的水源或设施重新启用前必须清理消毒，检查细菌学指标合格后方能启用。经水淹没的井必须进行清淤、冲洗与消毒。先将水井掏干，清除淤泥，然后用清水冲洗井壁、井底，再掏尽污水，待水井自然渗水到正常水位后，投加漂白粉浸泡12～24 h，即可正常使用。

(二)加强环境卫生设施

1. 对灾民住所的卫生要求

(1)首先选择安全和地势较高的地点搭建帐篷、窝棚、简易住房等临时住所，做到先安置后完善。

(2)棚屋等临时住所要能遮风挡雨，棚子顶上不要压砖头、石块或其他重物，同时应满足通风换气和夜间照明要求。南方要设法降低室温，防止中暑；北方应注意夜间保暖防寒。灶具要放在安全地点，并有人看管，防止火灾。

(3)最好按原来的居住区进行安置，保持原来的建制，按户编号，干群之间、各户之间相互了解，有组织、有领导地解决卫生问题。注意居住环境卫生，不随地大小便和乱倒垃圾污水，不要在棚子内饲养畜禽。

(4)如果有条件，可以一步到位建设永久性住宅；卫生部门应做好预防性卫生监督工作，对新建村居民点，可按照国家《村镇规划标准》和《农村住宅卫生标准》做好规划设计卫生审查，并提出建议。在选址选择、功能分区、卫生设施和房屋建筑方面，做到既适合居民生产、生活需要，又使新建的村庄和住宅复合卫生要求。

2. 厕所卫生和粪便处理措施

(1)在灾民聚集点选择合适地点，合理布局，因地制宜，就地取材，搭建临时厕所，做到粪池不渗漏(或用陶缸、塑料桶作为粪池)。有条件的可使用商品化的移动性厕所。

(2)尽量利用现有的储粪设施储存粪便，如无储粪设施，可将粪便与泥土混合后泥封堆存，或用塑料薄膜覆盖，四周挖排水沟，防止雨水浸泡冲刷。在应急情况下，在适宜的稍高地点挖一圆形土坑，用防水塑料膜作为土地的衬里，把薄膜向坑延伸 20 cm，用土压住，将粪便倒入池内储存，加盖密封，发酵处理。也可以用较大容量的塑料桶、木桶等容器收集粪便，装满后加盖，送到指定地点暂存，待水灾过后运出处理。有条件的用机动吸粪车及时运走。

(3)集中治疗的传染病患者的粪便必须用专用容器收集，然后消毒处理。散居患者的粪便按 5：1 的比例与漂白粉充分搅拌后，集中掩埋；或在粪便内加入等量的石灰粉，搅拌后再集中掩埋。船上居民的粪便应使用容器收集后送上岸集中处理，禁止倒入水中，以防疾病传播。

3. 垃圾的收集和处理方法

(1)根据灾民聚集点的市级情况，合理布置垃圾收集站点，可用砖砌垃圾池、金属垃圾桶或塑料垃圾收集生活垃圾，由专人负责清扫、运输，做到日产日清。

(2)及时将垃圾运出，选地势较高的地方进行堆肥处理，用塑料膜覆盖。四

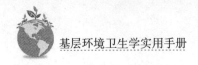

周挖排水沟,同时用药物消毒杀虫,控制苍蝇滋生。

(3)对于一些传染性垃圾可采用焚烧法处理。

4.人畜尸体的处理

对正常死亡者尸体应尽快运出,进行火化处理。对甲、乙类传染病死亡者,应做好卫生消毒,以最快速度运出火化。对环境处理中清除的家畜、家禽和其他动物尸体,应用漂白粉或生石灰处理后进行深埋。

5.洪水退后的环境清理工作

洪水退过后,开展群众性爱国卫生运动,在广泛进行健康教育的基础上,水淹地区的村庄和住户必须进行彻底的室内外环境清理,做到洪水退到哪里,环境卫生就搞到哪里,消、杀、灭工作就跟到哪里。

6.消毒

要做好饮用水、居住环境的消毒工作。在消毒方法和消毒剂的选择方面,要求简便易行,价格便宜,供应充足。各级疾病预防控制机构应有具体分工,做好消毒组织和指导工作。首先应有专人负责保护水源和饮用水消毒,同时搞好环境卫生消毒。对受淹的房屋、公共场所要分类做好卫生消毒工作。要由专人负责,做好消毒剂的集中供应、配制和分发工作,做好消毒常识宣传,组织群众实施消毒措施,并具体指导其正确使用。

(三)健康教育

洪水灾区健康教育是促进救灾防病措施落实的重要保证。健康教育必须与受灾这种非常时期、非常环境和非常对象相适应。教育的内容不仅要与教育对象的心理、文化、素质等相适应,而且应该根据灾情、气象、疾病、卫生服务等因素的变化以及灾民对健康教育需求层次的变化进行精心组织。

第二节 地震灾害发生后环境卫生的应急处置

一、地震灾害后饮用水卫生处置措施

地震后,灾区的建筑物大面积倒塌,集中式供水中断,供水设施遭到严重破坏,分散式给水和农村给水也受到不同程度的破坏,如水管淤砂、井管错裂等。地震灾难发生后短时期内无法找到适宜的、可供饮用的水源,人们不得不就近饮用各种卫生得不到保障的水,包括雨水、坑水、池塘水、河水、游泳池的水,甚至工业废水等,从而可能造成居民肠道疾病发病的急剧上升。针对以上情况,为保证

饮用水安全卫生,应采取以下主要饮用水卫生处置措施:

1. 水源卫生防护

对集中式给水水源周围进行彻底的卫生清理,包括尸体和污物都要进行彻底清除与卫生清扫,同时开展经常性卫生监督管理。同样,对分散式给水水源周围的 30～50 m 之内,也要进行彻底的清理与消毒。

2. 供水措施

除紧急修复受损自来水管线外,震后初期应立即采取临时供水措施,主要有水车送水、分散取水和水龙带输水等方式。水车送水不仅方便居民就近取水,而且便于水的卫生防护(如水车密闭),还可以在水车中进行饮水消毒。因此,这种临时供水方式一般能符合卫生要求。缺点是水车的容量有限,一辆 4.5 t 的水车,日供水 4～6 次时,按每人每日供水 5～6 L 计算,可供 3000～5000 人饮用。分散取水方式是临时将一些就近的公共设施(如游泳池)改为蓄水池,应急供水。供水前应对池底与池壁进行彻底的卫生清理与消毒。蓄水后,为防止水质污染要设共用取水桶,或采用浅水泵,取水后要引入装有几个小水龙头的水箱,供人分散取水。用消防水龙带临时输水供应是完全没有卫生保障的,震后初期,曾一度采用这种临时供水方式,但事实表明,这种供水方式是极不安全卫生的。因为消防水龙带是帆布做的,输水时水带内呈负压状态,极易受到污染,特别是输水时水带拖在地上,有时还被人踩踏或车辆碾压,造成带中水质的严重污染。这种临时供水方式可用作除饮用水外的生活用水,如冲洗厕所、街道等。

3. 饮水消毒

临时性供水的消毒是保证饮水卫生的重要环节。震后由于水质受到严重污染,供水的余氯量应按水源水的要求。消毒剂的投放可以集中进行,也可以分区或分片进行。集中式供水消毒剂投加量如表 10-1 所示,分散式供水消毒剂投加量如表 10-2 所示。

表 10-1　集中式供水消毒剂投加量

消毒剂	投加量(mg/L)	作用时间(min)
液氯	1.5～2.5	30
漂白粉	4～6	30
次氯酸钙	1.2～4.8	30
氯胺	10	30～60
二氯异氰尿酸钠	4	30

表 10-2　分散式供水消毒剂投加量

水源种类	加氯量(mg/L)	加漂白粉量(mg/L)
深井水	0.5～1.0	2～4
浅井水	1.0～2.0	4～8
泉水	1.0～2.0	6～8
河湖水	2.0～3.0	8～12
塘水	3.0～4.5	12～18
土坑水	3.0～4.0	12～16

*注:漂白粉含有效氯的量按 25% 计算。

(1)井水消毒:对污染的水井应先将水井清淘干净,用清水冲洗井壁和井底,淘净污水,直到渗出的井水达到无色透明、无味为止。再加 25～50 mg/L 的含氯消毒剂,浸泡 12～24 h 后,抽出井水,待自然渗出水到正常水位时,按正常消毒方法进行消毒。井水消毒一般每天进行 2～3 次,直接投加漂白粉,加氯量为 2 mg/L,一般要求余氯量为 0.5 mg/L。经细菌学指标检查合格后方能启用。

漂白粉用量的计算:

圆井水量(吨)=[水井直径(m²)]×0.8×水深(m)

方井水量(吨)=边长(m)×边宽(m)×水深(m)

投漂白粉量(克)=[井水量(吨)×加氯量]/有效氯含量(注:漂白粉的有效氯含量一般为 25%)

持续加漂白粉法:为减少对井水频繁进行加氯消毒,并保持一定的余氯,可用持续消毒法。持续法常用的工具有竹筒、无毒塑料袋、陶瓷罐或小口瓶,可因地制宜选用。方法是在容器上面或旁边钻 4～6 个小孔,孔的直径为 0.2～0.5 cm。

大口井清毒可将漂白粉倒入简易消毒器(竹筒或塑料袋等)中,根据待消毒水量及水质,加漂白粉。一般竹筒装漂白粉 250～300 g,塑料袋装 250～500 g。将简易消毒器口扎紧置于井水中,用浮筒悬在水中。一次加药后,消毒可维持 1 周左右。注意应由专人负责定期投加药物,测定水中余氯。

(2)缸水消毒:用河、湖水作为饮用水源时,可采用缸水消毒。当缸水浊度高于 3 度时,应先经洁治处理(混凝沉淀、过滤)后再进行消毒。

混凝沉淀时,以一水缸装原水,用明矾混凝沉淀。用一直径 3～4 cm、长 1 m 左右的竹筒(或其他替代物),在筒底四周钻几十个小孔,装入明矾后,在缸水中搅动。每 100 g 水加明矾 50 g。也可选用其他混凝剂。

静置沉淀约 1 h 后,取清水至砂滤缸内过滤。砂滤缸内置 0.5 mm 的细砂和 0.8 mm 粗砂各 15～20 cm。每层用棕皮隔开,表层与底层放置石子。当滤速减慢或滤出水变浊时,将滤材清洗后再用。

消毒时,可使用含氯消毒剂,其用量随水的污染程度而定,一般在 4～8 mg/L,作用 30 min。使用含氯消毒剂片剂时,用量可按使用说明书投放。消毒后,测量余氯,在 0.5 mg/L 者即可。

4.水质简易鉴别方法

地震后集中式供水网管修复前的供水和分散式个人饮水可通过如表 10-3 所示的方法判断能否作为生活饮用水。

表 10-3　　　　　　　　　　　水质简易鉴别方法

方法	操作步骤	鉴别
观色	用干净、无色、透明玻璃瓶装满水样,在光线较强处机械观察	肉眼可见的物质越少,水越清洁
嗅味	用干净玻璃瓶装半瓶水样,盖严摇荡后,打开瓶盖,立即嗅一下有无气味;再把瓶放在热水中加温至 60 ℃,再嗅一下有无气味	清洁水应无异味
尝味	在常温下把水加热至 60 ℃,取少量水于口中尝味	清洁水应无异味
沉淀	用无色、透明、玻璃瓶装入水样,静置 12 h后,观察瓶底沉淀物,然后将上面的清洁水倒出来煮沸放冷,再观察沉淀物	沉淀物越少,水质越好
纸试	在一张清洁的白纸上滴上水样,待干后,观察它留下的斑迹	斑迹越明显,水质越差

5.集中式供水网管修复后的供水

管网检漏修复后及供水前,必须先清洗管线,加大消毒剂量,还必须使消毒剂在管线中有充分的接触时间(4～8 mg/L,作用 30 min),待余氯量达标以后,才能去除消毒液。冲洗管线后,再蓄水与供水。集中式供水需检验合格,符合《生活饮用水卫生标准》(GB 5749—2006)常规监测项目限值要求,方可供水。

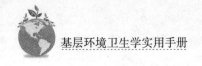

6.水源地周围环境的卫生清理

地震后的供水除一般的细菌性和化学性污染外,还存在尸碱中毒的危险。为防止饮水的尸碱中毒,必须尽快对水源周围的尸体进行清除,同时应对局部环境进行认真的漂白粉消毒处理。另外,用砂滤或炭末、明矾混凝过滤、吸附等,也可以去除水中的尸碱和细菌毒素。

二、地震灾害后食品卫生处置措施

1.地震灾后的食品安全注意事项

(1)严禁食用因地震砸死、病死和不明原因死亡的家禽、家畜。

(2)饮用安全卫生水。

(3)防止食品容器和餐具对食品的污染,特别是共同使用的餐具。

(4)防止超保质期、变质食品、伪劣食品进入灾区。

(5)利用天晴,抓紧晾晒,预防粮食霉变。

(6)保管好农药和有毒有害物品,预防误用、误食。

2.地震灾后的食物中毒的预防

(1)安全饮水。保证个人饮水消毒,不要喝生水,集体用餐应优先配备清洁用水。

(2)粮食和原料要在通风、干燥处保存,防止发霉和受虫、鼠侵害。

(3)预防有毒化学品(农药、亚硝酸盐、砷化物、鼠药等)对食品的污染,以及误用、误食。

(4)灾区水域内死亡的鱼类,应考虑水体受到污染,一般都有中毒的可能性。

(5)不能食用的食物有被水浸泡过的食物(罐头除外),因地震砸死、病死和不明原因死亡的家禽、家畜,被水淹过已腐烂的蔬菜、水果,来源不明食品、非专用食品容器包装的食品、无明确食品标志的食品、类似食物的不明物,严重发霉的粮食和腐败变质的食物,野生的蘑菇。

(6)可首选的食品有新鲜的食品、正规厂家生产的并且包装完好食品、未被污染过的食品,烧熟煮透现场加工的食品,熟食品在清洁卫生的条件下放置的时间不超过 4 h,彻底清洗和消毒过的蔬菜、水果。

(7)加工和制备食物时的注意事项:现吃现做、烧熟煮透,特别是剩饭、剩菜更应在食用前彻底加热;注意个人卫生,防止交叉污染;照顾老人、患者及婴幼儿的食品卫生。

3.餐饮具消毒

首选1‰碱水煮沸消毒 15～30 min,或用流通蒸汽消毒 30 min。也可用

0.2%～0.5%过氧乙酸或用含有效氯 250～500 mg/L 的含氯消毒剂溶液浸泡消毒 30min 后,再用清水冲洗后备用。

三、灾区污染环境消毒与杀虫

1.简易厕所的消毒与杀虫

简易厕所四壁和地面可用含有效氯 1000～2000 mg/L 的含氯消毒剂溶液喷雾(洒)消毒,作用 2 h。并选用 2.5%的溴氰菊酯可湿性粉剂等拟除虫菊酯类杀虫剂,根据使用说明稀释后进行喷雾,喷雾药液量为 50～100 mL/m²,以杀灭蚊蝇。粪便可按粪便量的 10∶1 加漂白粉,或加其他含氯消毒剂干粉或溶液(使有效氯作用浓度为 20000 mg/L),充分搅匀,包括粪渣和淤泥,作用 12～24 h。

2.垃圾、废墟的消毒与杀虫

垃圾可喷洒 10000 mg/L 有效氯的含氯消毒剂溶液,作用 60 min 以上,消毒后深埋。对有积水的垃圾堆放处及废墟应进行杀虫处理,选用 2.5%溴氰菊酯可湿性粉剂等拟除虫菊酯类或敌敌畏等有机磷类杀虫剂,根据使用说明稀释后进行喷雾,喷雾药液量为 50～100 mL/m²,以杀灭蚊蝇。

3.污水处理

灾区的生活污水,应尽量集中在缸、桶中进行。每 10 L 污水加入 10000 mg/L 有效氯含氯消毒溶液 10 mL,或加漂白粉 4 g,混匀后作用 1.5～2 h,余氯为 4～6 mg/L,方可排放。消毒静止的污水水体时,应先测定污水的容积,而后按有效氯 80～100 mg/L 的量将消毒剂投入污水中。搅拌均匀,作用 1～1.5 h。检查余氯在 4～6 mg/L 时,即可排放。对流动污水的水体,应作分期截流。在截流后,测污水容量,再按消毒静止污水水体的方法和要求进行消毒与检测。符合要求后,放流,再引入并截流新来的污水,如此分期依次进行消毒处理。消毒同时应进行杀虫处理,选用倍硫磷、杀螟松、辛硫磷、马拉硫磷、敌敌畏,根据使用说明稀释后进行喷洒。对水体杀虫不能使用溴氰菊酯等拟除虫菊酯类杀虫剂。

4.手和皮肤的消毒

手及皮肤接触污染物品时可用 0.5%的碘伏溶液或 0.5%的氯己定—醇溶液涂擦消毒,作用 1～3 min。

5.传染病发生时的消毒

有传染病发生时,按疫源地消毒技术规范对相应传染病进行消毒。

四、地震灾害发生后尸体及放置环境的卫生处理

1.防尸碱中毒与除恶臭

尸体腐化分解后,会产生气体物质(包括硫化氢、氨、甲烷、二氧化碳等)和液体物质(含硫醇、尸胺、腐胺、粪臭素等)。其中,多胺类化合物总称为"尸碱"(包括尸胺、腐胺、神经碱、草毒碱等)。尸碱与腐生菌同时繁殖的化脓性葡萄球菌和沙门氏菌所产生的毒素可引起人类中毒,归为细菌性毒素所致的食物中毒。在清理大量尸体时,可能接触多量的硫醇、尸胺之类的物质,可戴用药用炭过滤的防毒口罩除恶臭。接触尸体的人员要戴手套,防止细菌毒素沾染引起中毒。进行清理尸体操作后及饭前必须认真洗手。另外,进行尸体清理工作的人员,为防厌氧创伤感染(如破伤风、气性坏疽等),必要时可进行接种免疫血清。另外,可用石灰水、黑色草木灰吸附尸体的含臭物质,也可用1%的二氧化锰与木屑混合吸附硫化氢的臭气,也可喷洒3%～5%的来苏水。实践表明,效果最好的是次氯酸钙、氢氧化钙和漂白粉混合喷洒,能很快除臭与消毒。

2. 人与动物尸体的卫生清理与消毒

大量尸体的处理不应采用焚烧方法,以防污染大气,防止周围人群吸入中毒。大量尸体应集中处理,可采用就地深坑掩埋。为防止对地下水和局部土壤环境造成污染,可采用大量的漂白粉消毒处理方法,即尸体消毒可用含有效氯3000～5000 mg/L 的含氯消毒剂喷洒消毒。如有蝇蛆孳生,用 2.5% 溴氰菊酯可湿性粉剂等拟除虫菊酯类杀虫剂或敌敌畏等有机磷类杀虫剂,根据使用说明稀释后进行喷雾,喷雾药液量为 50～100 mL/m²,进行杀虫处理。在不污染环境及水源的条件下埋葬。尸体应远离水源 50 m 以上,以一层 3～5 cm 厚的漂白粉一层尸体的方式,距地面 2 m 以下深埋。如确证患有传染病患者的遗体,可以在彻底消毒后用尸袋密封后,运至开阔地焚烧。但必须注意,工作人员应在焚烧点的上风侧,避免吸入中毒。另外,世界卫生组织(WHO)建议:可用石蜡浸泡尸体后,就地焚化,以免疫情扩散。有条件的地方应尽快运至火葬场焚化,这是处理尸体的最好方式。

3. 尸体移送工具

移运车表面和空间可用 0.1% 过氧乙酸溶液或 500 mg/L 有效氯含氯消毒剂溶液喷洒至表面湿润,作用 60 min。

4. 尸体存放处环境的卫生处理

尸体存放处应远离水源 50 m 以上,并铺上 3～5 cm 漂白粉消毒。如确认患有鼠疫、霍乱、炭疽等烈性传染病的尸体,存放时用 0.5% 过氧乙酸溶液浸湿的布单严密包裹,口、鼻、耳、肛门、阴道要用浸过 0.5% 过氧乙酸的棉球堵塞,并尽快火化。

五、震灾临时住所的卫生保障

地震造成灾区无数家园被毁,必须采取紧急救助措施,给予灾民临时安身的场所。除一部分救助支撑材料,自行搭建庵棚外,对那些没有力量搭建的,可临时支撑帐篷或速建简易棚屋。搭建帐篷应注意以下几点:

(1)尽量采用小帐篷。

(2)搭帐篷的地址应远离蚊子孳生和垃圾等污染源的地方,最好设在交通方便、距离公路 2 米以上;严禁搭建在围墙、撕裂的建筑物旁,以免余震造成二次伤害。

(3)选址要选在地形较高、易于排水的地方。

(4)帐篷区四周应设排水沟,注意棚内自然通风。

(5)每个帐篷要提供必要的手提灯,帐篷间也需有适当的照明,同时开展灭火教育和配备灭火器材。临时住所周围可挖土坑简易厕所,并随时消杀,粪坑内粪便按粪便量的 1/10 加漂白粉,搅匀作用 12～24 h。设置集中垃圾堆放点并及时处理污物。

第十一章 环境与健康关系的研究方法

环境与健康关系是环境卫生学研究的核心问题,在环境与健康关系研究时,需要进行宏观和微观的研究工作,研究所采用的手段是环境流行病学和环境毒理学方法。基层疾控环境卫生专业技术人员在做好常规环境卫生监测工作的同时,如何做好监测数据与人群健康的研究具有十分重要的意义,本章重点介绍环境与健康的研究方法并引用国际环境与健康的经典案例以期对读者有所启发。

第一节 环境流行病学研究方法

环境流行病学(environmental epidemiology)是应用传统流行病学的方法,结合环境与健康关系的特点,从宏观上研究外环境因素与人群健康关系的科学。

(一)环境流行病学研究的基本内容和方法

在环境与健康研究中,环境流行病学的基本内容是:

(1)研究已知的环境暴露因素对人群的健康效应:如磷肥厂氟污染大气、含铬废水污染水体等对其接触的居民健康影响的调查。通过调查和分析,描述其健康效应的构成(健康效应谱)及其在空间(地区)、人群(按年龄、性别、职业、生活条件等特征组)的分布。由于环境因素对人群健康的影响是一个反应较广的健康效应谱,环境流行病学除了研究疾病的发生,还应注重研究发病前处于亚健康状态人群的一系列健康效应,包括生理功能、生化代谢等的改变,以揭示环境污染或自然环境因素引起的不同级别的效应在整个人群中的分布。

(2)探索引起健康效应异常的环境有害因素:这是一种在出现健康异常以后,探索引起健康异常的环境暴露因素的研究,例如国内学者对宣威肺癌、林县食管癌、克山病、大骨节病等病因研究,日本的水俣病、痛痛病病因学研究等,这是一类非常重要的环境流行病学研究,也是最为困难的一类研究。因为环境中共存的作用因素较多,它们之间交互作用的类型和机制复杂。环境流行病学的研究,可以提供健康异常与可疑环境因素之间的相关性资料,提出环境病因学线索。要确切阐明两者之间的因果关系,往往需要采用多种研究手段、长期探索,才能获得最终突破。

(3)暴露剂量-反应关系的研究:环境流行病学中的剂量-反应关系,主要是人群暴露剂量的大小与群体中特定效应的出现频率间的关系。在环境流行病学研究中特别注意暴露剂量与反应关系的研究。因为剂量反应关系的存在是暴露与效应依存性的重要依据,是对暴露剂量和所产生的效应之间的一种定量描述,可以为制定环境卫生标准、法规进行环境危险度评价提供重要依据。在剂量-反应关系的环境流行病学研究中,要求对暴露与剂量和产生的相应效应进行尽可能的精确测量,获得准确的定量数据。

环境流行病学研究采用的方法与传统流行病学所使用的方法相同。通常采用描述性(包括生态和现况)研究、分析性(病例—对照、定群)研究和实验性流行病学的研究方法。根据在环境流行病学研究的内容选用不同的流行病学方法。如已知环境暴露因素,欲研究对人群健康的危害及其程度,可采用现况研究和定群研究及实验研究。出现健康异常或临床表现后探索环境致病因素,可以先进行现况研究和病例—对照研究,获得暴露与健康效应之间的联系,找出导致异常和临床表现的主要危险因素后,再选择用定群研究或实验研究加以证实。

(二)环境暴露与健康效应的测量

在进行环境流行病学研究时,环境暴露测量和人群健康效应测量是最基本,也是最重要的研究内容。只有在获得两者科学、准确的数据资料后,才能够将暴露与健康效应联系起来进行分析、判断并作出正确结论。

1. 暴露测量

环境污染物(或有害环境因素)存在于空气、水、土壤等环境介质中,可通过呼吸道、消化道、皮肤直接接触或经胎盘血液接触(母婴垂直传递)进入人体,经代谢转运到作用的靶器官,产生有害效应。人体接触某一有害环境因素的过程称之为"暴露"(exposure)。环境暴露水平是指人群接触某一有害环境因素的浓度或剂量。在暴露测量中,被检测的剂量有三种:外剂量(external dose)、内剂量(internal dose)和生物有效剂量(biologically effective dose)。

(1)环境暴露测量:环境暴露测量即测量环境的外暴露剂量。通常是用测定人群接触的环境介质中的某种环境因素的浓度或含量,根据人体接触的特征(如接触的时间、途径等),估计个体的暴露水平。测量时,需在不同的环境暴露区域,按照调查研究计划和要求不同的时间或空间进行抽样测量。根据实测结果,计算出平均值,代表人群接触的平均水平。测量结果从宏观上可为环境流行病学调查研究划分出高、中、低浓度区和对照区,是研究该环境因素对人群健康影响的基础资料。但是用这种抽样测量常常很难精确地估计环境污染物进入不同个体的暴露剂量,因为个人活动、生活环境和工作环境都不相同,会直接对个人暴露量产生明显影响。在调查空气污染时采用个体空气采样器能较精确地估计个体暴露量。另外个体的暴露途径实际上是多样的,在环境流行病学调查中,应考虑多种暴露途径,估计总的暴露量。

(2)内暴露剂量测量:内暴露剂量是指在过去一段落时间内机体已吸收至人体内的污染物量。通过测定生物材料(血液、尿液等)中污染物或其代谢产物的含量来确定。如以血铅、血汞的含量分别代表铅和汞的暴露剂量;血尼古丁或可铁宁的含量作为香烟暴露的暴露剂量。内暴露剂量能真实地反映暴露水平,不仅能反映多种途径暴露的总水平,而且能避免由环境外暴露剂量估计暴露水平时吸收率的个体差异性的影响。因此,内暴露剂量与其产生的效应间的关系更好。

(3)生物有效剂量测量:生物有效剂量指经吸收、代谢活化、转运,最终到达器官、组织细胞、亚细胞或分子等靶部位或替代性靶部位的污染物量。如致癌物或其活化的产物与 DNA 或血红蛋白形成的加合物(adducts)的含量。生物有效剂量直接与产生的有害效应相关。不过在检测方法和样品采集上有更多的困难。人乳中污染物的浓度既反映了母亲内暴露水平,又反映了婴儿外暴露水平。化学性质稳定,易蓄积于某些组织(如脂肪、毛发)的化学污染物,在进行相应生物材料的监测时,能说明这些污染物的"体内负荷",同时也能代表人体暴露的水平。

2.健康效应的测量

环境流行病学调查应根据研究的目的和需要、各项健康效应的可持续时间、受影响的范围、人数以及危害性大小等,选取适当的调查对象和健康效应指标进行测量和评价。在暴露于环境污染物的人群中,常随暴露量、暴露时间及个人健康状况而不同,出现从污染物的体内负荷增加到出现组织病理损害及疾病、死亡的不同水平的效应。环境卫生学从保护人群健康出发,除了疾病率的测量以外,还应当选择在个体中仅产生体内负荷增加或出现轻微生理、生化代谢改变的指标作为健康效应调查、测量和评价的依据。

(1)健康效应测量的对象:在健康效应测量中,调查对象复杂,涉及面广,工作量大,为能达到更好的预期效果,调查人群的选择可采用两种方法:①如果能筛选出高危人群,可以用较小样本的特定人群来进行研究。高危人群(high risk group)即出现某一效应的风险较大的人群,多为高暴露人群或(和)易感的人群。

如需调查某甲基汞污染区居民健康的危害,可选择食用含甲基汞的鱼数量多或头发甲基汞含量高的居民作为调查对象。按标准《水体污染慢性甲基汞中毒诊断标准及处理原则》(GB 6989—36)的规定,总汞在 10 $\mu g/g$ 以上,甲基汞值超过 5 $\mu g/g$,应进行健康检查;②采用抽样调查,它是从研究总体中随机抽取部分研究单位所组成的样本进行调查研究,进而由样本调查结果来推论总体。抽样调查要求样本能代表总体,遵循随机抽样原则。

(2)健康效应测量的内容:主要包括疾病率的测量及生化和生理功能测量。①疾病频率测量常用的指标有:发病率、患病率、死亡率,各种疾病的专率,各种症状或功能异常的发生率,以及各种人群的专率,例如年龄或性别专率、某职业人群某病专率等;②生化和生理功能测量:反映各种功能的指标和方法很多,按其手段的类型可分为生理、生化、血液学、免疫学、影像学、遗传学和分子生物学等的检测指标和方法;按人体器官系统包括呼吸系统、消化系统、神经系统、造血系统和生殖系统等的功能检测。总之,任何临床的检测指标,环境流行病学都可以借鉴。环境流行病学家还应该不断吸收和利用环境毒理学、基础和临床学科的研究成果,解决其健康效应的测量问题,丰富和发展环境流行病学。尤其重要的是,通过作用机制的研究,建立有害健康效应的生物标志,提高检测的特异性和敏感性。

3.暴露与健康效应关系评价

以上暴露与健康效应测量的结果,应采用正确的流行病学和卫生统计学的方法进行分析。根据分析数据和科学原则作出正确评价,其中特别值得注意的是混杂因素控制和因果关系判断。

(1)混杂因素:当研究暴露于某一因素与疾病的关系时,由于受到一个或多个既与疾病有制约关系,又与暴露因素密切相关的外来因素的影响,掩盖或夸大了所研究的暴露因素与疾病的联系,这些影响因素称为混杂因素(confounding factor)。在研究的设计、资料收集和资料分析阶段均应注意控制混杂因素。在资料分析阶段,按可能的混杂因素的不同水平分层分析资料。

(2)因果关系判断:探索引起健康异常的环境有害因素,确定因果关系时必需十分慎重,通常应当参照:①关联的强度:以相对危险度(RR)表示时,RR 值超过 3~4 表示两者关联强;②关联的稳定性:在多个独立研究中得出类似的阳性结果;③关联的时序性:病因发生在前,人群反应的结果在后;④分布的符合性:污染因子与发病在时间、空间和人群的分布是否符合;⑤医学及生物学的合理性:与已有的科学理论或解释相符合;⑥剂量-反应关系:存在剂量-反应关系的规律。

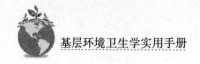
在实际工作中,现场流行病学的数据常常缺乏或不足,特别是剂量—反应关系的数据很难得到。此时,应着重根据现场实际情况全面综合分析及科学判断,不应轻易作出否定的结论。

(三)生物标志与环境流行病学

从环境暴露到机体中毒和疾病的发生之间的内在变化,是一个连续性的、渐进的过程。然而,以往对这一过程中的变化知之甚少。以近代分子生物学领头的生命科学的飞速发展,使得有可能从细胞和分子水平上认识疾病的发生和发展,揭示在这一发生和发展过程中一系列与发病机制有关联的"关键事件"(key events),从而解读从暴露到疾病的"黑匣子",并可通过对体内发生的这些关键事件的监测应用于流行病学研究,从根本上推进传统环境流行病学的发展生物标志(biomarker/biological marker)是生物体内发生的与发病机制有关联的关键事件的指示物,是机体由于接触各种环境因子所引起机体器官、细胞、亚细胞的生化生理、免疫和遗传等任何可测定的改变。生物标志中的分子生物标志(molecular biomarkers)则着重研究外来因子与机体细胞,特别是生物大分子(核酸、蛋白质)相互作用所引起的一切分子水平上的改变。以应用分子生物标志而建立的分子流行病学更能准确地反映出暴露与反应两者的关系,对早期预测环境有害因素对机体的损害,评价其危险度,及时提出切实可行的预防措施有着重大意义。

1. 生物标志的种类

1989 年,美国国家科学院将生物标志分为暴露生物标志(biomarker of exposure)、效应生物标志(biomarker of effect)和易感性生物标志(biomarker of susceptibility)三大类。暴露生物标志包括内剂量和生物有效剂量生物标志,生物有效剂量标志比内剂量标志更赋予生物效应意义。效应生物标志指机体内可测定的生化、生理或其他方面的改变。易感性生物标志是能够指示机体接触某种特定环境因子时的反应能力的一类生物标志。依照上述分类,将生物标志按暴露到疾病前各阶段可测定的标志如表 11-1 所示。

表 11-1　　　　　　　　从暴露到疾病前各阶段主要生物标志

生物标志	暴露	生物介质
内剂量(毒物及代谢物)		
可铁宁	香烟	体液
苯乙烯、铅、镉、砷	苯乙烯、铅、镉、砷	血液

续表

生物标志	暴露	生物介质
多氯联苯、DDT、DDE、TCDD 致突变性	多氯联苯、DDT、DDE、TCDD 化学致突变物	脂肪组织、体液
生物有效剂量标志		
DNA 加合物	各种烷化剂、多环芳烃、芳香胺黄曲霉素等	淋巴细胞、白细胞、红细胞
蛋白质加合物(Hb)	多环芳烃、芳香胺等	血清
蛋白质加合物(白蛋白)	黄曲霉毒素	血清
DNA 蛋白质交联物	紫外线、电离辐射、烷化剂等	血清
早期生物效应分子标志		
DNA 链断裂、链内和链间交联等	各种诱变剂	细胞
癌基因激活与抑癌基因失活	化学致癌物	细胞
染色体畸变、SCE、微核	致突变物	淋巴细胞
点突变：HGPRT、胸苷激酶及其他靶基因突变等	致突变物	体细胞
细胞结构/功能改变标志		
生化酶活性改变	铅、有机磷、肝损害等	血清
细胞骨架、血清 α胎球蛋白、EGF TGF-β		
易感标志		
药物/毒物代谢酶多态：P450、乙酰化酶 GSIs 基因多态性等	致突变、致癌化学物及其他毒物	体细胞

注：TCDD：2,3,7,8-四氯二苯-p 二噁英；HGPRT：次黄嘌呤鸟嘌呤磷酸核糖基转移酶(hypox anthineguanine osphoribosyltransferase)；EGF：上皮生长因子；TGFβ：肿瘤生长因子。

2. 生物标志在环境流行病学中的应用

生物标志的运用能加强暴露、效应和易感性的测量,对病因联系提供更有说服力的证据。因此,生物标志在环境流行病学与分子流行病学研究中的应用研究前景十分广阔。总体上讲,其应用的范围与价值,有下列几方面：

(1)暴露的精确测量:在体内生物材料中检测外源性化学物质或其代谢产物的含量,比通过询问所得的暴露情况或环境监测到的暴露水平精确得多。致癌物(或代谢活化产物)与其靶分子 DNA 结合形成了加合物,则可提供直接的已作用到靶分子的准确测量,这被称为特定暴露的"指纹"(fingerprinting)。美国1993 年正式将 DNA 加合物用于暴露致癌物工人的监测,国内对宣威室内煤烟暴露人群的 PAHS-DNA 加合物进行了监测。大量研究结果表明,DNA 加合物能敏感地指示环境低剂量致癌物的暴露。血红蛋白(Hb)加合物是某些致癌剂暴露替代性的生物有效剂量标志物。这是因为:①加合物在红细胞的寿命更长,能反映累积效应;②技术上易行;③已证明 Hb 加合物的量与靶组织 DNA 加合物的量相关。最近研究表明,某些环境因素的暴露与特定的基因表达有关。因此,可分析特定的基因表达以评价其暴露。基因芯片可高效、大规模地检测基因表达,有望为环境化学暴露提供广泛的生物有效剂量的生物标志。

(2)早期生物效应的显示:生物效应包括从轻微效应到疾病过程中的整个阶段的各类效应。对于环境流行病学,更重要的是揭示早期效应。这不仅因为早期效应相距产生此效应的暴露时间间隔短,容易建立暴露—效应关系,而且为采取预防干预措施赢得了宝贵时机。

国际化学安全规划署(International Programme on Chemical Safety,IPCS)2000 年制定的人类致癌剂遗传毒性效应监测的指南中列出了 6 种监测指标:DNA 加合物、彗星试验(comet assav)、hgpr 基因突变试验、染色体畸变分析、微核试验和姊妹染色单体互换(SCE)试验。可见有害效应监测方法仍以经典的细胞遗传学方法为主;DNA 加合物同时也纳入遗传毒性效应监测。研究认为,DNA 加合物属于一种 DNA 损伤形式,是化学致癌过程中一个早期关键步骤,尤其某些特殊类型或处于特殊位点的加合物与致突变/致癌效应密切相关。因此,DNA 加合物不仅是致癌物暴露的生物标志,也可用以监测致癌剂的遗传毒性效应。

(3)宿主易感性的判定:从暴露到发病的每一个阶段,易感性均起到重要的作用,是决定疾病是否发生的主要因素。这类生物标志是在暴露之前就已存在的遗传性的或获得性的可测量指标。遗传易感性的差异是通过可编码特异性蛋白的 DNA 的变异,以增加疾病发生的频率。遗传易感个体可能产生结构上不同的蛋白,或者产生蛋白的数量高表达或低表达。如患有着色性干皮病的个体暴露于紫外线发生皮肤癌的危险性增高,是因为他们缺乏 DNA 损伤的修饰蛋白。遗传决定的易感性因素大部分是稳定的,而获得性易感因素如年龄、生理变化、膳食和生活方式等则随环境与时间的变化导致易感程度的变化。

3.分子生物标志发展和应用值得注意的问题

（1）分子流行病学发展的关键是建立适用的生物标志。建立生物标志的研究需要包括生物化学、分子生物学、病理学、免疫学、毒理学、临床医学和流行病学领域多学科的通力协作，分别从不同角度进行深入的研究。在研究中应用最新的技术和理论。

（2）生物标志的应用意义是毋庸置疑的，但是目前敏感、特异、简便易行的不多，特别是致癌物以外的某些危胁大的毒物暴露和效应评价的分子生物标志尚少。

（3）生物标志在应用到人群之前应按一定程序经过科学的验证。生物标志的应用应遵照公认的技术指南进行操作，科学地、客观地评价其检测结果。

第二节　环境毒理学研究方法

（一）环境毒理学研究的基本内容和任务

在环境因素对健康影响的研究中，环境毒理学（environmental toxicology）是十分有用的手段，它的研究内容和任务主要是：①对未知毒性效应的化合物或环境因素，研究其毒作用大小、蓄积性、作用的靶器官和组织等基本毒理学特征，以及对其致畸形、致癌、致突变性等特殊毒性作出评价；②对特定的环境污染物或因素，研究其剂量-反应关系，为制定卫生基准和环境危险度评价提供依据；③毒作用机制研究，探索环境污染物或因素在机体反应中出现的特异、敏感的测试指标，即生物标志，为环境流行病学调查提供新的手段；④对已造成健康危害，并通过环境流行病学调查提出的可疑致病因素，建立动物模型予以证实，确定病因；⑤应用于环境生物监测。

（二）一般毒性的研究方法

慢性毒性试验是研究在较长时期内以小剂量反复染毒后所引起的毒性作用。其目的是评价化学污染物在长期小剂量作用下对机体产生的损害及特点，获得剂量-反应关系资料。并根据剂量反应关系确定最大无作用剂量（maximal no-effect level，MNEL）和最小作用剂量（minimal effect level，MEL），分别相当于未观察到有害作用剂量（no-observed adverse effect level，NOAEL）和最低观察到有害效应剂量（lowestbserved adverse effect level，LOAEL）。以最大无作用剂量作为外推到人体暴露安全剂量的基础，根据受试物毒作用性质和特点，选择适宜的方法外推到人，再换算为不同环境介质中的限制浓度，作为环境有害物质的基准值，为制定该物质的环境卫生标准提供依据。

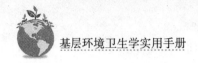

(三)遗传毒性研究方法

1966 年,Ames 建立了能在培养皿上迅速诱发基因突变的试验(Ames 试验),并于 1975 年报道其实验结果与啮齿类动物致癌试验有很高的符合率。此后提出了许多诱变试验方法,目前已有遗传毒理学试验 200 多种,可按其检测的终点分成 4 类:反映原始 DNA 损伤的试验、反映基因突变的试验、反映染色体结构改变的试验和反映非整倍体性试验。较常用的遗传毒理学试验如表 11-2 所示。

表 11-2　　　　　　　　　　常用的遗传毒理学试验

	试验类型	试验方法举例
1. DNA 损伤与修复试验	A. 直接测验 DNA 损伤 B. 动物细胞可复制 DNA 损伤	彗星试验,DNA 链断裂碱洗脱试验 程序外 DNA(UDS)试验
2. 原核细胞基因突变试验	A. 细胞回复突变 B. 细胞正向突变	Ames 试验 大肠菌 lacI 试验
3. 真核(非哺乳动物)细胞试验	A. 真菌基因突变 B. 果蝇试验	酿酒酵母菌基因突变试验 果蝇伴性隐性致死试验
4. 哺乳动物基因突变试验	A. 体外正向突变 B. 体内基因突变	小鼠淋巴瘤细胞 TK 突变,HGPRT 突变试验 小鼠斑点试验
5. 哺乳动物细胞遗传学试验	A. 染色体畸变 B. 微核 C. 姊妹染色单体互换 D. 有丝分裂细胞非整倍体	培养细胞、骨髓细胞、体内淋巴细胞染色体分析 培养细胞、体内白细胞微核分析 培养细胞、人细胞、动物骨髓细胞 SCE 试验 多倍体、染色体丢失分析,着丝点标记微核试验
6. 精细胞突变性	A. DNA 损伤 B. 基因突变 C. 染色体畸变卵细胞 D. 显性致死	精细胞 UDS,DNA 链断裂检测 小鼠生殖细胞遗传性易位试验 精细胞遗传分析,精细胞微核试验 小鼠或大鼠显性致死试验

遗传毒性检测的主要用途之一是致癌性的筛选。以上试验中，常用的不过十多种，被列入常规筛选试验组的方法主要有：Ames试验、微核试验、染色体畸形变分析、SCE试验和显性致死试验等。

近代分子生物学、生物化学、免疫学技术应用于毒理学研究，形成了一些更加精确、灵敏的环境遗传毒性研究的新技术，如聚合酶链反应（polymerase chain reaction，PCR）技术、单细胞凝胶电泳（single cell gel electrophoresis，SGE）试验、荧光原位杂交（fluorescence in situ hybridization，HISH）、转基因小鼠（transgenic mouse）突变试验和基因芯片（gene chip）技术等。

（四）致癌性和致畸性测试

1. 致癌试验

通过一组短期遗传毒理学试验的检测，可对化学性污染物进行致癌性的初筛，若在初筛试验中得到阳性结果，需要对其进行致癌性确认时，则应进行动物致癌试验。动物致癌试验包括短期诱癌试验和长期动物致癌试验。长期动物致癌试验是目前鉴定致癌物最可靠、使用最广泛的一种经典方法，这是因为它能满足癌发生有相当长的潜伏期，可以控制各种干扰因素和模拟人群暴露等优点。长期动物致癌的实验方案，已有公认的指南，试验结果以观察哺乳动物组织病理学的形态变化为终点。

2. 致畸性测试

致畸性测试的方法主要是实验动物三段试验及体外致畸试验。国内外应用"三段试验"确证和筛选环境化学性污染物的致畸性。在我国大多数测试环境因素致结构畸形效应，通常只进行第Ⅱ段试验。近10年来体外致畸试验方法发展很快，主要用于研究致畸机制及筛选化学致畸物。体外致畸试验种类很多，常见的体外致畸形试验主要是全胚胎培养、器官培养和细胞培养三个层次的试验。目前，为观察低剂量外源性暴露对胚胎发育期中枢神经系统的影响而导致出生后行为功能异常和障碍，发展了行为致畸试验。

（五）环境生物监测方法

传统的环境监测主要采用化学或物理学方法测定介质中污染物的含量，从而了解环境是否受到污染及污染水平。尽管这样的监测数据非常重要，但它只能够为该污染物对人群健康影响的可能性作出间接判断。1992年6月，在葡萄牙举行的"北大西洋公约组织高科技讨论会"认为，生物监测能够迅速反映污染物是否能对生物体，特别是体内的遗传物质产生影响。因此，环境理化监测与生物监测并用应当是今后环境监测的趋势。同时，环境污染物种类多，往往以综合作用影响机体，单一的化学检测难以反映总体的污染水平和可能产生的危害。

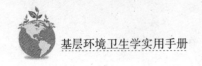

环境生物监测则有可能解决这一问题。由于环境污染物与生物体之间所有的相互作用都始于生物分子，而且生物体之间的共性往往在分子水平上最大，因此分子生物的监测具有更重要的意义。

目前，利用毒理学方法进行环境生物监测的方法主要分为两类：

1. 现场生物监测

主要通过对环境的植物、动物或微生物进行细胞遗传学或分子毒理学的直接监测。①植物细胞遗传学监测："北大西洋公约组织高科技讨论会"推荐用紫露草四分体试验、紫露草雄蕊毛突变试验、蚕豆根尖细胞有丝分裂染色体畸变试验建立全球性的环境生物监测网，以监测大气和水体污染。上述三种试验方法经济、简便、快速，测试结果可靠。目前，国内外都已应用这些方法对各种不同活动场所如机场、停车场、学校、城市烟雾区、垃圾场和生活或工业废水的污染状况进行监测；②水生物的分子生物学监测：可通过对鱼、贝等水生物的监测评价水体化学诱变/致癌污染，如用^{32}P后标法检测贝类鳃中DNA加合物的含量；③污染土壤微生物的分子生物学监测：土壤中含有大量的微生物，土壤污染物会首先作用于这些微生物，可以通过土壤微生物的反应（如微生物数量、细菌谱、对有机物代谢酶活性等）评价土壤污染。

2. 环境样品的生物监测

收集空气、水和固体环境样品进行毒理学测试。目前较普遍应用于空气（大气、室内空气）、水体（水源水、饮用水、生产和生活污水等）、食品等样品。环境样品制备方法视需要检测的对象和目的而定。根据环境介质及污染物的理化特性，采用不同的浓缩、萃取等方法处理，获取环境样品的混合物进行毒理学测试，也有部分研究者将混合物再分为各种组分（酸性组分、碱性组分等）或单个污染物成分进行测试。

环境样品的毒理学测试方法很多，现行的毒理学方法都可应用。测试的终点包括一般毒理、免疫毒性、致癌性、致畸性、致突变性、生殖和发育毒性等。浓缩、萃取的环境样品获取量比较小，多用作特殊毒性试验，并以体外试验为主。

第三节 环境流行病学与环境毒理学方法的联系和应用实践

(一)环境卫生学的研究任务需要环境流行病学和环境毒理学方法相结合

以现代环境卫生学的观点，在研究环境因素特别是环境污染物的健康效应时，应采用宏观与微观相结合的研究方法。宏观研究是应用环境流行病学的方法,微观研究主要是采用环境毒理学的方法。由于环境作用因素的多样性、作用方式和作用机制的复杂性,环境卫生学的研究面临着大量新的问题,面对许多困难和挑战,因此需要同时应用环境流行病学和环境毒理学的研究方法及其相关的新理论和新技术去解决。通过微观的方法可阐明多种环境因素对机体的影响,提示污染物在体内的动态变化、代谢途径及对机体的作用特点和机制等,这种微观方法在研究新化学物质的健康效应上具有重要作用。但是,环境卫生学的研究对象是人群,目标是人类的健康,以细胞、动物等人体以外的实验材料的微观研究所得结果直接推论到人体有很大的不确定性。采用宏观和微观相结合的研究方法能更全面地提示环境因素对整体人群健康影响的真实情况,通过宏观研究可以为微观研究指明方向,而微观研究又可以为宏观研究阐明内在本质,宏观与微观研究相结合可以发挥相辅相成的作用。

(二)环境流行病学和环境毒理学研究方法的互补性

环境卫生学要研究的主要问题是环境因素对人群健康的影响,问题往往首先是从受影响的人群提出来的。所以,必须首先使用环境流行病学方法,从宏观上探讨相关环境对人群健康危害在地区分布、时间分布和人群分布上的规律,确定环境因素与健康效应的相关性等。环境卫生学研究的最终目标是人类健康,为了防止危害采用干预措施,对干预效果的评定也需要应用环境流行病学的方法。可见,从问题的提出到问题的解决都离不开环境流行病学的方法。可靠的环境流行病学研究资料,比通过其他研究手段得到的资料更为可贵,具有最高的使用价值。同时,某些效应如对人群智力、心理、感觉等的影响,很难或无法通过动物或细胞试验获得。因此,环境流行病学在环境卫生学研究中具有十分重要的作用。然而,环境流行病学研究有许多局限性:①环境暴露因素往往不明确;②暴露水平(剂量)定量困难;③混杂因素较多;④弱效应难于评价;⑤某些危害(如致癌)间隔期太长,暴露反应的关系难于建立;⑥获取资料或样本受道德、法律和隐私的限制等。这些局限性常常限制着环境流行病学研究的进行。

而环境毒理学的研究方法具有多种可以弥补环境流行病学方法局限性的优点:①可根据研究目的和要求,人为地控制暴露水平和强度(包括污染浓度和暴露时间),并能使研究因素单一、准确,避免了人群调查研究中存在的众多干扰因素;②效应观察指标不受限制,能利用实验动物的任何组织和器官,从分子到整体动物水平来观察各种效应,以便了解在体内作用的靶及作用机制;③可应用特殊基因型的细胞、转基因动物等试验材料,引入相关学科的新技术,更有利于研究的深入。由于这些优点,许多环境卫生标准和环境危险度评价的剂量—反应关系的资料及作用机制的解释都是毒理学研究提供的。不过,环境毒理学方法

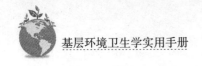

的缺点也是显而易见的,主要是实验动物和人体在代谢和反应性上的差异,应用时必须谨慎,如"反应停"和砷对常用实验动物的致畸性和致癌性为阴性结果,不能认为对人无致畸性和致癌性。由于环境流行病学和环境毒理学研究方法的互补性,二者必须结合应用,相互补充。

(三)环境流行病学方法和环境毒理学方法相结合的应用实践

实践证明在人群健康危害的病因、环境健康危险度评价等方面的研究必须采用环境流行病学和环境毒理学方法相结合的策略。

1. 人群健康危害的病因学研究

在环境致病因素的流行病学研究中,环境毒理学可用于环境可疑致病因素的鉴定、复制人有害效应或疾病的模型。水俣病的病因学研究就是成功的范例。此外在痛痛病、宣威肺癌等的病因学及发病机制研究中,都采用了环境流行病学和环境毒理学相结合的研究策略。

2. 环境健康危险度评价

在进行环境有害因素的健康危险度评价时,需要有一套完整的研究资料,单凭环境流行病学的方法或环境毒理学方法往往难于提供,必须两类方法相结合。如致癌的危险度评价,由于人群中肿瘤的发生属于少发事件,致癌因素的暴露距肿瘤发生的间隔期长,混杂因素多,通过人群的流行病学调查很难得到暴露反应的关系,其剂量—反应关系的建立往往通过动物致癌试验。然而由于实验动物和人体在代谢和反应性上的差异,从动物试验得到的致癌性必须在人群流行病学研究中得到证实,才能被定义为人类的致癌物。此外,在致癌性的危害鉴定中,还需要明确致癌作用是否通过遗传毒性的机制,这将决定剂量反应关系评定的方式。遗传毒性的评价,应用 Ames 试验等体外试验或短期遗传毒性试验可以经济而有效地解决。

第四节　国家环境与健康研究经典案例

一、项目背景

高砷地下水作为饮用水而导致人群高砷的高砷暴露问题,是一个重要的公共卫生问题,在美国、墨西哥、蒙古、阿根廷、印度、智利和孟加拉国等国家的特定地区长期存在。在我国也有部分高砷水地区。尤其是 1993 年在孟加拉国开始被发现,而后在 2009 年引起全球关注的砷危机,被世界卫生组织称为"历史上最大规模的人口中毒"。孟加拉国为了解决生活饮用水问题,在国际援助机构帮助下,从 20 世纪 70 年代开始,在全国各地安装了大约 1000 万台手动泵井提供无菌饮水,预防水源性疾病。但随后使用这些水井的居民逐渐开始出现砷中毒症状。直到 20 世纪 90 年代,人们才意识到这些井水中的高砷状况。经专家调查发现,孟加拉国土壤深层自然形成的砷含量非常高,从而导致 3500 万～7700 万人已经长期暴露于饮用水中的高浓度砷。孟加拉国各级政府以及多个国际性非政府组织一直努力解决这一问题。政府每年都会对全国饮水高砷状况进行调查,出台减轻饮水高砷的国家政策,大力宣传有关预防和应对饮水高砷状况的知识,培训相关医疗人员,调查砷中毒患者病情并免费提供药品,开展科研活动和有关国际合作,努力降低饮水高砷状况给孟加拉国人民造成的健康损害。

研究已证实:砷暴露与癌症有关,对肝脏、肾脏、肺、皮肤和心血管系统有毒性不良反应,与周围血管疾病成剂量相关性。美国、智利、阿根廷、孟加拉国和我国台湾省都有研究报道:长期砷暴露会导致慢性病死亡率上升,但这些研究都是在群体暴露水平上的回顾性研究,缺乏个体暴露水平上的前瞻性研究,不能充分说明个体砷暴露与死亡风险增加之间的关系。

砷对健康影响的纵向研究,是在孟加拉国纳拉扬甘杰(Araihazar)地区开展的一个多学科大型前瞻性队列研究。该研究用来评估宽剂量范围砷暴露可能导致健康效应及他们之间的关系,可能导致的健康效应包括癌前病变和恶性皮肤肿瘤、总死亡率、妊娠结局和儿童认知发育。

二、技术路线

HEALS 是一项以人群为基础的观察砷暴露对癌症(皮肤癌、膀胱癌、肺癌)、生殖健康、儿童认知发育等健康影响的前瞻性队列研究。为了便于分析,研究者在该队列研究的基础上应用了横断面研究、巢式病例对照研究和病例队列研究方法来观察砷暴露与可能的健康结局之间的关系,在开展队列研究的同时,研究者开展医疗和营养干预随机对照试验和社区干预试验观察干预措施对健康结局的影响。

该案例中,HEALS 为我们提供了一个宝贵的机会,即用前瞻性队列研究方法和不同时间个体砷暴露的评估,来探讨砷暴露和死亡率之间的关系,克服了以往横断面研究中砷暴露和死亡率之间因果关系不能确定的缺点。在这项研究中,研究者对井水砷浓度和观察对象尿样中的砷浓度进行了测定,通过随访,评估了个体砷浓度,并对观察对象尿液中的砷浓度进行了测定,通过随访,评估了

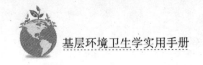

个体砷暴露与全死因死亡率和慢性疾病死亡率之间的关系,同时对接受干预措施的观察对象,评估 2～4 年砷暴露的变化对全死因死亡风险的影响。

三、研究方法

(一)研究现场与研究人群

该研究在孟加拉国首都纳拉扬甘杰地区自 2000 年 10 月～2002 年 5 月共纳入 11746 名 18～75 岁已婚人员,该人群至少在该地区生活了 5 年。由经过培训的医生每两年对观察对象进行问卷调查随访,重点收集死亡人群的慢性病史、症状、饮水来源等,并采集观察对象的尿液和血液样本,检测样本中砷浓度。同时,研究者对观察对象生活区域内的 5966 口井水中的砷浓度进行检测。研究者对观察对象进行 3 次随访,随访间隔为 1～2 年,随访时间分别为 2002 年 9 月～2004 年 5 月、2004 年 6 月～2006 年 8 月、2007 年 1 月～2009 年 2 月。

(二)死亡率评估

2000～2009 年,每次家庭随访都评估观察对象的生存状态。对在随访过程中出现的死亡人口,研究者使用的问卷为死因推断问卷,该问卷经孟加拉国国际腹泻病研究中心去确认,用来推断孟加拉国人的死因。经过培训的医生采用面对面访谈的方法与信息提供者共同完成死因推断问卷(包括询问死者个人的慢性病史和症状来确定死因),参与随访调查的医生不知道已故参与者的砷浓度。之后由医学专家团队对死因问卷进行评估,利用国际疾病分类标准编码(ICD—10)对观察对象的死因分配编码,推断已故参与者的死因。

随访时间的计算为基线访问日期与最后一次面对面访问或报告日期之间的天数。在死因结果分析时将这些仍为生存状态的受访者排除。慢性病所致死亡定义为:将与砷暴露相关性尚不明确的死亡排除后的死亡($n=82$;ICD—10codesA00—B99,O00—O99,R00—R99,S00—T99,andV01—Y98)。

(三)砷暴露的评估

在基线调查中,参与者确认他们的饮用水主要来源,研究者确定他们水源的砷浓度,井水中的砷浓度使用石墨炉原子吸收测量光谱法测定,方法检出限为 $5.0\ \mu g/L$。低于此检出限的样品使用电感耦合等离子体光谱法重新检测。该方法检出限为 $0.1\ \mu g/L$。

砷摄入量($\mu g/d$)计算方法为主要井水中的砷浓度($\mu g/L$)与个体日饮水量(L/d)的乘积。

(四)相关协变量

根据基线访谈资料选取影响因素作为协变量。其中社会人口学因素包括性别、年龄和教育年限等。吸烟状况因素包括吸烟者和从不吸烟者。研究人员在基线访谈时测量了身高、体重、心脏收缩压等指标。

(五)统计分析

研究人员采用 Cox 比例风险回归模型,通过估算死亡风险率的比值及其 95％置信区间,对不同饮用水砷浓度暴露与死亡风险增加之间的关系进行评估。

Cox 比例风险回归模型,简称"Cox 回归模型"。该模型由英国统计学家考克斯(D. R. Cox)于 1972 年提出,主要用于肿瘤和其他慢性病的预后分析,也可用于队列研究的病因探索。

Cox 比例风险回归模型:

$$h(t) = h_0(t)\exp(\beta_1 X_1 + \beta_2 X_2 + \cdots + \beta_n X_n)$$

其中,参数 $\beta_1, \beta_2, \cdots, \beta_n$ 称为"偏回归系数",$h_0(t)$ 为基准风险函数,即所有变量取 0 时 t 时刻的风险函数。$X_1, X_2, \cdots, X_n$ 为自变量。

由于 $h_0(t)$ 是未知的,所有 Cox 模型为半参数模型。

研究者对队参与者的尿液总砷浓度进行了重复测量,每两年评估一次。研究者也评估死亡率与近几年砷暴露浓度变化的关系。

研究者利用回归方法,并考虑可能的混杂因素,计算砷暴露对死亡率的贡献比例。

(六)项目组织实施与管理

HEALS 项目由哥伦比亚和孟加拉国研究人员共同组织实施,哥伦比亚大学梅尔曼公共卫生学院是主要研究单位。该项目是哥伦比亚大学超级基金项目(CU-SBRP)的一部分。该研究得到了美国国立卫生研究院(NIH)的资助。该项目研究得到了哥伦比亚大学机构审查委员会和孟加拉国医学研究委员会伦理委员会的批准,在项目实施过程中,进行随访的医生接受了培训并训练有素,以便两年来对参与者进行入户调查;该项目成了现场诊所,以便积极跟进队列研究参与者和他们的家庭成员;该项目对所有样品统一进行分析检测,注重质量控制。

四、研究结果

(一)死亡率统计

该地区人口总计为 65876 人,12050 名符合队列入选标准的参与者进入该研究。在 HEALS 队列中,实际参与者共有 11746 人(参与率 97％),其中 4801 对夫妻同时参加,其余 2144 个已婚参与者,其配偶没有参加。

共有 11746 人参与基线调查,图中给出了各随访阶段的生存人数,并推出死

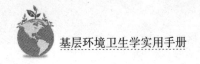

亡率。部分失访对象采用了通过邻居或关系密切者确认生存状况的方式。

下表显示了极限队列研究和已故观察对象的人口分布、临床和暴露特征。男性、未接受过正规教育、农民、吸烟者、年龄在 50 岁以上、体重指数偏低、高血压等情况的死亡风险更高。砷暴露的 Pearson 相关系数为 0.67～0.97，水中砷浓度和每日砷摄入剂量之间有很强的关联系。

表 11-3   参与者相关信息统计

	井水中的砷 （µg/L）	基线队列 （$n=11746$）	死亡 （$n=407$）	粗死亡率 （/1000 人年）
性别				
男	102.0(115.7)	5042(43%)	298(73%)	9.0
女	101.2(114.9)	6074(57%)	109(27%)	2.5
年龄				
18～30	101.3(116.4)	3653(31%)	27(7%)	1.1
31～40	100.7(112.7)	4186(36%)	71(17%)	2.6
41～50	102.9(116.0)	2730(23%)	127(31%)	7.1
51～60	102.5(119.8)	1072(9%)	150(37%)	22.3
61～75	107.6(110.7)	104(0.9%)	32(8%)	54.9
体重指数				
<18.5	107.1(119.6)	4555(39%)	217(53%)	7.3
18.5～24.9	99.9(114.1)	6107(52%)	156(38%)	3.9
≥25.0	85.2(101.8)	805(7%)	22(5%)	4.1
教育（年）				
0	101.2(112.2)	5237(45%)	215(53%)	63、3
1～5	105.2(119.8)	3470(30%)	103(25%)	4.5
6～16	98.2(115.1)	3033(26%)	89(22%)	4.4
收缩压（mmHg）				
<140	101.9(115.9)	10542(90%)	298(73%)	4.3
≥140	98.2(110.4)	3033(26%)	89(22%)	16.2
	井水中的砷 （µg/L）	基线队列 （$n=11746$）	死亡 （$n=407$）	粗死亡率 （/1000 人年）

续表

	井水中的砷 （μg/L）	基线队列 （n=11746）	死亡 （n=407）	粗死亡率 （/1000 人年）
吸烟情况				
从不吸烟	101.9(116.0)	7568(64％)	117(29％)	2.3
已吸烟	110.0(123.1)	778(64％)	82(20％)	16.6
吸烟	99.1(111.7)	3395(29％)	207(51％)	9.3
井水中的砷				
0.1～10.0	3.2(2.9)	2743(23％)	77(19％)	4.2
10.1～50.0	28.5(11.4)	2511(21％)	94(23％)	5.8
50.1～150.0	94.5(29.4)	3600(31％)	101(25％)	4.3
150.1～864.0	267.5(106.7)	2889(25％)	135(33％)	7.1
砷暴露量（μg/d）				
0.041～35.0	6.4(22.4)	2922(25％)	92(23％)	4.7
35.1～163.0	44.3(39.7)	2937(25％)	101(25％)	5.3
163.1～401.0	113.0(70.9)	2941(25％)	94(23％)	4.9
401.1～4898.0	242.2(117.4)	2940(25％)	120(29％)	6.2
总尿砷				
7.0～105.0	30.8(77.0)	2793(24％)	83(50％)	4.4
105.1～199.0	65.7(86.0)	2829(24％)	99(24％)	5.4
199.1～352.0	108.3(95.4)	2805(24％)	102(25％)	5.6
352.1～5000.0	198.5(124.5)	2797(24％)	106(26％)	5.8

注：除特别说明外，表格中数据为算数平均数（标准差）或者人数（百分比）。

（二）死亡率与砷暴露的关系

表 11-4 表明，随着井水中砷浓度的升高，死亡率逐步升高，在目前研究中未观察到死亡风险升高存在阈值的现象。

表 11-4　　　　参与者死亡率与基线砷暴露的风险比

	全死因死亡率		慢性病死亡率	
	死亡人数	风险比	死亡人数	风险比
井水砷浓度（μg/L）				
0.1～10.0	74	1.00	58	1.00

续表

	全死因死亡率		慢性病死亡率	
	死亡人数	风险比	死亡人数	风险比
10.1~50.0	90	1.34(0.99,1.82)	69	1.33(0.94,1.87)
50.1~150.0	98	1.09(0.81,1.47)	83	1.22(0.87,1.70)
150.1~864.0	131	1.68(1.26,2.23)	101	1.68(1.21,2.33)
砷暴露量($\mu g/d$)				
0.041~35.0	87	1.00	66	1.00
35.1~163.0	97	1.10(0.83.1.47)	80	1.21(0.88,1.67)
163.1~401.0	91	1.09(0.81,1.46)	76	1.22(0.88,1.71)
401.1~4898.0	118	1.54(1.17,2.04)	89	1.58(1.15,2.18)
总尿砷($\mu g/g$)				
7.0~105.0	83	1.00	64	1.00
105.1~199.0	96	1.07(1.80,1.43)	80	1.17(0.84,1.62)
199.1~352.0	100	1.22(0.91,1.63)	83	1.37(0.98,1.90)
352.1~5000.0	105	1.45(1.09,1.94)	77	1.47(1.05,2.06)

研究发现,2000年10月~2009年2月,共有407名观察对象死亡。砷暴露水平位于上四分位数的参与者,其调查期间死亡风险比砷暴露水平位于下四分位数的参与者高接近70%。变量校正后,砷中毒引起的死亡占全死因死亡的21%,占慢性病死亡的24%。井水砷浓度分别为10.1~50.0 $\mu g/L$,50.1~150.0 $\mu g/L$和150.1~864.0 $\mu g/L$时(世界卫生组织推荐饮用水砷含量应小于10.0 $\mu g/L$),参与者全死因死亡风险比分别为1.34(95%CI:0.99,1.82),1.09(95%CI:0.81,1.47)和1.68(95%CI:1.26,2.23),结果表明随着井水中砷浓度的增高,死亡风险逐步增加。其中,研究人群饮用水中砷浓度低于10 $\mu g/L$(24%)和低于50 $\mu g/L$(45%)的暴露程度类似于其他低砷浓度地区人群暴露水平。

表 11-5　　　　　参与者全死因死亡率和总尿砷浓度变化风险比

暴露随访		事件	高危患者	全死因死亡率
基线和随访1				
低	低	103	4453	1.00
低	高	13	765	0.88(0.49,1.57)

续表

暴露随访		事件	高危患者	全死因死亡率
高	低	70	1937	1.56(1.14,2.13)
高	高	82	3373	1.33(0.99,1.33)
基线和随访2				
低	低	61	4226	1.00
低	高	12	833	1.37(0.75,2.50)
高	低	47	2072	1.67(1.17,2.44)
高	高	38	3064	1.17(0.77,1.77)

表 11-5 表明,近期改变饮水中的砷变量,并不能改变砷中毒死亡率。研究者认为,长期饮用砷污染地下水可升高该地区人群死亡率。因此要解决砷污染饮用水问题,提供良好水源是当务之急。

(三)其他健康效应与砷暴露的关系

在 HEALS 框架下,研究人员对皮肤病变等多种健康效应与砷暴露和皮肤病发生率之间的关系进行了研究。利用离散时间风险回归模型来估计皮肤病变风险比的 95%CI。多变量校正后,井水砷浓度分别为 10.1~50.0 $\mu g/L$、50.1~100.0 $\mu g/L$,100.1~200.0 $\mu g/L$ 和不低于 0.1 $\mu g/L$ 时,皮肤病变风险比分别为 1.17(95%CI:0.92,1.49)、1.69(95%CI:1.33,2.14)、1.97(95%CI:1.58,2.46)和 2.98(95%CI:2.40,3.71)。结果研究与近年来其他研究得到的砷暴露皮肤病变风险类相似。女性剂量依赖性关系更为明显,但男性和老年人皮肤病变的发病率更高。即使砷暴露浓度较低时(<100.0 $\mu g/L$),饮用水慢性砷暴露也与皮肤病变发病率增加相关。

HEALS 的主要优势是前瞻性设计、大范围研究对象、范围广泛的砷暴露、砷暴露基线测量、重复的前瞻性评估尿总砷浓度和接近完全的随访,能为砷暴露对人群死亡风险的影响提供更加明确的证据,研究结果具有重要而深远的公共卫生影响。

附 录 部 分

附录一

生活饮用水卫生监督管理办法

住房城乡建设部、国家卫生计生委决定对《生活饮用水卫生监督管理办法》（原建设部、原卫生部令第 53 号）作如下修改：

一、将本办法中的"建设部"统一修改为"国务院住房城乡建设主管部门"，将"卫生部"统一修改为"国务院卫生计生主管部门"，将"建设行政部门"统一修改为"住房城乡建设主管部门"，将"卫生行政部门"统一修改为"卫生计生主管部门"。

二、将第七条修改为："集中式供水单位取得工商行政管理部门颁发的营业执照后，还应当取得县级以上地方人民政府卫生计生主管部门颁发的卫生许可证，方可供水。"

三、删除第十四条第二款。

四、删除第二十条第一款中的"每年复核一次"，并删除第二款。

五、将第二十一条修改为："涉及饮用水卫生安全的产品，应当按照有关规定进行卫生安全性评价，符合卫生标准和卫生规范要求。"

"利用新材料、新工艺和新化学物质生产的涉及饮用水卫生安全产品应当取得国务院卫生计生主管部门颁发的卫生许可批准文件；除利用新材料、新工艺和新化学物质外生产的其他涉及饮用水卫生安全产品应当取得省级人民政府卫生计生主管部门颁发的卫生许可批准文件。"

"涉及饮用水卫生安全产品的卫生许可批准文件的有效期为四年。"

六、删除第二十六条第五项。

七、删除第二十八条第三项。

本决定自 2016 年 6 月 1 日起施行。

《生活饮用水卫生监督管理办法》根据本决定作相应修改，重新公布。

生活饮用水卫生监督管理办法正文

（原建设部 原卫生部令第 53 号，2010 年 2 月 12 日《卫生部关于修改〈公共场所卫生管理条例实施细则〉等规范性文件部分内容的通知》予以修改，经住房城乡建设部常务会议、国家卫生计生委委主任会议审议通过并于 2016 年 4 月 17 日发布住房城乡建设部 国家卫生计生委令第 31 号予以修改,自 2016 年 6 月 1 日起施行)

第一章　总　则

第一条　为保证生活饮用水(以下简称饮用水)卫生安全,保障人体健康,根据《中华人民共和国传染病防治法》及《城市供水条例》的有关规定,制定本办法。

第二条　本办法适用于集中式供水、二次供水单位(以下简称供水单位)和涉及饮用水卫生安全的产品的卫生监督管理。

凡在中华人民共和国领域内的任何单位和个人均应遵守本办法。

第三条　国务院卫生计生主管部门主管全国饮用水卫生监督工作。县级以上地方人民政府卫生计生主管部门主管本行政区域内饮用水卫生监督工作。

国务院住房城乡建设主管部门主管全国城市饮用水卫生管理工作。县级以上地方人民政府建设行政主管部门主管本行政区域内城镇饮用水卫生管理工作。

第四条　国家对供水单位和涉及饮用水卫生安全的产品实行卫生许可制度。

第五条　国家鼓励有益于饮用水卫生安全的新产品、新技术、新工艺的研制开发和推广应用。

第二章　卫生管理

第六条　供水单位供应的饮用水必须符合国家生活饮用水卫生标准。

第七条　集中式供水单位取得工商行政管理部门颁发的营业执照后,还应当取得县级以上地方人民政府卫生计生主管部门颁发的卫生许可证,方可供水。

第八条　供水单位新建、改建、扩建的饮用水供水工程项目,应当符合卫生要求,选址和设计审查、竣工验收必须有建设卫生计生主管部门参加。

新建、改建、扩建的城市公共饮用水供水工程项目由建设行政主管部门负责组织选址、设计审查和竣工验收,卫生计生主管部门参加。

第九条　供水单位应建立饮用水卫生管理规章制度,配备专职或兼职人员,负责饮用水卫生管理工作。

第十条　集中式供水单位必须有水质净化消毒设施及必要的水质检验仪器、设备和人员,对水质进行日常性检验,并向当地人民政府卫生计生主管部门和建设行政主管部门报送检测资料。

城市自来水供水企业和自建设施对外供水的企业,其生产管理制度的建立和执行、人员上岗的资格和水质日常检测工作由城市建设行政主管部门负责

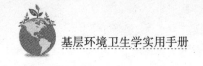

管理。

第十一条 直接从事供、管水的人员必须取得体检合格证后方可上岗工作，并每年进行一次健康检查。

凡患有痢疾、伤寒、甲型病毒性肝炎、戊型病毒性肝炎、活动性肺结核、化脓性或渗出性皮肤病及其他有碍饮用水卫生的疾病的和病原携带者，不得直接从事供、管水工作。

直接从事供、管水的人员，未经卫生知识培训不得上岗工作。

第十二条 生产涉及饮用水卫生安全的产品的单位和个人，必须按规定向政府卫生计生主管部门申请办理产品卫生许可批准文件，取得批准文件后，方可生产和销售。任何单位和个人不得生产、销售、使用无批准文件的前款产品。

第十三条 饮用水水源地必须设置水源保护区。保护区内严禁修建任何可能危害水源水质卫生的设施及一切有碍水源水质卫生的行为。

第十四条 二次供水设施选址、设计、施工及所用材料，应保证不使饮用水水质受到污染，并有利于清洗和消毒。各类蓄水设施要加强卫生防护，定期清洗和消毒。具体管理办法由省、自治区、直辖市根据本地区情况另行规定。

第十五条 当饮用水被污染，可能危及人体健康时，有关单位或责任人应立即采取措施，消除污染，并向当地人民政府卫生计生主管部门和建设行政主管部门报告。

第三章 卫生监督

第十六条 县级以上人民政府卫生计生主管部门负责本行政区域内饮用水卫生监督监测工作。

供水单位的供水范围在本行政区域内的，由该行政区人民政府卫生计生主管部门负责其饮用水卫生监督监测工作；

供水单位的供水范围超出其所在行政区域的，由供水单位所在行政区域的上一级人民政府卫生计生主管部门负责其饮用水卫生监督监测工作；

供水单位的供水范围超出其所在省、自治区、直辖市的，由该供水单位所在省、自治区、直辖市人民政府卫生计生主管部门负责其饮用水卫生监督监测工作。

铁道、交通、民航行政主管部门设立的卫生监督机构，行使国务院卫生计生主管部门会同国务院有关部门规定的饮用水卫生监督职责。

第十七条 新建、改建、扩建集中式供水项目时，当地人民政府卫生计生主管部门应做好预防性卫生监督工作，并负责本行政区域内饮用水的水源水质监测和评价。

第十八条　医疗单位发现因饮用水污染出现的介水传染病或化学中毒病例时,应及时向当地人民政府卫生计生主管部门和卫生防疫机构报告。

第十九条　县级以上地方人民政府卫生计生主管部门负责本行政区域内饮用水污染事故对人体健康影响的调查。当发现饮用水污染危及人体健康,须停止使用时,对二次供水单位应责令其立即停止供水;对集中式供水单位应当会同城市建设行政主管部门报同级人民政府批准后停止供水。

第二十条　供水单位卫生许可证由县级以上人民政府卫生计生主管部门按照本办法第十六条规定的管理范围发放,有效期四年。有效期满前六个月重新提出申请换发新证。

第二十一条　涉及饮用水卫生安全的产品,应当按照有关规定进行卫生安全性评价,符合卫生标准和卫生规范要求。

利用新材料、新工艺和新化学物质生产的涉及饮用水卫生安全产品应当取得国务院卫生计生主管部门颁发的卫生许可批准文件;除利用新材料、新工艺和新化学物质外生产的其他涉及饮用水卫生安全产品应当取得省级人民政府卫生计生主管部门颁发的卫生许可批准文件。涉及饮用水卫生安全产品的卫生许可批准文件的有效期为四年。

第二十二条　凡取得卫生许可证的单位或个人,以及取得卫生许可批准文件的饮用水卫生安全的产品,经日常监督检查,发现已不符合卫生许可证颁发条件或不符合卫生许可批准文件颁发要求的,原批准机关有权收回有关证件或批准文件。

第二十三条　县级以上人民政府卫生计生主管部门设饮用水卫生监督员,负责饮用水卫生监督工作。县级人民政府卫生计生主管部门可聘任饮用水卫生检查员,负责乡、镇饮用水卫生检查工作。

饮用水卫生监督员由县级以上人民政府卫生计生主管部门发给证书,饮用水卫生检查员由县级人民政府卫生计生主管部门发给证书。

铁道、交通、民航的饮用水卫生监督员,由其上级行政主管部门发给证书。

第二十四条　饮用水卫生监督员应秉公执法,忠于职守,不得利用职权谋取私利。

第四章　罚　则

第二十五条　集中式供水单位安排未取得体检合格证的人员从事直接供、管水工作或安排患有有碍饮用水卫生疾病的或病原携带者从事直接供、管水工作的,县级以上地方人民政府卫生计生主管部门应当责令限期改进,并可对供水单位处以 20 元以上 1000 元以下的罚款。

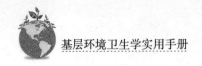

第二十六条　违反本办法规定,有下列情形之一的,县级以上地方人民政府卫生计生主管部门应当责令限期改进,并可处以 20 元以上 5000 元以下的罚款:

(一)在饮用水水源保护区修建危害水源水质卫生的设施或进行有碍水源水质卫生的作业的;

(二)新建、改建、扩建的饮用水供水项目未经卫生计生主管部门参加选址、设计审查和竣工验收而擅自供水的;

(三)供水单位未取得卫生许可证而擅自供水的;

(四)供水单位供应的饮用水不符合国家规定的生活饮用水卫生标准的。

第二十七条　违反本办法规定,生产或者销售无卫生许可批准文件的涉及饮用水卫生安全的产品的,县级以上地方人民政府卫生计生主管部门应当责令改进,并可处以违法所得 3 倍以下的罚款,但最高不超过 30000 元,或处以 500 元以上 10000 元以下的罚款。

第二十八条　城市自来水供水企业和自建设施对外供水的企业,有下列行为之一的,由建设行政主管部门责令限期改进,并可处以违法所得 3 倍以下的罚款,但最高不超过 30000 元,没有违法所得的可处以 10000 元以下罚款:

(一)新建、改建、扩建的饮用水供水工程项目未经建设行政主管部门设计审查和竣工验收而擅自建设并投入使用的;

(二)未按规定进行日常性水质检验工作的。

第五章　附　则

第二十九条　本办法下列用语的含义是:

集中式供水:由水源集中取水,经统一净化处理和消毒后,由输水管网送至用户的供水方式(包括公共供水和单位自建设施供水)。

二次供水:将来自集中式供水的管道水另行加压、贮存,再送至水站或用户的供水设施;包括客运船舶、火车客车等交通运输工具上的供水(有独自制水设施者除外)。

涉及饮用水卫生安全的产品:凡在饮用水生产和供水过程中与饮用水接触的连接止水材料、塑料及有机合成管材、管件、防护涂料、水处理剂、除垢剂、水质处理器及其他新材料和化学物质。

直接从事供、管水的人员:从事净水、取样、化验、二次供水卫生管理及水池、水箱清洗人员。

第三十条　本办法由国务院卫生计生主管部门、国务院住房城乡建设主管部门负责解释。

第三十一条　本办法自一九九七年一月一日起施行。

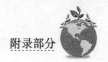

附录二

公共场所卫生管理条例

第一条 为创造良好的公共场所卫生条件,预防疾病,保障人体健康,制定本条例。

第二条 本条例适用于下列公共场所:

(一)宾馆、饭馆、旅店、招待所、车马店、咖啡馆、酒吧、茶座;

(二)公共浴室、理发店、美容店;

(三)影剧院、录像厅(室)、游艺厅(室)、舞厅、音乐厅;

(四)体育场(馆)、游泳场(馆)、公园;

(五)展览馆、博物馆、美术馆、图书馆;

(六)商场(店)、书店;

(七)候诊室、候车(机、船)室、公共交通工具。

第三条 公共场所的下列项目应符合国家卫生标准和要求:

(一)空气、微小气候(湿度、温度、风速);

(二)水质;

(三)采光、照明;

(四)噪音;

(五)顾客用具和卫生设施。

公共场所的卫生标准和要求,由卫生部负责制定。

第四条 国家对公共场所以及新建、改建、扩建的公共场所的选址和设计实行"卫生许可证"制度。"卫生许可证"由县以上卫生行政部门签发。

卫生管理

第五条 公共场所的主管部门应当建立卫生管理制度,配备专职或者兼职卫生管理人员,对所属经营单位(包括个体经营者,下同)的卫生状况进行经常性检查,并提供必要的条件。

第六条 经营单位应当负责所经营的公共场所的卫生管理,建立卫生责任制度,对本单位的从业人员进行卫生知识的培训和考核工作。

第七条 公共场所直接为顾客服务的人员,持有"健康合格证"方能从事本职工作。患有痢疾、伤寒、病毒性肝炎、活动期肺结核、化脓性或者渗出性皮肤病以及其他有碍公共卫生的疾病的,治愈前不得从事直接为顾客服务的工作。

第八条 除公园、体育场(馆)、公共交通工具外的公共场所,经营单位应当及时向卫生行政部门申请办理"卫生许可证"。"卫生许可证"两年复核一次。

第九条 公共场所因不符合卫生标准和要求造成危害健康事故的,经营单

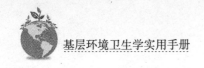

位应妥善处理,并及时报告卫生防疫机构。

卫生监督

第十条　各级卫生防疫机构,负责管辖范围内的公共场所卫生监督工作。

民航、铁路、交通、厂(场)矿卫生防疫机构对管辖范围内的公共场所,施行卫生监督,并接受当地卫生防疫机构的业务指导。

第十一条　卫生防疫机构根据需要设立公共场所卫生监督员,执行卫生防疫机构交给的任务。公共场所卫生监督员由同级人民政府发给证书。

民航、铁路、交通、工矿企业卫生防疫机构的公共场所卫生监督员,由其上级主管部门发给证书。

第十二条　卫生防疫机构对公共场所的卫生监督职责:

(一)对公共场所进行卫生监测和卫生技术指导;

(二)监督从业人员健康检查,指导有关部门对从业人员进行卫生知识的教育和培训;

(三)对新建、扩建、改建的公共场所的选址和设计进行卫生审查,并参加竣工验收。

第十三条　卫生监督员有权对公共场所进行现场检查,索取有关资料,经营单位不得拒绝或隐瞒。卫生监督员对所提供的技术资料有保密的责任。

公共场所卫生监督员在执行任务时,应佩戴证章、出示证件。

罚　则

第十四条　凡有下列行为之一的单位或者个人,卫生防疫机构可以根据情节轻重,给予警告、罚款、停业整顿、吊销"卫生许可证"的行政处罚:

(一)卫生质量不符合国家卫生标准和要求,而继续营业的;

(二)未获得"健康合格证",而从事直接为顾客服务的;

(三)拒绝卫生监督的;

(四)未取得"卫生许可证",擅自营业的。

罚款一律上交国库。

第十五条　违反本条例的规定造成严重危害公民健康的事故或中毒事故的单位或者个人,应当对受害人赔偿损失。

违反本条例致人残疾或者死亡,构成犯罪的,应由司法机关依法追究直接责任人员的刑事责任。

第十六条　对罚款、停业整顿及吊销"卫生许可证"的行政处罚不服的,在接到处罚通知之日起十五天内,可以向当地人民法院起诉。但对公共场所卫生质量控制的决定应立即执行。对处罚的决定不履行又逾期不起诉的,由卫生防疫

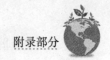

机构向人民法院申请强制执行。

　　第十七条　公共场所卫生监督机构和卫生监督员必须尽职尽责,依法办事。对玩忽职守,滥用职权,收取贿赂的,由上级主管部门给予直接责任人员行政处分。构成犯罪的,由司法机关依法追究直接责任人员的刑事责任。

附　则

　　第十八条　本条例的实施细则由卫生部负责制定。

　　第十九条　本条例自发布之日起施行。

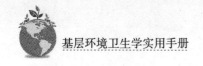

附录三

公共场所卫生管理条例实施细则

《公共场所卫生管理条例实施细则》已于 2011 年 2 月 14 日经卫生部部务会议审议通过,现予以发布,自 2011 年 5 月 1 日起施行。

部长 陈竺

二〇一一年三月十日

中华人民共和国国家卫生和计划生育委员会令 第 8 号

《国家卫生计生委关于修改〈外国医师来华短期行医暂行管理办法〉等 8 件部门规章的决定》已于 2015 年 12 月 31 日经国家卫生计生委委主任会议讨论通过,现予公布,自公布之日起施行。

主 任 李斌

2016 年 1 月 19 日

中华人民共和国国家卫生和计划生育委员会令 第 18 号

《国家卫生计生委关于修改〈新食品原料安全性审查管理办法〉等 7 件部门规章的决定》已于 2017 年 12 月 5 日经国家卫生计生委委主任会议讨论通过,现予公布,自公布之日起施行。

主 任 李 斌

2017 年 12 月 26 日

第一章 总 则

第一条 根据《公共场所卫生管理条例》的规定,制定本细则。

第二条 公共场所经营者在经营活动中,应当遵守有关卫生法律、行政法规和部门规章以及相关的卫生标准、规范,开展公共场所卫生知识宣传,预防传染病和保障公众健康,为顾客提供良好的卫生环境。

第三条 国家卫生计生委主管全国公共场所卫生监督管理工作。

县级以上地方各级人民政府卫生计生行政部门负责本行政区域的公共场所卫生监督管理工作。

国境口岸及出入境交通工具的卫生监督管理工作由出入境检验检疫机构按照有关法律法规的规定执行。

铁路部门所属的卫生主管部门负责对管辖范围内的车站、等候室、铁路客车以及主要为本系统职工服务的公共场所的卫生监督管理工作。

第四条 县级以上地方各级人民政府卫生计生行政部门应当根据公共场所卫生监督管理需要,建立健全公共场所卫生监督队伍和公共场所卫生监测体系,制定公共场所卫生监督计划并组织实施。

第五条　鼓励和支持公共场所行业组织开展行业自律教育,引导公共场所经营者依法经营,推动行业诚信建设,宣传、普及公共场所卫生知识。

第六条　任何单位或者个人对违反本细则的行为,有权举报。接到举报的卫生计生行政部门应当及时调查处理,并按照规定予以答复。

第二章　卫生管理

第七条　公共场所的法定代表人或者负责人是其经营场所卫生安全的第一责任人。公共场所经营者应当设立卫生管理部门或者配备专(兼)职卫生管理人员,具体负责本公共场所的卫生工作,建立健全卫生管理制度和卫生管理档案。

第八条　公共场所卫生管理档案应当主要包括下列内容:

(一)卫生管理部门、人员设置情况及卫生管理制度;

(二)空气、微小气候(湿度、温度、风速)、水质、采光、照明、噪声的检测情况;

(三)顾客用品用具的清洗、消毒、更换及检测情况;

(四)卫生设施的使用、维护、检查情况;

(五)集中空调通风系统的清洗、消毒情况;

(六)安排从业人员健康检查情况和培训考核情况;

(七)公共卫生用品进货索证管理情况;

(八)公共场所危害健康事故应急预案或者方案;

(九)省、自治区、直辖市卫生计生行政部门要求记录的其他情况。

公共场所卫生管理档案应当有专人管理,分类记录,至少保存两年。

第九条　公共场所经营者应当建立卫生培训制度,组织从业人员学习相关卫生法律知识和公共场所卫生知识,并进行考核。对考核不合格的,不得安排上岗。

第十条　公共场所经营者应当组织从业人员每年进行健康检查,从业人员在取得有效健康合格证明后方可上岗。

患有痢疾、伤寒、甲型病毒性肝炎、戊型病毒性肝炎等消化道传染病的人员,以及患有活动性肺结核、化脓性或者渗出性皮肤病等疾病的人员,治愈前不得从事直接为顾客服务的工作。

第十一条　公共场所经营者应当保持公共场所空气流通,室内空气质量应当符合国家卫生标准和要求。

公共场所采用集中空调通风系统的,应当符合公共场所集中空调通风系统相关卫生规范和规定的要求。

第十二条　公共场所经营者提供给顾客使用的生活饮用水应当符合国家生活饮用水卫生标准要求。游泳场(馆)和公共浴室水质应当符合国家卫生标准和

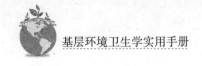

要求。

第十三条　公共场所的采光照明、噪声应当符合国家卫生标准和要求。

公共场所应当尽量采用自然光。自然采光不足的,公共场所经营者应当配置与其经营场所规模相适应的照明设施。

公共场所经营者应当采取措施降低噪声。

第十四条　公共场所经营者提供给顾客使用的用品用具应当保证卫生安全,可以反复使用的用品用具应当一客一换,按照有关卫生标准和要求清洗、消毒、保洁。禁止重复使用一次性用品用具。

第十五条　公共场所经营者应当根据经营规模、项目设置清洗、消毒、保洁、盥洗等设施设备和公共卫生间。

公共场所经营者应当建立卫生设施设备维护制度,定期检查卫生设施设备,确保其正常运行,不得擅自拆除、改造或者挪作他用。公共场所设置的卫生间,应当有单独通风排气设施,保持清洁无异味。

第十六条　公共场所经营者应当配备安全、有效的预防控制蚊、蝇、蟑螂、鼠和其他病媒生物的设施设备及废弃物存放专用设施设备,并保证相关设施设备的正常使用,及时清运废弃物。

第十七条　公共场所的选址、设计、装修应当符合国家相关标准和规范的要求。

公共场所室内装饰装修期间不得营业。进行局部装饰装修的,经营者应当采取有效措施,保证营业的非装饰装修区域室内空气质量合格。

第十八条　室内公共场所禁止吸烟。公共场所经营者应当设置醒目的禁止吸烟警语和标志。

室外公共场所设置的吸烟区不得位于行人必经的通道上。公共场所不得设置自动售烟机。公共场所经营者应当开展吸烟危害健康的宣传,并配备专(兼)职人员对吸烟者进行劝阻。

第十九条　公共场所经营者应当按照卫生标准、规范的要求对公共场所的空气、微小气候、水质、采光、照明、噪声、顾客用品用具等进行卫生检测,检测每年不得少于一次;检测结果不符合卫生标准、规范要求的应当及时整改。

公共场所经营者不具备检测能力的,可以委托检测。公共场所经营者应当在醒目位置如实公示检测结果,并对其卫生检测的真实性负责,依法依规承担相应后果。

第二十条　公共场所经营者应当制定公共场所危害健康事故应急预案或者方案,定期检查公共场所各项卫生制度、措施的落实情况,及时消除危害公众健

康的隐患。

第二十一条　公共场所发生危害健康事故的,经营者应当立即处置,防止危害扩大,并及时向县级人民政府卫生计生行政部门报告。

任何单位或者个人对危害健康事故不得隐瞒、缓报、谎报或者授意他人隐瞒、缓报、谎报。

第三章　卫生监督

第二十二条　国家对除公园、体育场馆、公共交通工具外的公共场所实行卫生许可证管理。

公共场所经营者取得工商行政管理部门颁发的营业执照后,还应当按照规定向县级以上地方人民政府卫生计生行政部门申请卫生许可证,方可营业。

公共场所卫生监督的具体范围由省、自治区、直辖市人民政府卫生计生行政部门公布。

第二十三条　公共场所经营者申请卫生许可证的,应当提交下列资料:

(一)卫生许可证申请表;

(二)法定代表人或者负责人身份证明;

(三)公共场所地址方位示意图、平面图和卫生设施平面布局图;

(四)公共场所卫生检测或者评价报告;

(五)公共场所卫生管理制度;

(六)省、自治区、直辖市卫生计生行政部门要求提供的其他材料。

使用集中空调通风系统的,还应当提供集中空调通风系统卫生检测或者评价报告。

第二十四条　县级以上地方人民政府卫生计生行政部门应当自受理公共场所卫生许可申请之日起20日内,对申报资料进行审查,对现场进行审核,符合规定条件的,作出准予公共场所卫生许可的决定;对不符合规定条件的,作出不予行政许可的决定并书面说明理由。

第二十五条　公共场所卫生许可证应当载明编号、单位名称、法定代表人或者负责人、经营项目、经营场所地址、发证机关、发证时间、有效期限。

公共场所卫生许可证有效期为四年。公共场所卫生许可证应当在经营场所醒目位置公示。

第二十六条　公共场所进行新建、改建、扩建的,应当符合有关卫生标准和要求,经营者应当按照有关规定办理预防性卫生审查手续。

预防性卫生审查程序和具体要求由省、自治区、直辖市人民政府卫生计生行政部门制定。

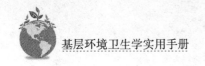

第二十七条　公共场所经营者变更单位名称、法定代表人或者负责人的,应当向原发证卫生计生行政部门办理变更手续。

公共场所经营者变更经营项目、经营场所地址的,应当向县级以上地方人民政府卫生计生行政部门重新申请卫生许可证。

公共场所经营者需要延续卫生许可证的,应当在卫生许可证有效期届满30日前,向原发证卫生计生行政部门提出申请。

第二十八条　县级以上人民政府卫生计生行政部门应当组织对公共场所的健康危害因素进行监测、分析,为制定法律法规、卫生标准和实施监督管理提供科学依据。

县级以上疾病预防控制机构应当承担卫生计生行政部门下达的公共场所健康危害因素监测任务。

第二十九条　县级以上地方人民政府卫生计生行政部门应当对公共场所卫生监督实施量化分级管理,促进公共场所自身卫生管理,增强卫生监督信息透明度。

第三十条　县级以上地方人民政府卫生计生行政部门应当根据卫生监督量化评价的结果确定公共场所的卫生信誉度等级和日常监督频次。公共场所卫生信誉度等级应当在公共场所醒目位置公示。

第三十一条　县级以上地方人民政府卫生计生行政部门对公共场所进行监督检查,应当依据有关卫生标准和要求,采取现场卫生监测、采样、查阅和复制文件、询问等方法,有关单位和个人不得拒绝或者隐瞒。

第三十二条　县级以上人民政府卫生计生行政部门应当加强公共场所卫生监督抽检,并将抽检结果向社会公布。

第三十三条　县级以上地方人民政府卫生计生行政部门对发生危害健康事故的公共场所,可以依法采取封闭场所、封存相关物品等临时控制措施。

经检验,属于被污染的场所、物品,应当进行消毒或者销毁;对未被污染的场所、物品或者经消毒后可以使用的物品,应当解除控制措施。

第三十四条　开展公共场所卫生检验、检测、评价等业务的技术服务机构,应当具有相应专业技术能力,按照有关卫生标准、规范的要求开展工作,不得出具虚假检验、检测、评价等报告。

第四章　法律责任

第三十五条　对未依法取得公共场所卫生许可证擅自营业的,由县级以上地方人民政府卫生计生行政部门责令限期改正,给予警告,并处以五百元以上五千元以下罚款;有下列情形之一的,处以五千元以上三万元以下罚款:

（一）擅自营业曾受过卫生计生行政部门处罚的；

（二）擅自营业时间在三个月以上的；

（三）以涂改、转让、倒卖、伪造的卫生许可证擅自营业的。

对涂改、转让、倒卖有效卫生许可证的，由原发证的卫生计生行政部门予以注销。

第三十六条　公共场所经营者有下列情形之一的，由县级以上地方人民政府卫生计生行政部门责令限期改正，给予警告，并可处以二千元以下罚款；逾期不改正，造成公共场所卫生质量不符合卫生标准和要求的，处以二千元以上二万元以下罚款；情节严重的，可以依法责令停业整顿，直至吊销卫生许可证：

（一）未按照规定对公共场所的空气、微小气候、水质、采光、照明、噪声、顾客用品用具等进行卫生检测的；

（二）未按照规定对顾客用品用具进行清洗、消毒、保洁，或者重复使用一次性用品用具的。

第三十七条　公共场所经营者有下列情形之一的，由县级以上地方人民政府卫生计生行政部门责令限期改正；逾期不改的，给予警告，并处以一千元以上一万元以下罚款；对拒绝监督的，处以一万元以上三万元以下罚款；情节严重的，可以依法责令停业整顿，直至吊销卫生许可证：

（一）未按照规定建立卫生管理制度、设立卫生管理部门或者配备专（兼）职卫生管理人员，或者未建立卫生管理档案的；

（二）未按照规定组织从业人员进行相关卫生法律知识和公共场所卫生知识培训，或者安排未经相关卫生法律知识和公共场所卫生知识培训考核的从业人员上岗的；

（三）未按照规定设置与其经营规模、项目相适应的清洗、消毒、保洁、盥洗等设施设备和公共卫生间，或者擅自停止使用、拆除上述设施设备，或者挪作他用的；

（四）未按照规定配备预防控制鼠、蚊、蝇、蟑螂和其他病媒生物的设施设备以及废弃物存放专用设施设备，或者擅自停止使用、拆除预防控制鼠、蚊、蝇、蟑螂和其他病媒生物的设施设备以及废弃物存放专用设施设备的；

（五）未按照规定索取公共卫生用品检验合格证明和其他相关资料的；

（六）未按照规定对公共场所新建、改建、扩建项目办理预防性卫生审查手续的；

（七）公共场所集中空调通风系统未经卫生检测或者评价不合格而投入使用的；

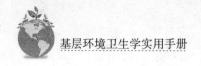

（八）未按照规定公示公共场所卫生许可证、卫生检测结果和卫生信誉度等级的；

第三十八条　公共场所经营者安排未获得有效健康合格证明的从业人员从事直接为顾客服务工作的，由县级以上地方人民政府卫生计生行政部门责令限期改正，给予警告，并处以五百元以上五千元以下罚款；逾期不改正的，处以五千元以上一万五千元以下罚款。

第三十九条　公共场所经营者对发生的危害健康事故未立即采取处置措施，导致危害扩大，或者隐瞒、缓报、谎报的，由县级以上地方人民政府卫生计生行政部门处以五千元以上三万元以下罚款；情节严重的，可以依法责令停业整顿，直至吊销卫生许可证。构成犯罪的，依法追究刑事责任。

第四十条　公共场所经营者违反其他卫生法律、行政法规规定，应当给予行政处罚的，按照有关卫生法律、行政法规规定进行处罚。

第四十一条　县级以上人民政府卫生计生行政部门及其工作人员玩忽职守、滥用职权、收取贿赂的，由有关部门对单位负责人、直接负责的主管人员和其他责任人员依法给予行政处分。构成犯罪的，依法追究刑事责任。

第五章　附　则

第四十二条　本细则下列用语的含义：

集中空调通风系统，指为使房间或者封闭空间空气温度、湿度、洁净度和气流速度等参数达到设定的要求，而对空气进行集中处理、输送、分配的所有设备、管道及附件、仪器仪表的总和。

公共场所危害健康事故，指公共场所内发生的传染病疫情或者因空气质量、水质不符合卫生标准、用品用具或者设施受到污染导致的危害公众健康事故。

第四十三条　本细则自 2011 年 5 月 1 日起实施。国家卫生计生委 1991 年3 月 11 日发布的《公共场所卫生管理条例实施细则》同时废止。

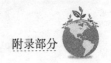

附录四

二次供水设施卫生规范

1　范围

本规范规定了建筑二次供水设施的卫生要求和水质检验方法。

本规范适用于从事建筑二次供水设施的设计、生产、加工、施工、使用和管理的单位。

2　引用标准

下列标准所包含的条文,通过在本标准中引用而构成为本标准的条文。本标准出版时,所示版本均为有效,所有标准都会被修订,使用本标准的各方应探讨使用下列标准最新版本的可能性。

GB 5749—85　生活饮用水卫生标准

GB 5750—85　生活饮用水标准检验法

3　定义

本标准采用下列定义。

3.1　二次供水设施(以下简称设施):饮用水经储存、处理、输送等方式来保证正常供水的设备及管线。

3.2　储水设备:高位、中位、低位水箱和蓄水池。

3.3　水处理设备:过滤、软化、净化、矿化、消毒等设备。

3.4　供水管线:供、输饮水的管线、阀门、龙头等。

4　设施的卫生要求

4.1　设施周围应保持环境整洁,应有很好的排水条件,供水设施应运转正常。

4.2　设施与饮水接触表面必须保证外观良好,光滑平整,不对饮水水质造成影响。

4.3　通过设施所供给居民的饮水感官性状不应对人体生不良影响,不应含有危害人体健康的有毒有害物质,不引起肠道传染病发生或流行。

5　设施设计的卫生要求

5.1　设计水箱或蓄水池:饮用水箱或蓄水池应专用,不得渗漏,设置在建筑物内的水箱其顶部与屋顶的距高应大于80 cm,水箱应有相应的透气管和罩,入孔位置和大小要满足水箱内部清洗消毒工作的需要,入孔或水箱入口应有盖(或门),并高出水箱面5 cm以上,并有上锁装置,水箱内外应设有爬梯,水箱必须安装在有排水条件的底盘上,泄水管应设在水箱的底部,溢水管与泄水管均不得与下水管道直接连通,水箱的材质和内壁涂料应无毒无害,不影响水的感观性状,

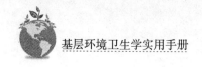

水箱的容积设计不得超过用户 48 h 的用水量。

5.2 设施不得与市政供水管道直接连通,在特殊情况下需要连通时必须设置不承压水箱。设施管道不得与非饮用水管道连接,如必须连接时,应采取防污染的措施。施管道不得与大便口(槽)、小便斗直接连接,须用冲洗水箱或用空气隔断冲洗阀。

5.3 设施须有安装消毒器的位置,有条件的单位设施应设有毒器。

5.4 设计中使用的过滤、软化、净化、消毒设备、防腐涂料,必须有省级以上(含省级)卫生部门发的"产品卫生安全性评价报告"。

5.5 蓄水池周围 10 m 以内不得有渗水坑和堆放的垃圾等污染源。水箱周围 2 m 内不应有污水管线及污染物。

6 预防性卫生监督

卫生部门必须参加二次供水设施的设计审查、竣工验收和水质检测(按本规范全项指标),合格后方能投入使用。

7 设施的水质卫生标准

7.1 水质指标

7.1.1 必测项目:色度、浊度、嗅味及肉眼可见物、pH、大肠菌群、细菌总数、余氯。

7.1.2 选测项目:总硬度、氯化物、硝酸盐氮、挥发酚、氰化物、砷、六价铬、铁、锰、铅、紫外线强度。

7.1.3 增测项目:氨氮、亚硝酸盐氮、耗氧量。

7.2 水质卫生标准

7.2.1 必测项目、选测项目的标准见 GB 5749。紫外线强度大于 70 $\mu W/cm^2$。

7.2.2 增测项目标准采用最高容许增加值见表 1。

表 1

项目	最高容许浓度(mg/L)
氨氮	0.1
亚硝酸盐氮	0.02
耗氧量	1.0

8 设施日常使用的卫生要求

8.1 设施的管理部门负责设施的日常运转、保养、清洗、消毒。

8.2 管理单位对设施的卫生管理。必须制定设施的卫生制度并予以实施,管理人员每年进行一次健康检查和卫生知识培训,合格上岗。

8.3 管理单位每年应对设施进行一次全面清洗、消毒，并对水质进行检验，及时发现和消除污染隐患，保证居民饮水的卫生安全。

8.4 发生供水事故时，设施的管理单位必须立即采取应急措施，保证居民日常生活用水，同时报告当地卫生部门并协助卫生部门进行调查处理。

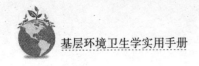

附录五

生活饮用水卫生标准

1　范围

本标准规定了生活饮用水水质卫生要求、生活饮用水水源水质卫生要求、集中式供水单位卫生要求、二次供水卫生要求、涉及生活饮用水卫生安全产品卫生要求、水质监测和水质检验方法。

本标准适用于城乡各类集中式供水的生活饮用水，也适用于分散式供水的生活饮用水。

2　规范性引用文件

下列文件中的条款通过本标准的引用而成为本标准的条款。凡是标注日期的引用文件，其随后所有的修改（不包括勘误内容）或修订版均不适用于本标准，然而，鼓励根据本标准达成协议的各方研究是否可使用这些文件的最新版本。凡是不注明日期的引用文件，其最新版本适用于本标准。

GB 3838　地表水环境质量标准

GB/T 5750　生活饮用水标准检验方法

GB/T 14848　地下水质量标准

GB 17051　二次供水设施卫生规范

GB/T 17218　饮用水化学处理剂卫生安全性评价

GB/T 17219　生活饮用水输配水设备及防护材料的安全性评价标准

CJ/T 206　城市供水水质标准

SL 308　村镇供水单位资质标准

卫生计生委　生活饮用水集中式供水单位卫生规范

3　术语和定义

下列术语和定义适用于本标准

3.1　生活饮用水　drinking water

供人生活的饮水和生活用水。

3.2　供水方式　type of water supply

3.2.1　集中式供水　central water supply

自水源集中取水，通过输配水管网送到用户或者公共取水点的供水方式，包括自建设施供水。为用户提供日常饮用水的供水站和为公共场所、居民社区提供的分质供水也属于集中式供水。

3.2.2　二次供水　secondary water supply

集中式供水在入户之前经再度储存、加压和消毒或深度处理，通过管道或容

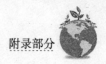

器输送给用户的供水方式。

3.2.3 农村小型集中式供水 small central water supply for rural areas
日供水在 1000 m³ 以下(或供水人口在 1 万人以下)的农村集中式供水。

3.2.4 分散式供水 non-central water supply
用户直接从水源取水,未经任何设施或仅有简易设施的供水方式。

3.3 常规指标 regular indices
能反映生活饮用水水质基本状况的水质指标。

3.4 非常规指标 non-regular indices
根据地区、时间或特殊情况需要的生活饮用水水质指标。

4 生活饮用水水质卫生要求

4.1 生活饮用水水质应符合下列基本要求,保证用户饮用安全。

4.1.1 生活饮用水中不得含有病原微生物。

4.1.2 生活饮用水中化学物质不得危害人体健康。

4.1.3 生活饮用水中放射性物质不得危害人体健康。

4.1.4 生活饮用水的感官性状良好。

4.1.5 生活饮用水应经消毒处理。

4.1.6 生活饮用水水质应符合表 1 和表 3 卫生要求。集中式供水出厂水中消毒剂限值、出厂水和管网末梢水中消毒剂余量均应符合表 2 要求。

4.1.7 农村小型集中式供水和分散式供水的水质因条件限制,部分指标可暂按照表 4 执行,其余指标仍按表 1、表 2 和表 3 执行。

4.1.8 当发生影响水质的突发性公共事件时,经市级以上人民政府批准,感官性状和一般化学指标可适当放宽。

4.1.9 当饮用水中含有附录 A 表 A.1 所列指标时,可参考此表限值评价。

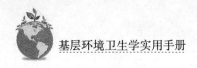

表 1   水质常规指标及限值

指　　标	限　　值
1. 微生物指标①	
总大肠菌群(MPN/100 mL 或 CFU/100 mL)	不得检出
耐热大肠菌群(MPN/100 mL 或 CFU/100 mL)	不得检出
大肠埃希氏菌(MPN/100 mL 或 CFU/100 mL)	不得检出
菌落总数(CFU/mL)	100
2. 毒理指标	
砷(mg/L)	0.01
镉(mg/L)	0.005
铬(六价,mg/L)	0.05
铅(mg/L)	0.01
汞(mg/L)	0.001
硒(mg/L)	0.01
氰化物(mg/L)	0.05
氟化物(mg/L)	1.0
硝酸盐(以 N 计,mg/L)	10 地下水源限制时为 20
三氯甲烷(mg/L)	0.06
四氯化碳(mg/L)	0.002
溴酸盐(使用臭氧时,mg/L)	0.01
甲醛(使用臭氧时,mg/L)	0.9
亚氯酸盐(使用二氧化氯消毒时,mg/L)	0.7
氯酸盐(使用复合二氧化氯消毒时,mg/L)	0.7
3. 感官性状和一般化学指标	
色度(铂钴色度单位)	15
浑浊度(NTU—散射浊度单位)	1 水源与净水技术条件限制时为 3
臭和味	无异臭、异味
肉眼可见物	无
pH(pH 单位)	不小于 6.5 且不大于 8.5

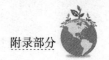

续表

指　　标	限　　值
铝(mg/L)	0.2
铁(mg/L)	0.3
锰(mg/L)	0.1
铜(mg/L)	1.0
锌(mg/L)	1.0
氯化物(mg/L)	250
硫酸盐(mg/L)	250
溶解性总固体(mg/L)	1000
总硬度(以 $CaCO_3$ 计,mg/L)	450
耗氧量(CODMn 法,以 O_2 计,mg/L)	3 水源限制,原水耗氧量 >6 mg/L 时为 5
挥发酚类(以苯酚计,mg/L)	0.002
阴离子合成洗涤剂(mg/L)	0.3
4. 放射性指标②	指导值
总 α 放射性(Bq/L)	0.5
总 β 放射性(Bq/L)	1

①MPN 表示最可能数;CFU 表示菌落形成单位。当水样检出总大肠菌群时,应进一步检验大肠埃希氏菌或耐热大肠菌群;水样未检出总大肠菌群,不必检验大肠埃希氏菌或耐热大肠菌群。
②放射性指标超过指导值,应进行核素分析和评价,判定能否饮用。

表 2　　　　　饮用水中消毒剂常规指标及要求

消毒剂名称	与水接触时间	出厂水中限值	出厂水中余量	管网末梢水中余量
氯气及游离氯制剂(游离氯,mg/L)	至少 30 min	4	≥0.3	≥0.05
一氯胺(总氯,mg/L)	至少 120 min	3	≥0.5	≥0.05

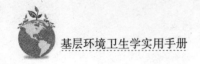

续表

消毒剂名称	与水接触时间	出厂水中限值	出厂水中余量	管网末梢水中余量
臭氧(O_3,mg/L)	至少 12 min	0.3		0.02 如加氯,总氯≥0.05
二氧化氯(ClO_2,mg/L)	至少 30 min	0.8	≥0.1	≥0.02

表3　　　　　　　　　　　水质非常规指标及限值

指　标	限　值
1. 微生物指标	
贾第鞭毛虫(个/10L)	<1
隐孢子虫(个/10L)	<1
2. 毒理指标	
锑(mg/L)	0.005
钡(mg/L)	0.7
铍(mg/L)	0.002
硼(mg/L)	0.5
钼(mg/L)	0.07
镍(mg/L)	0.02
银(mg/L)	0.05
铊(mg/L)	0.0001
氯化氰(以 CN-计,mg/L)	0.07
一氯二溴甲烷(mg/L)	0.1
二氯一溴甲烷(mg/L)	0.06
二氯乙酸(mg/L)	0.05
1,2-二氯乙烷(mg/L)	0.03
二氯甲烷(mg/L)	0.02
三卤甲烷(三氯甲烷、一氯二溴甲烷、二氯一溴甲烷、三溴甲烷的总和)	该类化合物中各种化合物的实测浓度与其各自限值的比值之和不超过1
1,1,1-三氯乙烷(mg/L)	2

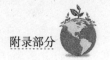

续表

指　　标	限　　值
三氯乙酸(mg/L)	0.1
三氯乙醛(mg/L)	0.01
2,4,6-三氯酚(mg/L)	0.2
三溴甲烷(mg/L)	0.1
七氯(mg/L)	0.0004
马拉硫磷(mg/L)	0.25
五氯酚(mg/L)	0.009
六六六(总量,mg/L)	0.005
六氯苯(mg/L)	0.001
乐果(mg/L)	0.08
对硫磷(mg/L)	0.003
灭草松(mg/L)	0.3
甲基对硫磷(mg/L)	0.02
百菌清(mg/L)	0.01
呋喃丹(mg/L)	0.007
林丹(mg/L)	0.002
毒死蜱(mg/L)	0.03
草甘膦(mg/L)	0.7
敌敌畏(mg/L)	0.001
莠去津(mg/L)	0.002
溴氰菊酯(mg/L)	0.02
2,4-滴(mg/L)	0.03
滴滴涕(mg/L)	0.001
乙苯(mg/L)	0.3
二甲苯(mg/L)	0.5
1,1-二氯乙烯(mg/L)	0.03
1,2-二氯乙烯(mg/L)	0.05
1,2-二氯苯(mg/L)	1

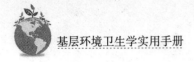
续表

指　　标	限　　值
1,4-二氯苯(mg/L)	0.3
三氯乙烯(mg/L)	0.07
三氯苯(总量,mg/L)	0.02
六氯丁二烯(mg/L)	0.0006
丙烯酰胺(mg/L)	0.0005
四氯乙烯(mg/L)	0.04
甲苯(mg/L)	0.7
邻苯二甲酸二(2-乙基己基)酯(mg/L)	0.008
环氧氯丙烷(mg/L)	0.0004
苯(mg/L)	0.01
苯乙烯(mg/L)	0.02
苯并(a)芘(mg/L)	0.00001
氯乙烯(mg/L)	0.005
氯苯(mg/L)	0.3
微囊藻毒素－LR(mg/L)	0.001
3. 感官性状和一般化学指标	
氨氮(以 N 计,mg/L)	0.5
硫化物(mg/L)	0.02
钠(mg/L)	200

表 4　　农村小型集中式供水和分散式供水部分水质指标及限值

指　　标	限　　值
1. 微生物指标	
菌落总数(CFU/mL)	500
2. 毒理指标	
砷(mg/L)	0.05
氟化物(mg/L)	1.2
硝酸盐(以 N 计,mg/L)	20
3. 感官性状和一般化学指标	

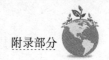

续表

指 标	限 值
色度（铂钴色度单位）	20
浑浊度（NTU-散射浊度单位）	3 水源与净水技术条件限制时为 5
pH（pH 单位）	不小于 6.5 且不大于 9.5
溶解性总固体（mg/L）	1500
总硬度（以 CaCO3 计，mg/L）	550
耗氧量（CODMn 法，以 O2 计，mg/L）	5
铁（mg/L）	0.5
锰（mg/L）	0.3
氯化物（mg/L）	300
硫酸盐（mg/L）	300

5 生活饮用水水源水质卫生要求

5.1 采用地表水为生活饮用水水源时应符合 GB 3838 要求。

5.2 采用地下水为生活饮用水水源时应符合 GB/T 14848 要求。

6 集中式供水单位卫生要求

6.1 集中式供水单位的卫生要求应按照卫生计生委《生活饮用水集中式供水单位卫生规范》执行。

7 二次供水卫生要求

二次供水的设施和处理要求应按照 GB 17051 执行。

8 涉及生活饮用水卫生安全产品卫生要求

8.1 处理生活饮用水采用的絮凝、助凝、消毒、氧化、吸附、pH 调节、防锈、阻垢等化学处理剂不应污染生活饮用水，应符合 GB/T 17218 要求。

8.2 生活饮用水的输配水设备、防护材料和水处理材料不应污染生活饮用水，应符合 GB/T 17219 要求。

9 水质监测

9.1 供水单位的水质检测

供水单位的水质检测应符合以下要求。

9.1.1 供水单位的水质非常规指标选择由当地县级以上供水行政主管部门和卫生行政部门协商确定。

9.1.2 城市集中式供水单位水质检测的采样点选择、检验项目和频率、合

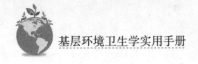

格率计算按照 CJ/T 206 执行。

9.1.3　村镇集中式供水单位水质检测的采样点选择、检验项目和频率、合格率计算按照 SL 308 执行。

9.1.4　供水单位水质检测结果应定期报送当地卫生行政部门,报送水质检测结果的内容和办法由当地供水行政主管部门和卫生行政部门商定。

9.1.5　当饮用水水质发生异常时应及时报告当地供水行政主管部门和卫生行政部门。

9.2　卫生监督的水质监测

卫生监督的水质监测应符合以下要求。

9.2.1　各级卫生行政部门应根据实际需要定期对各类供水单位的供水水质进行卫生监督、监测。

9.2.2　当发生影响水质的突发性公共事件时,由县级以上卫生行政部门根据需要确定饮用水监督、监测方案。

9.2.3　卫生监督的水质监测范围、项目、频率由当地市级以上卫生行政部门确定。

10　水质检验方法

生活饮用水水质检验应按照 GB/T 5750 执行。

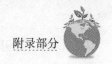

附录六

地表水环境质量标准
前　言

为贯彻《中华人民共和国环境保护法》和《中华人民共和国水污染防治法》，防治水污染，保护地表水水质，保障人体健康，维护良好的生态系统，制定本标准。

本标准将标准项目分为：地表水环境质量标准基本项目、集中式生活饮用水地表水源地补充项目和集中式生活饮用水地表水源地特定项目。

地表水环境质量标准基本项目适用于全国江河、湖泊、运河、渠道、水库等具有使用功能的地表水水域；集中式生活饮用水地表水源地补充项目和特定项目适用于集中式生活饮用水地表水源地一级保护区和二级保护区。集中式生活饮用水地表水源地特定项目由县级以上人民政府环境保护行政主管部门根据本地区地表水水质特点和环境管理的需要进行选择，集中式生活饮用水地表水源地补充项目和选择确定的特定项目作为基本项目的补充指标。

本标准项目共计 109 项，其中地表水环境质量标准基本项目 24 项，集中式生活饮用水地表水源地补充项目 5 项，集中式生活饮用水地表水源地特定项目 80 项。

与 GHZB 1—1999 相比，本标准在地表水环境质量标准基本项目中增加了总氮一项指标，删除了基本要求和亚硝酸盐、非离子氨及凯氏氮三项指标，将硫酸盐、氯化物、硝酸盐、铁、锰调整为集中式生活饮用水地表水源地补充项目，修订了 PH、溶解氧、氨氮、总磷、高锰酸盐指数、铝、粪大肠菌群 7 个项目的标准值，增加了集中式生活饮用水地表水源地特定项目 40 项。本标准删除了湖泊水库特定项目标准值。

县级以上人民政府环境保护行政主管部门及相关部门根据职责分工，按本标准对地表水各类水域进行监督管理。

与近海水域相连的地表水河口水域根据水环境功能按本标准相应类别标准值进行管理，近海水功能区水域根据使用功能按《海水水质标准》相应类别标准值进行管理。批准划定的单一渔业水域按《渔业水质标准》进行管理；处理后的城市污水及与城市污水水质相近的工业废水用于农田灌溉用水的水质按《农田灌溉水质标准》进行管理。

《地面水环境质量标准》（GB 3838—83）为首次发布，1988 年为第一次修订，1999 年为第二次修订，本次为第三次修订。本标准自 2002 年 6 月 1 日起实施，《地面水环境质量标准》（GB 3838—88）和《地表水环境质量标准》（GHZB 1—

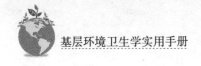
1999)同时废止。

本标准由国家环境保护总局科技标准司提出并归口。本标准由中国环境科学研究院负责修订。本标准由国家环境保护总局 2002 年 4 月 26 日批准。本标准由国家环境保护总局负责解释。

1 范围

1.1 本标准按照地表水环境功能分类和保护目标,规定了水环境质量应控制的项目及限值,以及水质评价、水质项目的分析方法和标准的实施与监督。

1.2 本标准适用于中华人民共和国领域内江河、湖泊、运河、渠道、水库等具有使用功能的地表水水域。具有特定功能的水域,执行相应的专业用水水质标准。

2 引用标准

《生活饮用水卫生规范》(卫生部,2001 年)和本标准表 4～表 6 所列分析方法标准及规范中所含条文在本标准中被引用即构成为本标准条文,与本标准同效。当上述标准和规范被修订时,应使用其最新版本。

3 水域功能和标准分类

依据地表水水域环境功能和保护目标,按功能高低依次划分为五类:

Ⅰ类:主要适用于源头水、国家自然保护区;

Ⅱ类:主要适用于集中式生活饮用水地表水源地一级保护区、珍稀水生生物栖息地、鱼虾类产卵场、仔稚幼鱼的索饵场等;

Ⅲ类:主要适用于集中式生活饮用水地表水源地二级保护区、鱼虾类越冬场、洄游通道、水产养殖区等渔业水域及游泳区;

Ⅳ类:主要适用于一般工业用水区及人体非直接接触的娱乐用水区;

Ⅴ类:主要适用于农业用水区及一般景观要求水域。

对应地表水上述五类水域功能,将地表水环境质量标准基本项目标准值分为五类,不同功能类别分别执行相应类别的标准值。水域功能类别高的标准值严于水域功能类别低的标准值。同一水域兼有多类使用功能的,执行最高功能类别对应的标准值。实现水域功能与达功能类别标准为同一含义。

4 标准值

4.1 地表水环境质量标准基本项目标准限值见表 1。

4.2 集中式生活饮用水地表水源地补充项目标准限值见表 2。

4.3 集中式生活饮用水地表水源地特定项目标准限值见表 3。

5 水质评价

5.1 地表水环境质量评价应根据应实现的水域功能类别,选取相应类别标准,进行单因子评价,评价结果应说明水质达标情况,超标的应说明超标项目和超标倍数。

5.2 丰、平、枯水期特征明显的水域,应分水期进行水质评价。

5.3 集中式生活饮用水地表水源地水质评价的项目应包括表1中的基本项目、表2中的补充项目以及由县级以上人民政府环境保护行政主管部门从表中选择确定的特定项目。

6 水质监测

6.1 本标准规定的项目标准值,要求水样采集后自然沉降30分钟,取上层非沉降部分按规定方法进行分析。

6.2 地表水水质监测的采样布点、监测频率应符合国家地表水环境监测技术规范的要求。

6.3 本标准水质项目的分析方法应优先选用表4～表6规定的方法,也可采用ISO方法体系等其他等效分析方法,但须进行适用性检验。

7 标准的实施与监督

7.1 本标准由县级以上人民政府环境保护行政主管部门及相关部门按职责分工监督实施。

7.2 集中式生活饮用水地表水源地水质超标项目经自来水厂净化处理后,必须达到《生活饮用水卫生规范》的要求。

7.3 省、自治区、直辖市人民政府可以对本标准中未作规定的项目,制定地方补充标准,并报国务院环境保护行政主管部门备案。

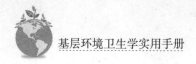

表1　　　　　　地表水环境质量标准基本项目标准限值　　　　单位:mg/L

序号	分类 标准值 项目		I 类	II 类	III 类	IV 类	V 类
1	水温（℃）		人为造成的环境水温变化应限制在: 周平均最大温升≤1 周平均最大温降≤2				
2	pH 值(无量纲)		6～9				
3	溶解氧	≥	饱和率 90% (或7.5)	6	5	3	2
4	高锰酸盐指数	≤	2	4	6	10	15
5	化学需氧量(COD)	≤	15	15	20	30	40
6	五日生化需氧量(BOD$_5$)	≤	3	3	4	6	10
7	氨氮(NH_3—N)	≤	0.15	0.5	1.0	1.5	2.0
8	总磷(以 P 计)	≤	0.02 (湖、库 0.01)	0.1 (湖、库 0.025)	0.2 (湖、库 0.05)	0.3 (湖、库 0.1)	0.4 (湖、库 0.2)
9	总氮(湖、库以 N 计)	≤	0.2	0.5	1.0	1.5	2.0
10	铜	≤	0.01	1.0	1.0	1.0	1.0
11	锌	≤	0.05	1.0	1.0	2.0	2.0
12	氟化物(以 F$^-$计)	≤	1.0	1.0	1.0	1.5	1.5
13	硒	≤	0.01	0.01	0.01	0.02	0.02
14	砷	≤	0.05	0.05	0.05	0.1	0.1
15	汞	≤	0.00005	0.00005	0.0001	0.001	0.001
16	镉	≤	0.001	0.005	0.005	0.005	0.01
17	铬(六价)	≤	0.01	0.05	0.05	0.05	0.1
18	铅	≤	0.01	0.01	0.05	0.05	0.1
19	氰化物	≤	0.005	0.05	0.02	0.2	0.2
20	挥发酚	≤	0.002	0.002	0.005	0.01	0.1

续表

序号	分类 标准值 项目		Ⅰ类	Ⅱ类	Ⅲ类	Ⅳ类	Ⅴ类
21	石油类	≤	0.05	0.05	0.05	0.5	1.0
22	阴离子表面活性剂	≤	0.2	0.2	0.2	0.3	0.3
23	硫化物	≤	0.05	0.1	0.2	0.5	1.0
24	粪大肠菌群(个/L)	≤	200	2000	10000	20000	40000

表 2 集中式生活饮用水地表水源地补充项目标准限值单位:mg/L

序号	项目	标准值
1	硫酸盐(以 S 计)	250
2	氯化物(以 Cl 计)	250
3	硝酸盐(以 N 计)	10
4	铁	0.3
5	锰	0.1

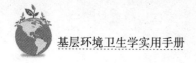

表3 　　　集中式生活饮用水地表水源地特定项目标准　　　限值单位：mg/L

序号	项目	标准值	序号	项目	标准值
1	三氯甲烷	0.06	41	丙烯酰胺	0.0005
2	四氯化碳	0.002	42	丙烯腈	0.1
3	三溴甲烷	0.1	43	邻苯二甲酸二丁酯	0.003
4	二氯甲烷	0.02	44	邻苯二甲酸二(2-乙基己基)酯	0.008
5	1,2-二氯乙烷	0.03			
6	环氧氯丙烷	0.02	45	水合肼	0.01
7	氯乙烯	0.005	46	四乙基铅	0.0001
8	1,1-二氯乙烯	0.03	47	吡啶	0.2
9	1,2-二氯乙烯	0.05	48	松节油	0.2
10	三氯乙烯	0.07	49	苦味酸	0.5
11	四氯乙烯	0.04	50	丁基黄原酸	0.005
12	氯丁二烯	0.002	51	活性氯	0.01
13	六氯丁二烯	0.0006	52	滴滴涕	0.001
14	苯乙烯	0.02	53	林丹	0.002
15	甲醛	0.9	54	环氧七氯	0.0002
16	乙醛	0.05	55	对硫磷	0.003
17	丙烯醛	0.1	56	甲基对硫磷	0.002
18	三氯乙醛	0.01	57	马拉硫磷	0.05
19	苯	0.01	58	乐果	0.08
20	甲苯	0.7	59	敌敌畏	0.05
21	乙苯	0.3	60	美曲膦酯	0.05
22	二甲苯①	0.5	61	内吸磷	0.03
23	异丙苯	0.25	62	百菌清	0.01
24	氯苯	0.3	63	甲萘威	0.05
25	1,2-二氯苯	1.0	64	溴氰菊酯	0.02
26	1,4-二氯苯	0.3	65	阿特拉津	0.003
27	三氯苯②	0.02	66	苯并(a)芘	2.8×10^{-6}
28	四氯苯③	0.02	67	甲基汞	1.0×10^{-6}

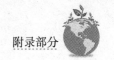

续表

序号	项目	标准值	序号	项目	标准值
29	六氯苯	0.05	68	多氯联苯⑥	2.0×10^{-5}
30	硝基苯	0.017	69	微囊藻毒素-L R	0.001
31	二硝基苯④	0.5	70	黄磷	0.003
32	2,4-二硝基甲苯	0.0003	71	钼	0.07
33	2,4,6-三硝基甲苯	0.5	72	钴	1.0
34	硝基氯苯⑤	0.05	73	铍	0.002
35	2,4-二硝基氯苯	0.5	74	硼	0.5
36	2,4—氯苯酚	0.093	75	锑	0.005
37	2,4,6-三氯苯酚	0.2	76	镍	0.02
38	五氯酚	0.009	77	钡	0.7
39	苯胺	0.1	78	钒	0.05
40	联苯胺	0.0002	79	钛	0.1
			80	铊	0.0001

注：①二甲苯：包括对二甲苯、间二甲苯、邻二甲苯。

②三氯苯：指 1,2,3-三氯苯、1,2,4-三氯苯、1,3,5-三氯苯。

③四氯苯：指 1,2,3,4-四氯苯、1,2,3,5-四氯苯、1,2,4,5-四氯苯。

④二硝基苯：包括对二硝基苯、间二硝基苯、邻二硝基苯。

⑤硝基氯苯：包括对硝基氯苯、间硝基氯苯、邻硝基氯苯。

⑥多氯联苯：指 PCB-1016、PCB-1221、PCB-1232、PCB-1242、PCB-1248、PCB-1254、PCB-1260。

表 4　　　　　地表水环境质量标准基本项目分析方法

序号	基本项目	分析方法	测定下限（mg/L）	方法来源
1	水温	温度计法		GB 13195—91
2	pH	玻璃电极法		GB 6920—86
3	溶解氧	碘量法	0.2	GB 7489—89
		电化学探头法		GB 11913—89
4	高锰酸盐指数		0.5	GB 11892—89
5	化学需氧量	重铬酸盐法	5	CB 11914—89
6	五日生化需氧量	稀释与接种法	2	GB 7488—87

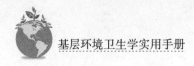

续表

序号	基本项目	分析方法	测定下限（mg/L）	方法来源
7	氨氮	纳氏试剂比色法	0.05	GB 7479—87
		水杨酸分光光度法	0.01	GB 7481—87
8	总磷	钼酸铵分光光度法	0.01	GB 11893—89
9	总氮	碱性过硫酸钾消解紫外分光光度法	0.05	GB 11894—89
10	铜	2,9-二甲基-1,10-菲啰啉分光光度法	0.06	GB 7473—87
		二乙基二硫代氨基甲酸钠分光光度法	0.010	GB 7474—87
		原子吸收分光光度法（整合萃取法）	0.001	GB 7475—87
11	锌	原子吸收分光光度法	0.05	GB 7475—87
12	氟化物	氟试剂分光光度法	0.05	GB 7483—87
		离子选择电极法	0.05	GB 7484—87
		离子色谱法	0.02	HJ/T 84—2001
13	硒	2,3-二氨基萘荧光法	0.00025	GB 11902—89
		石墨炉原子吸收分光光度法	0.003	GB/T 15505—1995
14	砷	二乙基二硫代氨基甲酸银分光光度法	0.007	GB 7485—87
		冷原子荧光法	0.00006	①
15	汞	冷原子吸收分光光度法	0.00005	GB 7468—87
		冷原子荧光法	0.00005	①
16	镉	原子吸收分光光度法（螯合萃取法）	0.001	GB 7475—87
17	铬（六价）	二苯碳酰二肼分光光度法	0.004	GB 7467—87
18	铅	原子吸收分光光度法螯合萃取法	0.01	GB 7475—87

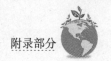

续表

序号	基本项目	分析方法	测定下限（mg/L）	方法来源
19	总氰化物	异烟酸-吡唑啉酮比色法	0.004	GB 7487—87
		吡啶-巴比妥酸比色法	0.002	
20	挥发酚	蒸馏后 4- 氨基安替比林分光光度法	0.002	GB 7490—87
21	石油类	红外分光光度法	0.01	GB/T 16488—1996
22	阴离子表面活性剂	亚甲蓝分光光度法	0.05	GB 7494—87
23	硫化物	亚甲基蓝分光光度法	0.005	GB/T 16489—1996
		直接显色分光光度法	0.004	GB/T 17133—1997
24	粪大肠菌群	多管发酵法、滤膜法		①

注：暂采用下列分析方法，待国家方法标准发布后，执行国家标准。

①《水和废水监测分析方法(第三版)》，中国环境科学出版社，1989 年。

表 5　　　　　集中式生活饮用水地表水源地补充项目分析方法

序号	项目	分析方法	最低检出限（mg/L）	方法来源
1	硫酸盐	重量法	10	GB 11899—89
		火焰原子吸收分光光度法	0.4	GB 13196—91
		铬酸钡光度法	8	①
		离子色谱法	0.09	HJ/T 84—2001
2	氯化物	硝酸银滴定法	10	GB 11896—89
		硝酸汞滴定法	2.5	①
		离子色谱法	0.02	HJ/T 84—2001
3	硝酸盐	酚二磺酸分光光度	0.02	GB 7480—87
		紫外分光光度法	0.08	①
		离子色谱法	0.08	HJ/T 84—2001
4	铁	火焰原子吸收分光光度法	0.03	GB 11911—89
		邻菲啰啉分光光度法	0.03	①

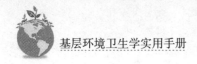
续表

序号	项目	分析方法	最低检出限（mg/L）	方法来源
5	锰	火焰原子吸收分光光度法	0.01	GB 11911—89
		甲醛肟光度法	0.01	①
		高碘酸钾分光光度法	0.02	GB 11906—89

注：暂采用下列分析方法，待国家方法标准发布后，执行国家标准。

①《水和废水监测分析方法(第三版)》，中国环境科学出版社，1989 年。

表 6　　集中式生活饮用水地表水源地特定项目分析方法

气相色谱法

序号	项目	分析方法	最低检出限（mg/L）	方法来源
1	三氯甲烷	顶空气相色谱法	0.0003	GB/T 17130—1997
		气相色谱法	0.0006	②
2	四氯化碳	顶空气相色谱法	0.00005	GB/T 17130—1997
		气相色谱法	0.0003	②
3	三溴甲烷	顶空气相色谱法	0.001	GB/T 17130—1997
		气相色谱法	0.006	②
4	二氯甲烷	顶空气相色谱法	0.0087	②
5	1,2- 二氯乙烷	顶空气相色谱法	0.0125	②
6	环氧氯丙烷	气相色谱法	0.02	②
7	氯乙烯	气相色谱法	0.001	②
8	1,1- 二氯乙烯	吹出捕集气相色谱法	0.000018	②
9	1,2—二氯乙烯	吹出捕集气相色谱法	0.000012	②
10	三氯乙烯	顶空气相色谱法	0.0005	GB/T 17130—1997
		气相色谱法	0.003	②
11	四氯乙烯	顶空气相色谱法	0.0002	GB/T 17130—1997
		气相色谱法	0.0012	②
12	氯丁二烯	顶空气相色谱法	0.002	②
13	六氯丁二烯	气相色谱法	0.00002	②

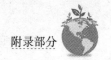

续表

序号	项目	分析方法	最低检出限（mg/L）	方法来源
14	苯乙烯	气相色谱法 v	0.01	②
15	甲醛	乙酰丙酮分光光度法	0.05	GB 13197—91
		4-氨基-3-联氨-5-疏基-1,2,4-三氮杂茂（AHMT）分光光度法	0.05	②
16	乙醛	气相色谱法	0.24	②
17	丙烯醛	气相色谱法	0.019	②
18	三氯乙醛	气相色谱法	0.001	②
19	苯	液上气相色谱法	0.005	GB 11890—89
		顶空气相色谱法	0.00042	②
20	甲苯	液上气相色谱法	0.005	GB 11890—89
		二硫化碳萃取气相色谱法	0.05	
		气相色谱法	0.01	②
21	乙苯	液上气相色谱法	0.005	GB 11890—89
		二硫化碳萃取气相色谱法	0.05	
		气相色谱法	0.01	②
22	二甲苯	液上气相色谱法	0.005	GB 11890—89
		二硫化碳萃取气相色谱法	0.05	
		气相色谱法	0.01	②
23	异丙苯	顶空气相色谱法	0.0032	②
24	氯苯	气相色谱法	0.01	HJ/T 74—2001
25	1,2-二氯苯	气相色谱法	0.002	GB/T 17131—1997
26	1,4-二氯苯	气相色谱法	0.005	GB/T 17131—1997
27	三氯苯	气相色谱法	0.00004	②
28	四氯苯	气相色谱法	0.00002	②
29	六氯苯	气相色谱法	0.00002	②
30	硝基苯	气相色谱法	0.0002	GB 13194—91
31	二硝基苯	气相色谱法	0.2	②

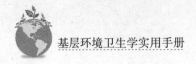

续表

序号	项目	分析方法	最低检出限（mg/L）	方法来源
32	2,4-二硝基甲苯	气相色谱法	0.0003	GB 13194—91
33	2,4,6-三硝基甲苯	气相色谱法	0.1	②
34	硝基氯苯	气相色谱法	0.0002	GB 13194—91
35	2,4-二硝基氯苯	气相色谱法	0.1	②
36	2,4-二氯苯酚	电子捕获—毛细色谱法	0.0004	②
37	2,4,6-三氯苯酚	电子捕获—毛细色谱法	0.00004	②
38	五氯酚	气相色谱法	0.00004	GB 8972—88
		电子捕获-毛细色谱法	0.000024	②
39	苯胺	气相色谱法	0.002	②
40	联苯胺	气相色谱法	0.0002	③
41	丙烯酰胺	气相色谱法	0.00015	②
42	丙烯酯	气相色谱法	0.10	②
43	邻苯二甲酸二丁酯	液相色谱法	0.0001	HJ/T 72—2001
44	邻苯二甲酸二(2-乙基己基)酯	气相色谱法	0.0004	②
45	水合肼	对二甲氨基苯甲醛直接分光光度法	0.005	②
46	四乙基铅	二硫腙比色法	0.0001	②
47	吡啶	气相色谱法	0.031	GB/T 14672—93
		巴比土酸分光光度法	0.05	②
48	松节油	气相色谱法	0.02	②
49	苦味酸	气相色谱法	0.001	②
50	丁基黄原酸	铜试剂亚铜分光光度法	0.002	②
51	活性氯	N,N-二乙基对苯二胺(DPD)分光光度法	0.01	②
		3,3',5,5-四甲基联苯胺比色法	0.005	②
52	滴滴涕	气相色谱法	0.0002	GB 7492—87

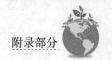

续表

序号	项目	分析方法	最低检出限（mg/L）	方法来源
53	林丹	气相色谱法	4×10^{-6}	GB 7492—87
54	环氧七氯	液液萃取气相色谱法	0.000083	②
55	对硫磷	气相色谱法	0.00054	GB 13192—91
56	甲基对硫磷	气相色谱法	0.00042	GB 13192—91
57	马拉硫磷	气相色谱法	0.00064	GB 13192—91
58	乐果	气相色谱法	0.00057	GB 13192—91
59	敌敌畏	气相色谱法	0.00006	GB 13192—91
60	美曲膦酯	气相色谱法	0.000051	GB 13192—91
61	内吸磷	气相色谱法	0.0025	②
62	百菌清	气相色谱法	0.0004	②
63	甲萘威	高效液相色谱法	0.01	②
64	溴氰菊酯	气相色谱法	0.0002	②
		高效液相色谱法	0.002	②
65	阿特拉律	气相色谱法		③
66	苯并(a)芘	乙酰化滤纸层析荧光分光光度法	4×10^{-6}	GB 11895—89
		高效液相色谱法	1×10^{-6}	GB 3198—91
67	甲基汞	气相色谱法	1×10^{-8}	GB/T 17132—1997
68	多氯联苯	气相色谱法		③
69	微囊藻毒素-LR	高效液相色谱法	0.00001	②
70	黄磷	钼-锑-抗分光光度法	0.0025	②
71	钼	无火焰原子吸收分光光度法	0.00231	②
72	钴	无火焰原子吸收分头光度法	0.00191	②
73	铍	铬菁R分光光度法	0.0002	HJ/T 58—2000
		石墨炉原子吸收分光光度法	0.00002	HJ/T 59—2000
		桑色素荧光分光光度法	0.0002	②
74	硼	姜黄素分光光度法	0.02	HJ/T 49—1999
		甲亚胺-H分光光度法	0.2	②

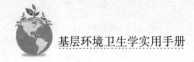

续表

序号	项目	分析方法	最低检出限（mg/L）	方法来源
75	锑	氢化原子吸收分光光度法	0.00025	②
76	镍	无火焰原子吸收分光光度法	0.00248	②
77	钡	无火焰原子吸收分光光度法	0.00618	②
78	钒	钽试剂（BPHA）萃取分光光度法	0.018	GB/T 15503—1995
		无火焰原子吸收分光光度法	0.00698	②
79	钛	催化示波极谱法	0.0004	②
		水杨基荧光酮分光光度法	0.02	②
80	铊	无火焰原子吸收分光光度法	$1×10^{-6}$	②

注:暂采用下列分析方法,待国家方法标准发布后,执行国家标准。①《水和废水监测分析方法(第三版)》,中国环境科学出版社,1989 年。②《生活饮用水卫生规范》,中华人民共和国卫生部,2001 年。③《水和废水标准检验法(第 15 版)》,中国建筑工业出版社,1985 年。

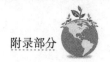

附录七

地下水质量标准

1 范围

本标准规定了地下水质量分类、指标及限值，地下水质量调查与监测，地下水质量评价等内容。本标准适用于地下水质量调查、监测、评价与管理。

2 规范性引用文件

下列文件对于本文件的应用 是必不可少的。凡是注日期的引用文件，仅注日期的版本适用于本文件。凡是不注日期的引用文件，其最新版本（包括所有的修改单）适用于本文件。

GB 5749—2006 生活饮用水卫生标准

GB/T 27025—2008 检测和校准实验室能力的通用要求

3 术语和定义

下列术语和定义适用于本文件。

3.1 地下水质量 groundwater quality

地下水的物理、化学和生物性质的总称。

3.2 常规指标 regular indices

反映地下水质量基本状况的指标，包括感官性状及一般化学指标、微生物指标、常见毒理学指标和放射性指标。

3.3 非常规指标 non-regular indices

在常规指标上的拓展，根据地区和时间 差异或特殊情况确定的地下水质量指标，反映地下水中所产生的主要质量问题，包括比较少见的无机和有机毒理学指标。

3.4 人体健康风险 human health risk

地下水中各种组分对人体健康产生危害的概率。

4 地下水质量分类及指标

4.1 地下水质量分类

依据我国地下水质量状况和人体健康风险，参照生活饮用水、工业、农业等用水质量要求，依据各组分含量高低（pH 除外），分为五类。

Ⅰ类：地下水 化学组分含量低，适用于各种用途；

Ⅱ类：地下水 化学组分含量较低，适用于各种用途；

Ⅲ类：地下水化学组分含量中等，以 GB 5749—2006 为依据，主要适用于集中式生活饮用水水源及工农业用水；

Ⅳ类：地下水化学组分含量较高，以农业和工业用水质量要求以及一定水平

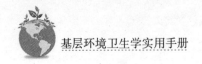
的人体健康风险为依据,适用于农业和部分工业用水,适当处理后可作生活饮用水;

　　Ⅴ类:地下水化学组分含量高,不宜作为生活饮用水水源,其他用水可根据使用目的选用。

　　4.2　地下水质量分类指标

　　地下水质量指标分为常规指标和非常规指标,其分类及限值分别如表1和表2所示。

表1　　　　　　　　　　　地下水质量常规指标及限值

序号	指标	Ⅰ类	Ⅱ类	Ⅲ类	Ⅳ类	Ⅴ类
感官性状及一般化学指标						
1	色(铂钴色度单位)	≤5	≤5	≤15	≤25	>25
2	嗅和味	无	无	无	无	有
3	浑浊度/NTU[a]	≤3	≤3	≤3	≤10	>10
4	肉眼可见物	无	无	无	无	有
5	pH	6.5≤pH≤8.5			5.5≤pH≤6.5 8.5<pH≤9.0	pH<5.5 或 pH>9.0
6	总硬度(以 $CaCO_3$ 计)/(mg/L)	≤150	≤300	≤450	≤650	>650
7	溶解性总固体/(mg/L)	≤300	≤500	≤1000	≤2000	>2000
8	硫酸盐/(mg/L)	≤50	≤150	≤250	≤350	>350
9	氯化物/(mg/L)	≤500	≤150	≤250	≤350	>350
10	铁/(mg/L)	≤0.1	≤0.2	≤0.3	≤2.0	>2.0
11	锰/(mg/L)	≤0.05	≤0.05	≤0.10	≤1.50	>1.50
12	铜/(mg/L)	≤0.01	≤0.05	≤1.00	≤1.50	>1.50
13	锌/(mg/L)	≤0.05	≤0.5	≤1.00	≤5.00	>5.00
14	铝/(mg/L)	≤0.01	≤0.05	≤0.20	≤0.50	>0.50
15	挥发性酚类(以苯酚计)/(mg/L)	≤0.001	≤0.001	≤0.002	≤0.01	>0.01
16	阴离子表面活性剂/(mg/L)	不得检出	≤0.1	≤0.3	≤0.3	>0.3
17	耗氧量(COD_{Mn} 法,以 O_2 计)/(mg/L)	≤1.0	≤2.0	≤3.0	≤10.0	>10.0
18	氨氮(以 N 计)/(mg/L)	≤0.02	≤0.10	≤0.50	≤1.50	>1.50

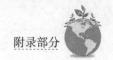

续表

序号	指标	Ⅰ类	Ⅱ类	Ⅲ类	Ⅳ类	Ⅴ类
19	硫化物/(mg/L)	≤0.005	≤0.01	≤0.02	≤0.10	>0.10
20	钠/(mg/L)	≤100	≤150	≤200	≤400	>400
微生物指标						
21	总大肠菌群/(MPN[b]/100 mL 或 CFU[e]/100 mL)	≤3.0	≤3.0	≤3.0	≤100	>100
22	菌落总数/(CFU/mL)	≤100	≤100	≤100	≤1000	>1000
毒理学指标						
23	亚硝酸盐(以 N 计)/(mg/L)	≤0.01	≤0.10	≤1.00	≤4.80	>4.80
24	硝酸盐(以 N 计)/(mg/L)	≤2.0	≤5.0	≤20.0	≤30.0	>30.0
25	氰化物/(mg/L)	≤0.001	≤0.01	≤0.05	≤0.1	>0.1
26	氟化物/(mg/L)	≤1.0	≤1.0	≤1.0	≤2.0	>2.0
27	碘化物/(mg/L)	≤0.04	≤0.04	≤0.08	≤0.50	>0.50
28	汞/(mg/L)	≤0.0001	≤0.0001	≤0.001	≤0.002	>0.002
29	砷/(mg/L)	≤0.001	≤0.001	≤0.01	≤0.05	>0.05
30	硒/(mg/L)	≤0.01	≤0.01	≤0.01	≤0.1	>0.1
31	镉/(mg/L)	≤0.0001	≤0.001	≤0.005	≤0.01	>0.01
32	铬(六价)/(mg/L)	≤0.005	≤0.01	≤0.05	≤0.10	>0.10
33	铅/(mg/L)	≤0.005	≤0.005	≤0.01	≤0.10	>0.10
34	三氯甲烷/(μg/L)	≤0.5	≤6	≤60	≤300	>300
35	四氯化碳/(μg/L)	≤0.5	≤0.5	≤2.0	≤50.0	>50.0
36	苯/(μg/L)	≤0.5	≤1.0	≤10.0	≤120	>120
37	甲苯/(μg/L)	≤0.5	≤140	≤700	≤1400	>1400
放射性指标[d]						
38	总 α 放射性/(Bq/L)	≤0.1	≤0.1	≤0.5	>0.5	>0.5
D39	总 β 放射性/(Bq/L)	≤0.1	≤1.0	≤1.0	>1.0	>1.0

a NTU 为散射浊度单位。

b MPN 表示最可能性数。

c CFU 表示菌落形成单位。

d 放射性指标超过指导值,应进行核素养分析和评价。

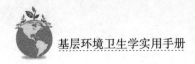

表2　　　　　　　　　　地下水质量非常规指标及限值

序号	指标	Ⅰ类	Ⅱ类	Ⅲ类	Ⅳ类	Ⅴ类
毒理学指标						
1	铍/(mg/L)	≤0.0001	≤0.0001	≤0.002	≤0.06	>0.06
2	硼/(mg/L)	≤0.02	≤0.10	≤0.50	≤2.00	>2.00
3	锑/(mg/L)	≤0.0001	≤0.0005	≤0.005	≤0.01	>0.01
4	钡/(mg/L)	≤0.01	≤0.10	≤0.70	≤4.00	>4.00
5	镍/(mg/L)	≤0.002	≤0.002	≤0.02	≤0.10	>0.10
6	钴/(mg/L)	≤0.005	≤0.005	≤0.05	≤0.10	>0.10
7	钼/(mg/L)	≤0.001	≤0.01	≤0.07	≤0.15	>0.15
8	银/(mg/L)	≤0.001	≤0.01	≤0.05	≤0.10	>0.10
9	铊/(mg/L)	≤0.0001	≤0.0001	≤0.0001	≤0.001	>0.001
10	二氯甲烷/(μg/L)	≤1	≤2	≤20	≤500	>500
11	1,2-二氯乙烷/(μg/L)	≤0.5	≤3.0	≤30.0	≤40.0	>40.0
12	1,1,1-三氯乙烷/(μg/L)	<0.5	400	<2000	<4000	>4000
13	1,1,2-三氯乙烷/(μg/L)	≤0.5	≤0.5	≤5.0	≤60.0	>60.0
14	1,2-二氯丙烷/(μg/L)	≤0.5	≤0.5	≤5.0	≤60.0	>60.0
15	三溴甲烷/(μg/L)	≤0.5	≤10.0	≤100	≤800	>800
16	氯乙烯/(μg/L)	≤0.5	≤0.5	≤5.0	≤90.0	>90.0
17	1,1-二氯乙烯/(μg/L)	≤0.5	≤3.0	≤30.0	≤60.0	>60.0
18	1,2-二氯乙烯/(μg/L)	≤0.5	≤5.0	≤50.0	≤60.0	>60.0
19	三氯乙烯/(μg/L)	≤0.5	≤7.0	≤70.0	≤210	>210
20	四氯乙烯/(μg/L)	≤0.5	≤4.0	≤40.0	≤300	>300
21	氯苯/(μg/L)	≤0.5	≤60.0	≤300	≤600	>600
22	邻二氯苯/(μg/L)	≤0.5	≤200	≤1000	≤2000	>2000
23	对二氯苯/(μg/L)	≤0.5	≤30.0	≤300	≤600	>600
24	三氯苯(总量)/(μg/L)[a]	≤0.5	≤4.0	≤20.0	≤180	>180
25	乙苯/(μg/L)	≤0.5	≤30.0	≤300	≤600	>600
26	二甲苯(总量)/(μg/L)[b]	≤0.5	≤100	≤500	≤1000	>1000
27	苯乙烯/(μg/L)	≤0.5	≤2.0	≤20.0	≤40.0	>40.0

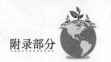

续表

序号	指标	I 类	II 类	III 类	IV 类	V 类
28	2,4-二硝基甲苯/(μg/L)	≤0.1	≤0.5	≤5.0	≤60.0	>60.0
29	2,5-二硝基甲苯/(μg/L)	≤0.1	≤0.5	≤5.0	≤30.0	>30.0
30	苯/(μg/L)	≤1	≤10	≤100	≤600	>600
31	蒽/(μg/L)	≤1	≤360	≤1800	≤3600	>3600
32	荧蒽/(μg/L)	≤1	≤50	≤240	≤480	>480
33	苯并(b)荧蒽/(μg/L)	≤0.1	≤0.4	≤4.0	≤8.0	>8.0
34	苯并(a)芘/(μg/L)	≤0.002	≤0.002	≤0.01	≤0.50	>0.50
35	多氯联苯(总量)/(μg/L)c	≤0.05	≤0.05	≤0.50	≤10.0	>10.0
36	邻苯二甲酸二(2-乙基己基)酯/(μg/L)	≤3	≤3	≤8.0	≤300	>300
37	2,4,6-三氯酚/(μg/L)	≤0.05	20.0	≤200	≤300	≥300
38	五氯酚/(μg/L)	≤0.05	≤0.90	≤9.0	≤18.0	>18.0
39	六六六(总量)/(μg/L)d	≤0.01	≤0.50	≤5.00	≤300	>300
40	γ-六六六(林丹)/(μg/L)	≤0.01	≤0.20	≤2.00	≤150	>150
41	滴滴涕(总量)/(μg/L)e	≤0.01	≤0.10	≤1.00	≤2.00	>2.00
42	六氯苯/(μg/L)	≤0.01	≤0.10	≤1.00	≤2.00	>2.00
43	七氯/(μg/L)	≤0.01	≤0.10	1.00	≤2.00	>2.00
44	2,4-滴/(μg/L)	≤0.1	≤6.0	≤30.0	≤150	>150
45	克百威/(μg/L)	≤0.05	≤1.40	≤7.00	≤14.0	>14.0
46	涕灭威/(μg/L)	≤0.05	≤0.60	≤3.00	≤30.0	>30.0
47	敌敌畏/(μg/L)	≤0.05	≤0.10	≤1.00	≤2.00	>2.00
48	甲基对硫磷/(μg/L)	≤0.05	≤4.00	20.0	≤40.0	>40.0
49	马拉硫磷/(μg/L)	≤0.05	≤25.0	≤250	≤500	>500
50	乐果/(μg/L)	≤0.05	≤16.0	≤80.0	≤160	>160
51	毒死蜱/(μg/L)	≤0.05	≤6.00	≤30.0	≤60.0	>60.0
52	百菌清/(μg/L)	≤0.05	≤1.00	≤10.0	≤150	>150
53	莠去津/(μg/L)	≤0.05	≤0.40	≤2.00	≤600	>600
54	草甘膦/(μg/L)	≤0.1	≤140	≤700	≤1400	>1400

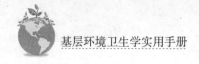

续表

a 三氯苯(总量)为 1,2,3-三氯苯、1,2,4-三氯苯、1,3,5-三氯苯 3 种异构体加和。
b 三甲苯(总量)为邻二甲苯、间二甲苯、对二甲苯 3 种异构体加和。
c 多氯联苯(总量)为 PCB28,PCB52,PCB101,PCB118,PCB138,PCB153,PCB180, PCB194,PCB206 9 种多氯联苯单体加和。
d 六六六(总量)为 α-六六六、β-六六六、γ-六六六、δ-六六六 4 种异构体加和。
e 滴滴涕(总量)为 o,p'-滴滴涕、p,p'-滴滴伊、p,p'-没滴滴、p,p'-滴滴涕 4 种异构体加和。

5　地下水质量调查与监测

5.1　地下水质量应定期监测。潜水监测频率应不少于每年两次(丰水期和枯水期各 1 次)。承压水监测频率可以根据质量变化情况确定,宜每年 1 次。

5.2　依据地下水质量的动态变化,应定期开展区域性地下水质量调查评价。

5.3　地下水质量调查与监测指标以常规指标为主,为便于水化学分析结果的审核,应补充钾、钙、镁、重碳酸根、碳酸根、游离二氧化碳指标;不同地区可在常规指标的基础上,根据当地实际情况补充选定非常规指标进行调查与监测。

5.4　地下水样品的采集参照相关标准执行,地下水样品的保存和送检按附录 A 执行。

5.5　地下水质量检测方法的选择参见附录 B。使用前应按照 GB/T 27025—2008 中 5.4 的要求,进行有效确认和验证。

6　地下水质量评价

6.1　地下水质量评价应以地下水质量检测资料为基础。

6.2　地下水质量单指标评价,按指标值所在的限值范围确定地下水质量类别,指标限值相同时,从优不从劣。

示例:挥发性酚类 Ⅰ、Ⅱ 类限值均为 0.001 mg/L。若质量分析结果为 0.001 mg/L 时,应定为 Ⅰ 类,不定为 Ⅱ 类。

6.3　地下水质量综合评价,按单指标评价结果最差的类别确定,并指出最差类别的指标。

示例:某地下水样氟化物含量 400 mg/L,四氯烯含量为 350 μg/L,这两个指标属 Ⅴ 类,其余指标均低于 Ⅴ 类。则该地下水质量综合类别定为 Ⅴ 类,Ⅴ 类指标为氯离子和四氯乙烯。

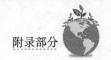

附录八

饮用天然矿泉水国家标准

1　范围

本标准适用于饮用天然矿泉水。

2　术语和定义

2.1　饮用天然矿泉水

从地下深处自然涌出的或经钻井采集的,含有一定量的矿物质、微量元素或其他成分,在一定区域未受污染并采取预防措施避免污染的水;在通常情况下,其化学成分、流量、水温等动态指标在天然周期波动范围内相对稳定。

2.1.1　含气天然矿泉水

在不改变饮用天然矿泉水水源水基本特性和主要成分含量的前提下,在加工工艺上,允许通过曝气、倾析、过滤等方法去除不稳定组分,允许回收和填充同源二氧化碳,包装后,在正常温度和压力下有可见同源二氧化碳自然释放起泡的天然矿泉水。

2.1.2　充气天然矿泉水

在不改变饮用天然矿泉水水源水基本特性和主要成分含量的前提下,在加工工艺上,允许通过曝气、倾析、过滤等方法去除不稳定组分,充入食品添加剂二氧化碳而起泡的天然矿泉水。

2.13　无气天然矿泉水

在不改变饮用天然矿泉水水源水基本特性和主要成分含量的前提下,在加工工艺上,允许通过曝气、倾析、过滤等方法去除不稳定组分,包装后,其游离二氧化碳含量不超过为保持溶解在水中的碳酸氢盐所必需的二氧化碳含量的天然矿泉水。

2.1.4　脱气天然矿泉水

在不改变饮用天然矿泉水水源水基本特性和主要成分含量的前提下,在加工工艺上,允许通过曝气、倾析、过滤等方法去除不稳定组分,除去水中的二氧化碳,包装后,在正常的温度和压力下无可见的二氧化碳自然释放的天然矿泉水。

3　技术要求

3.1　原料要求

水源水从地下深处自然涌出或经钻井采集。水源的卫生防护和水源水水质监测按照 GB 19304 执行,水质监测项目应符合 3.3(锰、耗氧量除外)、3.4 和 3.5 的规定。

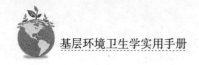

3.2 感官要求

感官要求应符合表1的规定。

表1   感官要求

项　目	要　求	检验方法
色度/度≤	10(不得呈现其他异色)	
浑浊度/ NTU≤	1	
滋味、气味	具有矿泉水特征性口味,无异味、无异嗅	GB 8538
状　态	允许有极少量的天然矿物盐沉淀,无正常视力可见外来异物	

3.3 理化指标

3.3.1 界限指标 界限指标应有一项(或一项以上)指标符合表2的规定。

表2   界限指标

项目	要求	检验方法
锂/(mg/L)≥	0.20	
锶/(mg/L)≥	0.20(含量在 0.20～0.40 mg/L 时,水源水水温应在 25 ℃以上)	
锌/(mg/L)≥	0.20	
偏硅酸/(mg/L)≥	25.0(含量在 25.0～30.0 mg/L 时,水源水水温应在 25 ℃以上)	GB 8538
硒/(mg/L)≥	0.01	
游离二氧化碳/(mg/L)≥	250	
溶解性总固体/(mg/L)≥	1000	

3.3.2 限量指标

限量指标应符合表3的规定。

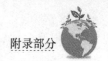

表3 　　　　　　　　　　限量指标

项目	指标	检验方法
硒/(mg/L)	0.05	
锑/(mg/L)	0.005	
铜/(mg/L)	1.0	
钡/(mg/L)	0.7	
总铬/(mg/L)	0.05	
锰/(mg/L)	0.4	
镍/(mg/L)	0.02	
银/(mg/L)	0.05	
溴酸盐/(mg/L)	0.01	
硼酸盐(以 B 计)/(mg/L)	5	GB 8538
氟化物(以 F^- 计)/(mg/L)	1.5	
耗氧量(以 O_2 计)/(mg/L)	2.0	
挥发酚(以苯酚计)/(mg/L)	0.002	
氰化物(以 CN^- 计)/(mg/L)	0.010	
矿物油/(mg/L)	0.05	
阴离子合成洗涤剂/(mg/L)	0.3	
^{226}Ra 放射性/(Bq/L)	1.1	
总 β 放射性/(Bq/L)	1.50	

3.4　污染物限量

污染物限量应符合 GB 2762 的规定。

3.5　微生物限量

微生物限量应符合如表4所示的规定。

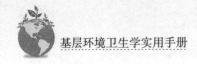

表 4   微生物限量

项目	采样方案及限量			检验方法
	n	c	m	
大肠菌群/(MPN/100 mL)	5	0	0	
粪链球菌/(CFU/250 mL)	5	0	0	GB 8538
铜绿假单胞菌/(CFU/250 mL)	5	0	0	
产气荚膜梭菌/(CFU/50 mL)	5	0	0	
a 样品的采样及处理按 GB 4789.1 执行。 b 采用滤膜法时,则大肠菌群项目的单位为 CFU/100 mL。				

3.6   食品添加剂

食品添加剂的使用应符合 GB 2760 的规定。

4   其他

4.1   在水源点附近进行包装,不应用容器将水源水运至异地灌装。

4.2   预包装产品标签除应符合 GB 7718 的规定外,还应符合下列要求:

a)标示天然矿泉水水源点;

b)标示产品达标的界限指标、溶解性总固体以及主要阳离子(K^+、Na^+、Ca^{2+}、Mg^{2+})的含量范围;

c)当氟含量大于 1.0 mg/L 时,应标注"含氟"字样。

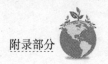

附录九

包装饮用水国家标准

前　言

本标准代替 GB19298—2003《瓶(桶)装饮用水卫生标准》及第 1 号和第 2 号修改单、GB17324—2003《瓶(桶)装饮用纯净水卫生标准》,GB17323—1998《瓶装饮用纯净水》涉及本标准指标的以本标准为准。

本标准与 GB 19298—2003、GB17324—2003 相比,主要变化如下:

——准名称修改为"食品安全国家标准包装饮用水";

——修改了范围;

——修改了定义;

——修改了原料要求;

——修改了感官要求;

——修改了理化指标;

——修改了微生物限量;

——修改了检验方法;

——增加了标签标志的规定。

本标准 4.1~4.2 于 2016 年 1 月 1 日起实施。

1　范围

本标准适用于直接饮用的包装饮用水。

本标准不适用于饮用天然矿泉水。

2　术语和定义

2.1　包装饮用水

密封于符合食品安全标准和相关规定的包装容器中,可供直接饮用的水。

2.1.1　饮用纯净水

以符合 3.1 原料要求的水为生产用源水,采用蒸馏法、电渗析法、离子交换法、反渗透法或其他适当的水净化工艺,加工制成的包装饮用水。

2.1.2　其他饮用水

2.1.2.1　以符合 3.1.2、3.1.3 原料要求的水为生产用源水,仅允许通过脱气、曝气、倾析、过滤、臭氧化作用或紫外线消毒杀菌过程等有限的处理方法,不改变水的基本物理化学特征的自然来源饮用水。

2.1.2.2　以符合 3.1 原料要求的水为生产用源水,经适当的加工处理,可适量添加食品添加剂,但不得添加糖、甜味剂、香精香料或者其他食品配料加工制成的包装饮用水。

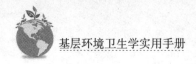

3 技术要求

3.1 原料要求

3.1.1 以来自公共供水系统的水为生产用源水，其水质应符合 GB5749 的规定。

3.1.2 以来自非公共供水系统的地表水或地下水为生产用源水，其水质应符合 GB5749 对生活饮用水水源的卫生要求。源水经处理后，食品加工用水水质应符合 GB5749 的规定。

3.1.3 水源卫生防护：在易污染的范围内应采取防护措施，以避免对水源的化学、微生物和物理品质造成任何污染或外部影响。

3.2 感官要求

感官要求应符合表 1 的规定。

表 1 感官要求

项目	要求		检验方法
	饮用纯净水	其他饮用水	
色度/度	5	10	GB/T 5750
浑浊度/NTU	1	1	
状态	无正常视力可见外来异物	允许有极少量的矿物质沉淀，无正常视力可见外来异物	
滋味、气味			

3.3 理化指标

理化指标应符合表 2 的规定。

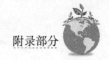

表 2   理化指标

项　目	指　标	检验方法
余氯(游离氯)/(mg/L)	0.05	
四氯化碳/(mg/L)≤	0.002	
三氯甲烷/(mg/L)≤	0.02	
耗氧量(以 O_2 计)/(mg/L)≤	2.0	
溴酸盐/(mg/L)≤	0.01	
挥发性酚[a](以苯酚计)/(mg/L)≤	0.002	GB/T 5750
氰化物(以 CN—计)[b]/(mg/L)≤	0.05	
阴离子合成洗涤剂[c]/(mg/L)≤	0.3	
总 α 放射性[c]/(Bq/L)≤	0.5	
总 β 放射性[c]/(Bq/L)≤	1	

a 仅限于蒸馏法加工的饮用纯净水、其他饮用水。
b 仅限于蒸馏法加工的饮用纯净水。
c 仅限于以地表水或地下水为生产用源水加工的包装饮用水。

3.4　污染物限量。污染物限量应符合 GB 2762 的规定。

3.5　微生物限量。微生物限量应符合表 3 的规定。

表 3   微生物限量

项目	采样方案 a 及限量			检验方法
	n	c	m	
大肠菌群/(CFU/mL)	5	0	0	GB 4789.3 平板计数法
铜绿假单胞菌/(CFU/250 mL)	5	0	0	GB/T 8538

a 样品的采样及处理按 GB 4789.1 执行。

3.6　食品添加剂

食品添加剂的使用应符合 GB 2760 的规定。

4　其他

4.1　当包装饮用水中添加食品添加剂时,应在产品名称的邻近位置标示"添加食品添加剂用于调节口味"等类似字样。

4.2　包装饮用水名称应当真实、科学,不得以水以外的一种或若干种成分来命名包装饮用水。

主要参考文献

[1]王陇德.卫生应急工作手册[M].北京:人民卫生出版社,2005.

[2]杨克敌.环境卫生学[M].北京:人民卫生出版社,2007.

[3]倪福全,邓玉.农村饮用水水质健康风险评估技术研究与示范[M].北京:科学技术出版社,2015.

[4]中国疾病预防控制中心.疾控机构突发水污染事件卫生应急技术指南,2015.

[5]徐燕,陈晓东.社区环境卫生实用手册[M].苏州:苏州大学出版社,2016.

图书在版编目(CIP)数据

基层环境卫生学实用手册 / 孙新河,于桂梅,阎西
革主编. — 济南:山东大学出版社,2019.11
ISBN 978-7-5607-6458-0

Ⅰ. ①基⋯ Ⅱ. ①孙⋯ ②于⋯ ③阎⋯ Ⅲ. ①环境卫
生学—手册 Ⅳ. ①R12-62

中国版本图书馆 CIP 数据核字(2019)第 220484 号

责任编辑:李昭辉
封面设计:李 克 陈浩然

出版发行:山东大学出版社
　　　　　社　　址　山东省济南市山大南路 20 号
　　　　　邮　　编　250100
　　　　　电　　话　市场部(0531)88363008
经　　销:新华书店
印　　刷:济南华林彩印有限公司
规　　格:720 毫米×1000 毫米　1/16
　　　　　21.75 印张　391 千字
版　　次:2020 年 1 月第 1 版
印　　次:2020 年 1 月第 1 次印刷
定　　价:49.00 元